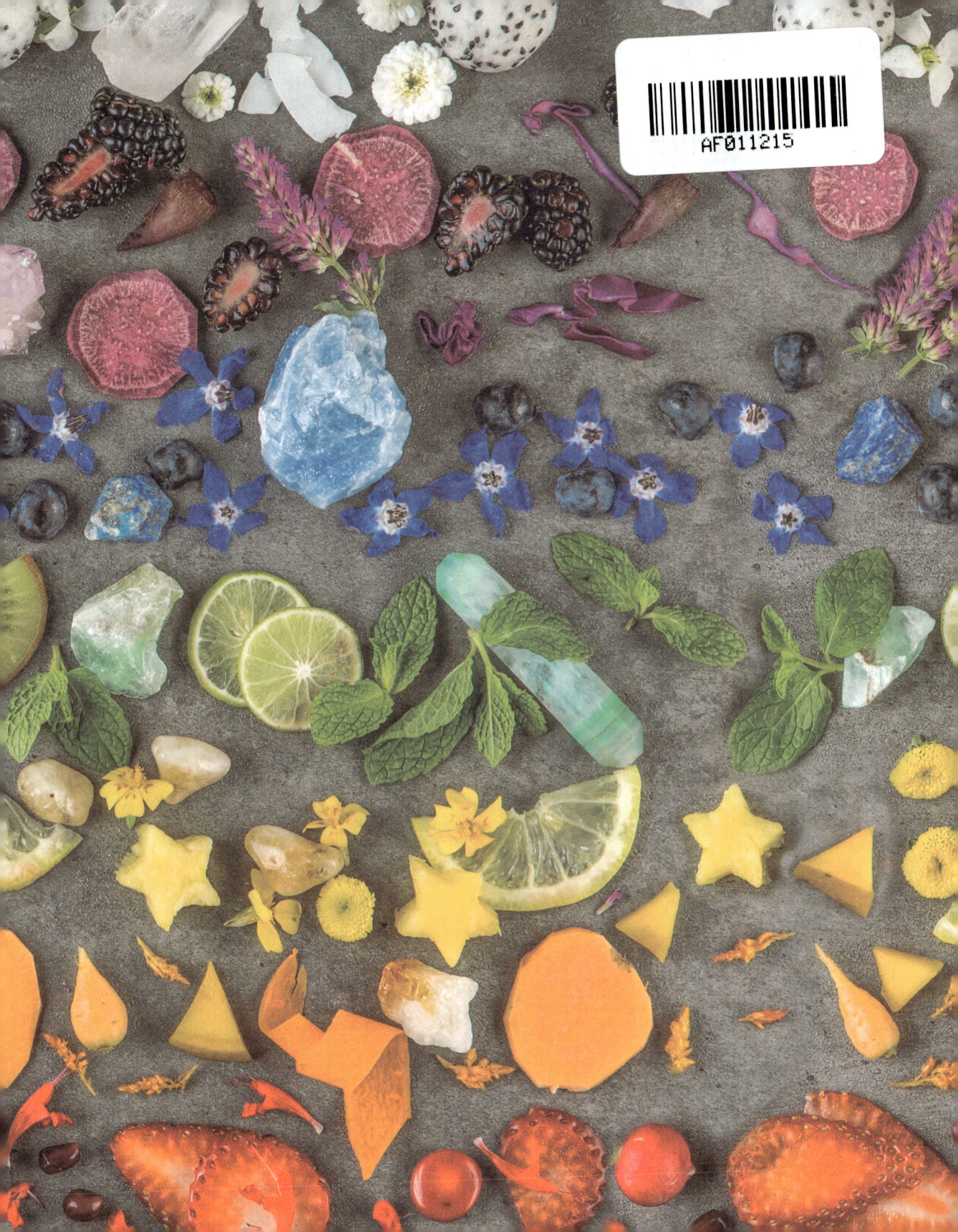

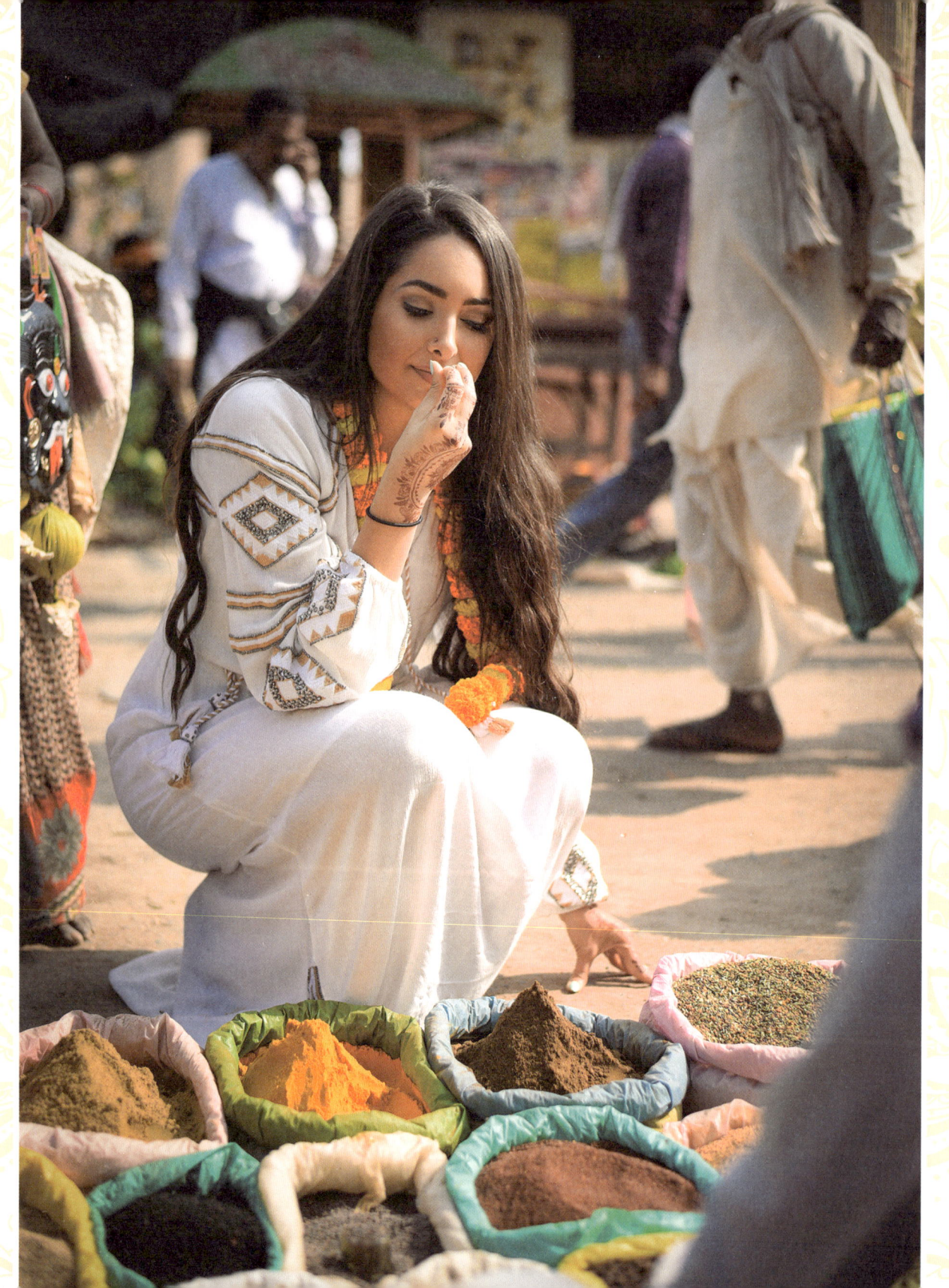

Comer, sentir, sanar

Sahara Rose Ketabi

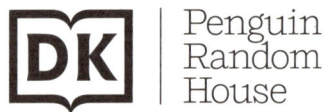

Nota: En esta publicación se han vertido las opiniones e ideas de su autora. Su objetivo es proporcionar un material útil e informativo sobre el tema tratado. Se vende con la premisa de que ni la autora ni la editorial pretenden dar con él un servicio profesional. Si el lector necesita asistencia o consejo personal, debe consultar con un profesional competente. La autora y la editorial no asumen ninguna responsabilidad por cualquier problema personal o de otro tipo que tenga lugar como consecuencia directa o indirecta del uso y aplicación de la información contenida en este libro.

Título original: *Eat, Feel, Fresh*

Traducción: Blanca González Villegas

© 2019, Dorling Kindersley Limited
© 2019, Sahara Rose Ketabi por el texto
Una obra de Penguin Random House

Publicado por acuerdo con Dorling Kindersley Limited, Londress, Reino Unido

De la presente edición en castellano:
© Gaia Ediciones, Distribuciones Alfaomega S.L., 2019
   Alquimia, 6 - 28933 Móstoles (Madrid) - España
   Tels.: 91 614 53 46 - 91 614 58 49
   www.alfaomega.es - E-mail: alfaomega@alfaomega.es

Primera edición: Octubre de 2020

Depósito legal: M. 16.433-2020
I.S.B.N.: 978-84-8445-842-5

Impreso en India

Cualquier forma de reproducción, distribución, comunicación pública o transformación de esta obra solo puede ser realizada con la autorización de sus titulares, salvo excepción prevista por la ley. Diríjase a CEDRO (Centro Español de Derechos Reprográficos, www.cedro.org) si necesita fotocopiar o escanear algún fragmento de esta obra.

Para mentes curiosas
www.dk.com

Para la India

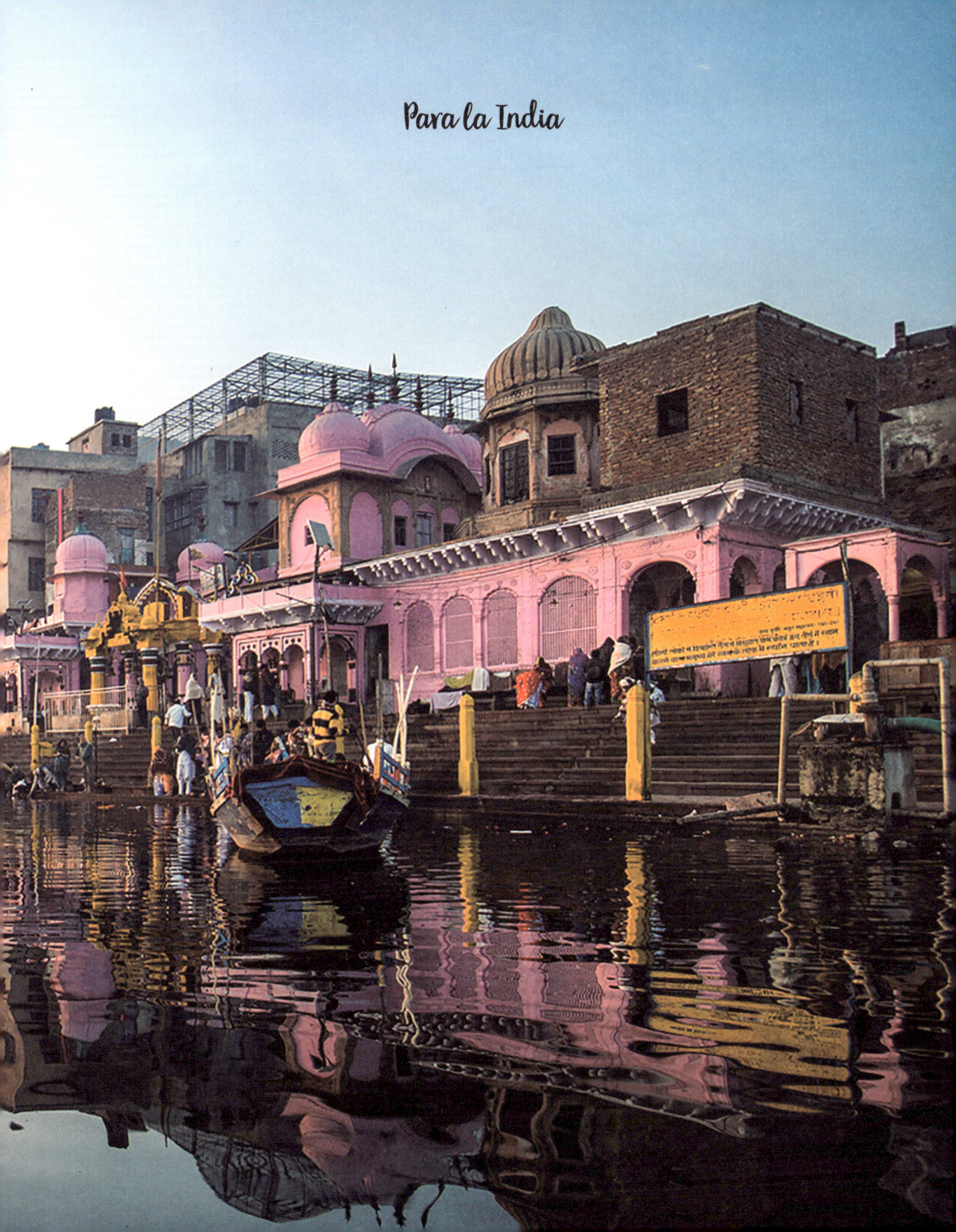

Índice

UN ENFOQUE ORIGINAL DEL AYURVEDA 24

DESCUBRE TU DOSHA 38

COMER AL ESTILO AYURVÉDICO 62

LA COCINA COMER, SENTIR, SANAR 80

DESAYUNOS PARA TU DOSHA 96
- *Paryavasthita* Tortitas de chai 98
- *Surya* Batidos 100
- *Laghu* Gachas de lentejas 104
- *Zaizava* Cereales de batata 105
- *Zanta* Gachas om 106
- *Sundari* Tostada de batata 110
- *Suranam* Gachas saladas 112
- *Chandra* Budín de chía 116
- *Shanti* Gachas de quinua 118
- *Chinmaya* Frittatas de harina de garbanzos 119
- *Ganapati* Gachas sin avena 120

CUENCOS DE SEIS SABORES 124
- Cómo elaborar un cuenco de seis sabores 126
- *Asvadya* Cuenco tailandés de Buda 128
- *Visapagama* Cuenco de chile chipotle 130
- *Navina* Cuenco de arroz de coliflor con chimichurri 132
- *Pracina* Cuenco deconstruido de bruschetta 134
- *Durga* Cuenco de la diosa 136
- *Dipika* Cuenco libanés de lentejas 138
- *Paurastya* Cuenco de sésamo, jengibre y miso 140
- *Vivikta* Cuenco bento de sushi 142
- *Zuddha* Cuenco de quinua con pesto de pipas de girasol 144
- *Agada* Cuenco de pad thai arcoíris 146
- *Mizra* Cuenco de fajita 148
- *Svatta* Cuenco de cúrcuma y tahini 149
- *Janapada* Cuenco del suroeste de EE. UU. con ensalada de quinua 150

CENAS TRIDÓSHICAS 152
- Sopas para los chakras 154
- *Hasti* Tofu palak 160
- *Avakaza* Tacos de coliflor asada y lentejas 162
- *Vaidzika* Sopa marroquí de lentejas, garbanzos y col crespa 164
- *Narikela* Curri en una sola cazuela 165
- *Paricara* Pho a base de plantas 166
- *Balakara* Hamburguesa de batata y garbanzos 168
- *Adhikarin* Tikka de tempeh 170
- *Anyamanas* Salsa de coco y curri buena para todo 173
- *Mahavana* Curri verde tailandés 174
- *Ksantimat* Calabaza espagueti con albóndigas vegetales de lentejas y nueces 176
- *Kutumba* Gratinado de coliflor 178
- *Agni* Caldo de algas para curar el intestino 180
- *Sattvic* Kitchari tridóshico 181
- *Parihasa* Pizza de batata y pesto 182
- *Ilava* Pastel de batatas y lentejas 184
- *Atman* Tadka de daal amarillo 186
- *Kaladvipiya* Sopa de manteca de sol y verduras de raíz 187
- *Paramparika* Cuenco de masala y garbanzos 188

APERITIVOS Y GUARNICIONES 190
- *Adhunika* Arroz de coliflor 192
- *Dhayas* Ensalada tabulé de quinua 194
- *Zitakriya* Arroz con cilantro y lima 195
- *Dvipa* Quinua con coco y lima 195
- *Alpahara* Garbanzos asados 196
- *Laghupaka* Salsa baja en FODMAP 198
- *Prahara* Guacamole con comino 198
- *Apurana* Salsa para mojar de aguacate y tahini 199
- *Sauvarna* Hummus de batata y cúrcuma 199
- *Preraka* Hummus de jengibre y edamame 200
- *Hemalla* Salsa tandoori de coliflor para mojar 202
- *Avapata* Hummus de calabaza 202

Prthvi Manteca de chai y pastel de calabaza 203
Mahanasa Chapati sin cereales 204
Bharatavarsiya Naan sin cereales 205

POSTRES 206

Lakshmi Tarta de queso cruda con rosa
    y pistachos 208
Sarjanatmaka Brownies de alubias mung 210
Zakti Masa de galletas de garbanzos 211
Akarsaka Chocolatinas de chai o leche dorada 212
Santvana Kheer de leche de coco 214
Ropana Trufas de leche dorada 215
Nirvrti Bolitas dichosas de chai 216
Vaidya Bolitas dichosas de leche dorada 217
Tavat Rebanadas saladas de caramelo con tahini
    y dátiles 218
Chitta Láminas crujientes de chocolate
    con garbanzos 219
Balya Barritas crujientes de arroz con dátiles
    y canela 220
Saraswati Brownies de batata y manteca de sol 222
Ananda Caramelo adaptógeno 224
Svatta Trufas de chocolate y chai 225
Zobha Mousse de chocolate y aquafaba 226
Dhanika Brownies de caramelo de aguacate 228
Supriya Budín de batata 229

POCIONES 230

Santosana Leche dorada 232
Dhavana Zumo verde alcalino 234
Anvaharati Agua de cúrcuma y coco 236
Tatkala Leche dorada con chai 236
Santulana Infusión para las doshas 237
Chandrika Leche con chai 238
Posaka Leche de pistachos con especias 240
Rasayana Leche de ashwagandha y coco 242
Pacaka Infusión tridóshica CCH 243
Zarada Leche con jengibre y pastel de calabaza 243
Shakti Leche con rosa y cardamomo 244
Índice temático 246
Listado de sinónimos 252
Acerca de la autora 253
Agradecimientos 253

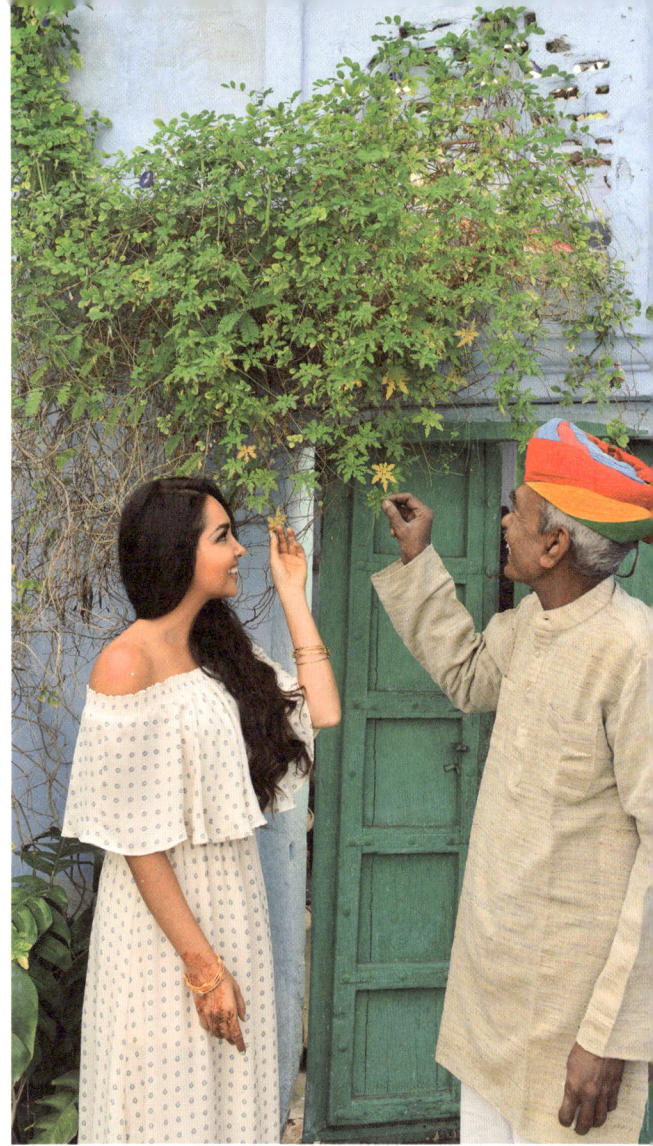

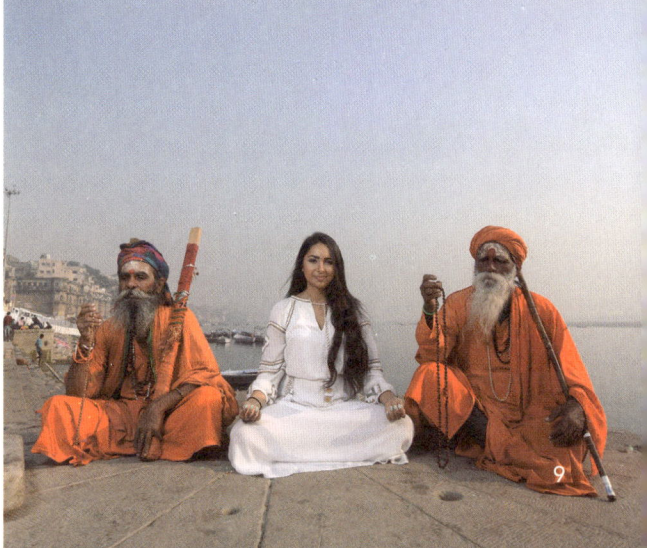

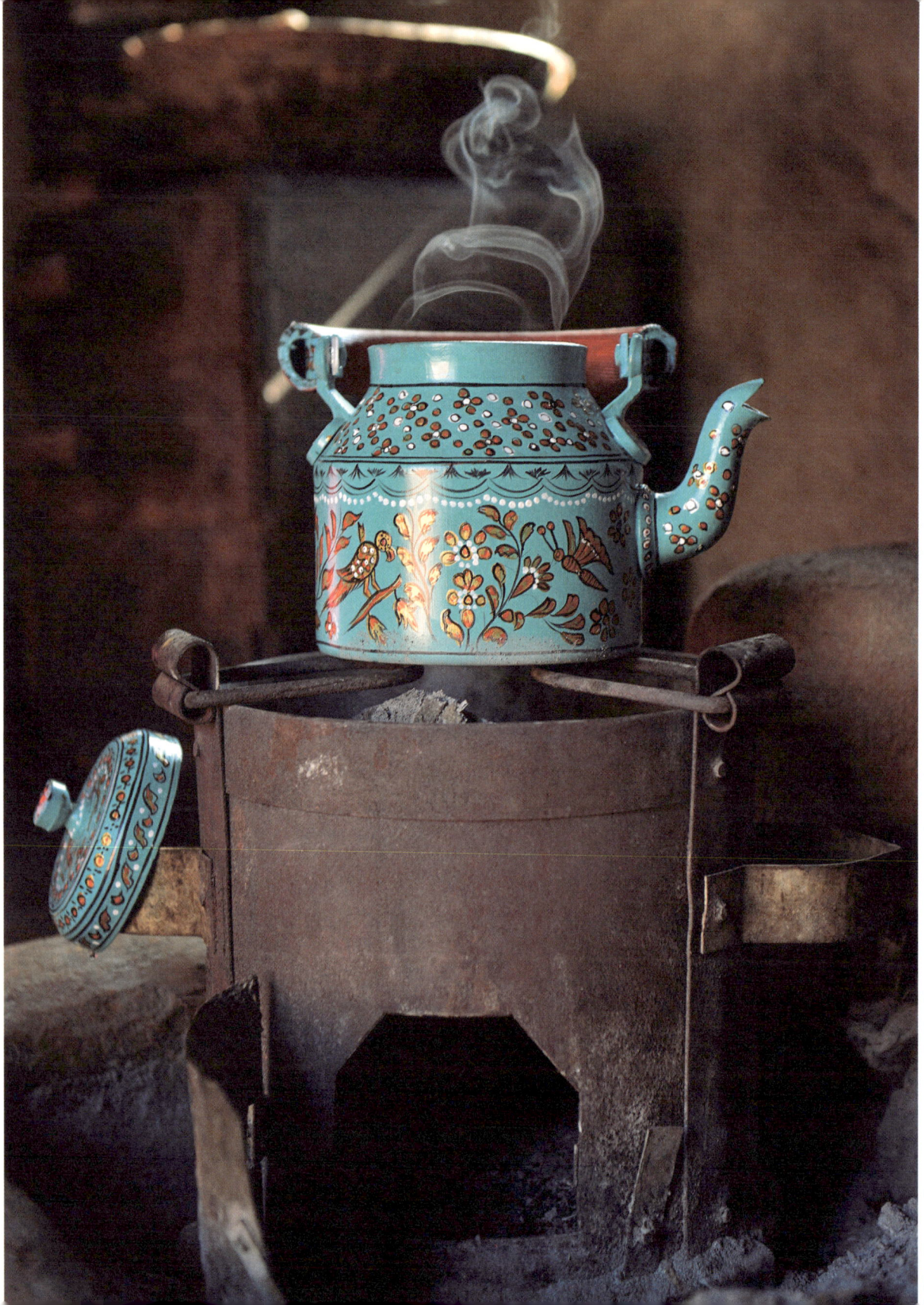

Prólogo

Vivimos una época en la que el mundo está despertando en masa a la unión que existe entre la mente, el cuerpo y el espíritu. No es una conexión nueva, sino más bien un conocimiento ancestral de la tradición ayurvédica que surgió en la India hace ya más de cinco mil años. Estamos dándonos cuenta de que nuestro cuerpo es un escaparate sincrónico de nuestro espíritu, de que la salud física es un reflejo de nuestro estado interno y de que la forma en la que comemos influye sobre cómo nos sentimos.

El Ayurveda es un tema que he estudiado en profundidad y sobre el que he escrito bastante en esta vida. Mi libro *Salud perfecta*, publicado en 1991, fue el primero que lo popularizó en Occidente y lo conectó con la ciencia médica moderna. He dedicado toda mi carrera a adaptar las antiguas enseñanzas védicas a la época actual para que puedan experimentarlas las personas de hoy. Estoy orgulloso de que *millennials* como Sahara sigan compartiendo y modernizando esta sabiduría, permitiéndole así seguir viva para las generaciones futuras en un clima global en constante cambio.

El Ayurveda es una ciencia viva que se ha transformado y ha avanzado a lo largo de los siglos para adaptarse a las necesidades de los individuos a los que sirve. Sin embargo, sus principios siguen siendo los mismos: los alimentos que tomamos se convierten en la base de nuestro cuerpo, la semilla de nuestros pensamientos y la esencia de nuestra conciencia. Todo lo que consumimos tiene un efecto energético y, a través de la alimentación, cambiamos toda la composición de nuestro ser.

Hoy en día debemos unir más que nunca la ciencia con el espíritu, lo antiguo con lo moderno, Oriente con Occidente. La teoría de Sahara sobre el «Ayurveda alcalino» que expone en *Comer, sentir, sanar* refleja la importancia de consumir una dieta rica en nutrientes y basada en las plantas, que tenga en cuenta a los distintos cuerpos: físico, mental y espiritual, porque todos ellos están profundamente conectados entre sí. El espejismo de separación es lo que en el pasado nos ha apartado de la salud.

En el vedanta se afirma lo siguiente: «Así como es el átomo es el universo; así como es el microcosmos es el macrocosmos; así como es el cuerpo humano es el cuerpo cósmico». Esta es la esencia misma de lo que nos transmite Sahara en *Comer, sentir, sanar*. Estamos profundamente sintonizados con la naturaleza, que nos proporciona los instintos que necesitamos para conservar el equilibrio. El Ayurveda nos ayuda a desvelar y agudizar estos instintos y nos permite así tomar unas decisiones más convenientes para nuestro bienestar general.

Recomiendo este libro de todo corazón a todo aquel que se sienta llamado a analizar más a fondo los alimentos que consume y las implicaciones que estos tienen en su mente, su cuerpo y su alma. Sahara Rose es una líder de opinión *millennial* que ha cogido la antorcha del Ayurveda y la está avivando. Tengo el placer de presentar este, su segundo libro, un ejemplo de su dedicación a modernizar el Ayurveda para que dicha sabiduría pueda trascender al tiempo. Deja que te inspire para tomar decisiones alimentarias que sirvan no solo a tu cuerpo, sino también a tu espíritu.

DEEPAK CHOPRA

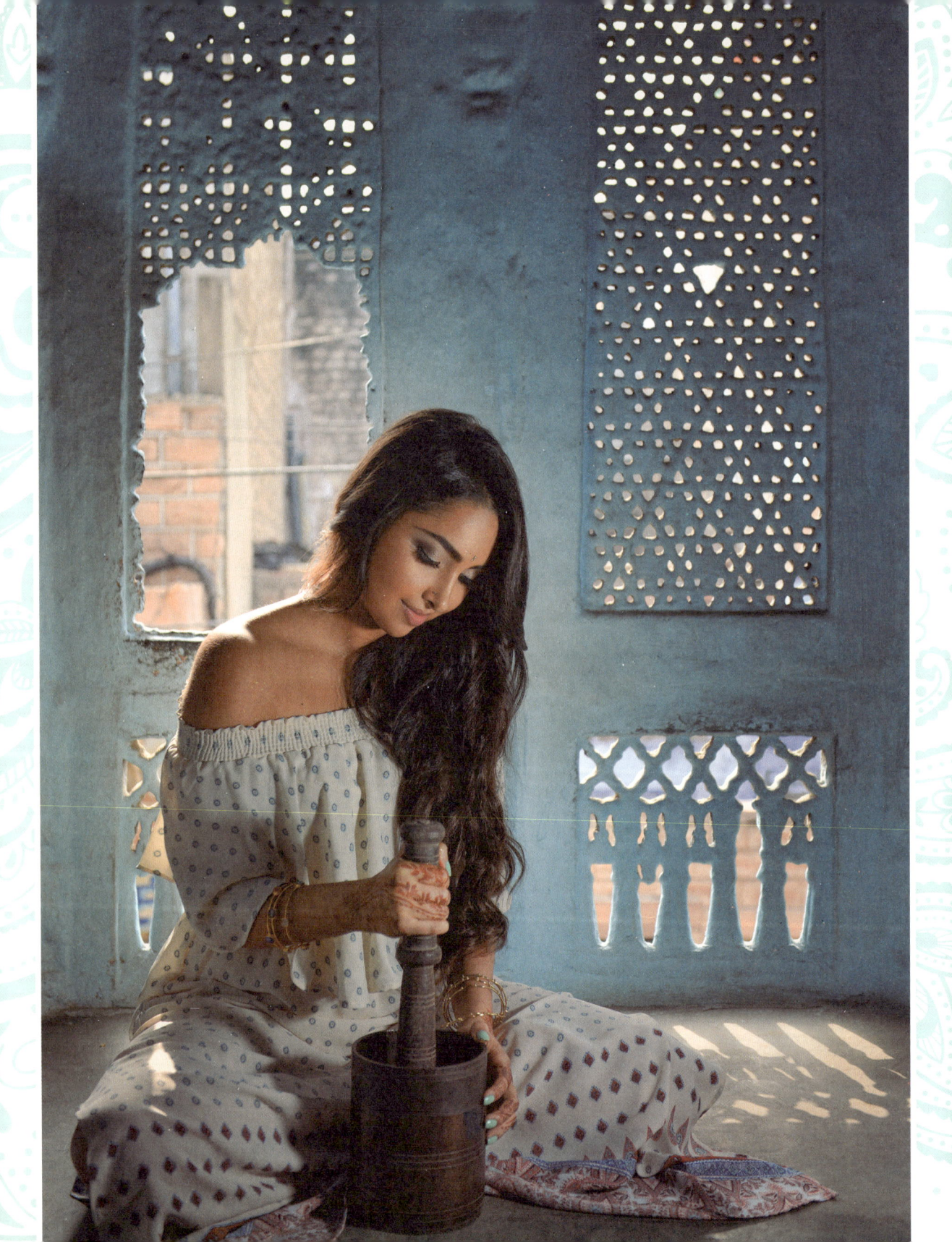

Introducción

¿Qué pasaría si te dijera que el simple hecho de saber cómo funciona tu digestión me permite conocer muchas cosas acerca de tu personalidad? Si fueras como era yo hace seis años, te costaría creerlo.

UN DESPERTAR AYURVÉDICO

Echemos la vista atrás hasta el 2012: estaba sentada en la humilde sala de espera de un médico ayurvédico esperando a que me recibiera. Las paredes estaban adornadas con imágenes de deidades hindúes: Durga montado en un tigre, Saraswati sentada sobre un loto y Dhanvantari, el dios del Ayurveda, con sus cuatro brazos. Veía un mono colgado de la ventana jugando y esperando su próxima comida; es un espectáculo habitual en Nueva Delhi. No disponía de teléfono móvil, así que mi mirada vagó hasta un cartel donde se veía a una mujer meditando, con círculos de colores a lo largo de la línea central de su cuerpo: chakra muladhara, chakra svadhisthana, chakra manipura. Aquella consulta no tenía nada que ver con las hipersanitarias de los médicos de Boston en las que había pasado una gran parte del año anterior intentando averiguar qué me pasaba, pero llegada a ese punto estaba dispuesta a probar cualquier cosa para desentrañar los misterios de mi salud.

Me entregaron un formulario de admisión de clientes y empecé a rellenarlo. «¿Qué tal digieres los alimentos?». «¿Qué tal duermes?». Al principio, las preguntas resultaban predecibles, pero pronto se volvieron algo más personales. «¿Qué tipo de sueños tienes? ¿Flotas, huyes o vuelas? ¿Son realistas y resuelven problemas? ¿Son románticos y dulces?». No tenía ni idea de por qué podrían interesar mis sueños en la consulta de un médico de digestivo, pero, bueno, es la India, nunca sabes lo que te van a preguntar, así que me dejé llevar.

Se me acercó entonces una mujer muy sonriente vestida con un sari rojo y me saludó con un «namasté» de bienvenida y una profunda inclinación.

—Soy la doctora Priyanka Gupta. Tienes cita conmigo para hoy. Acompáñame, por favor.

La seguí por la consulta y percibí el intenso aroma de aceites y hierbas que impregnaba el aire. Ese olor tan a tierra suponía un contraste muy marcado con las vaharadas de ambientador y desinfectante de manos que solían acompañar mis visitas a una consulta médica. Me senté en la silla y contemplé la trenza de la doctora; tenía un metro de longitud; pensé en lo mucho que me gustaría que la mía pudiera llegar a ser tan larga y lustrosa. La mujer examinó mi evaluación de salud y personalidad y, ante mi asombro, empezó a contarme la historia de mi vida.

—Vaya, veo un montón de vata. Seguro que te cuesta dormir. Te pasas las noches pensando. Piensas demasiado.

«Bueno, puede que lo haya notado en las bolsas que tengo bajo los ojos», pensé.

—Te crujen mucho las articulaciones. Crac, crac, crac. Eres demasiado joven para que te duela la espalda.

«¿Verá que tengo una mala postura?», me pregunté mientras me sentaba más erguida.

Me miró la lengua y me tomó el pulso.

—Un *agni* muy bajo —me dijo; más tarde me enteré de que eso significa «fuego digestivo»—. Un agni muy bajo, no digieres bien la comida. El cuerpo no está asimilando los nutrientes. Aunque comes, tu cuerpo está malnutrido.

«¿Malnutrido? Si me paso el día comiendo», pensé mientras me acordaba de la maleta llena de aperitivos que me había llevado a mi viaje de tres meses como voluntaria en la India.

> *Supe intuitivamente que algo iba mal, a pesar de que muchos doctores occidentales me decían que dejara de preocuparme.*

—El agni es tan bajo que el cuerpo se está cerrando. Ya no hay menstruación. Muy mal, muy mal. Eres demasiado joven para esto.

«Vale, le he contado todo lo relacionado con mi digestión y mis sueños, pero ¿cómo sabe que no tengo la menstruación?».

Y así era. Llevaba más de un año sin tenerla. Al principio no le presté demasiada atención, ¿qué chica quiere tenerla? Sin embargo, después de un año sin ella, supe intuitivamente que algo iba mal, a pesar de que muchos médicos occidentales me decían que dejara de preocuparme y que siguiera tomando la píldora.

—No hay menstruación, muy grave. Tienes todos los desequilibrios vata (energía del aire): temperatura corporal baja, piel seca, hinchazón, gases, estreñimiento, falta de menstruación, músculos débiles, articulaciones que crujen, insomnio, ansiedad, te preocupas demasiado. Si sigues así, más adelante sufrirás osteoporosis, alzhéimer y, lo que es peor, no tendrás bebé. Eres demasiado guapa para no tener bebé.

Un momento. ¿Había oído las palabras osteoporosis, alzhéimer e infertilidad? Imposible. Soy asesora de salud holística y prácticamente crudivegana. Mi vida está *dedicada* a la salud. Tengo mi propio blog de nutrición crudivegana, Eat Feel Fresh, y tomo toda la kale del mundo.

Era imposible que eso que me estaba diciendo fuera correcto.

—Tiene que haber un malentendido —le dije a la médica—. Sigo una dieta muy sana: grandes ensaladas de hojas verdes, batidos verdes con espirulina, cuencos de acai, galletas de lino…

Y continué enumerando las cosas que tomaba a diario en Estados Unidos.

—Claro, por eso tienes tanto vata. Se acabaron las comidas frías, crudas y secas. Solo comidas guisadas. Mung dhal (alubias mung) y arroz basmati blanco con mucho ghee.

—Bueno, la cuestión es que soy fundamentalmente crudivegana, así que no puedo tomar nada de eso. ¿No puedo sustituirlo por unas hierbas?

—No, *beta*, el Ayurveda es así.

«Esto no va a funcionar», pensé al salir de la consulta con una lista de cosas que debía y no debía hacer. Todas mis comidas favoritas estaban en la lista de lo que no debía tomar y todas las pesadas que dejé hace años para perder peso estaban en la de lo que sí tenía que comer. Imaginaba que, si en algún momento seguía una dieta ayurvédica, iba a engordar veinticinco kilos y volvería a mi época de adolescente gordita. Había pasado los últimos años intentando adelgazar y no iba a correr el riesgo de coger de nuevo esos kilos.

BUSCANDO RESPUESTAS

Seguí mi camino intentando curarme a mí misma con el poder de Google. Ese año fue un lío de experimentos alimentarios. Hice dieta paleo, ceto, macrobiótica, baja en FODMAP, sin gluten, sin cereales y todo lo que puedas imaginar. Tuve aventuras con la dieta de la cándida, la dieta SIBO, la dieta GAPS y todos los acrónimos que se te ocurran. Acudí a todo tipo de médicos y me hice análisis de sangre de toda índole (consiguiendo, no sé cómo, no desmayarme). Sin embargo, seguía sin encontrar la respuesta a mis problemas. Un gastroenterólogo me dijo que tenía síndrome del colon irritable (el paraguas bajo el que se esconde la idea de «tienes problemas digestivos que no conseguimos averiguar») y un endocrinólogo me dijo que tenía amenorrea hipotalámica (esto se traduce libremente como «No tienes la menstruación y no sabemos por qué… Da la impresión de que no es más que un problema mental»). Me dijeron que no importaba tanto que mi cuerpo se estuviera cerrando y me recetaron medicación para el síndrome del colon irritable y anticonceptivos para enmascarar los síntomas. «No te preocupes, bonita. Tenemos una pastilla para eso».

Yo no quería un remedio rápido ni una tirita. Deseaba llegar a la raíz del problema. ¿Por qué funcionaba mal mi cuerpo a pesar de mi dieta saludable y de lo joven que era (por aquel entonces tenía veintiún años)? Al final, y como último recurso, volví al Ayurveda, el ancestral sistema de salud indio centrado en la digestión.

Reconocí que mi organismo sufría un grave desequilibrio vata que le hacía estar frío y seco desde dentro. Mi «fuego» digestivo era tan débil que me impedía descomponer los alimentos, asimilar sus nutrientes y eliminar los desechos; de ahí que estuviera siempre hinchada. El exceso de aire se materializaba como gas y el colon deshidratado me provocaba estreñimiento. Aunque creía que me sentía estupendamente, mi mente y mi cuerpo estaban en un estado constante de estrés que yo consideraba normal. Estaba siempre en acción, trabajaba hasta altas horas de la noche y conseguía encajar sesiones intensas de ejercicio físico en mi sobrecargada agenda, convencida de que meter con calzador una sesión de cardio de *kickboxing* en un día saturado reflejaba mi enorme compromiso con mi salud. Una gran dedicación, ¿no te parece?

Pero la energía vata de aire de mi interior se había convertido en un tornado y estaba provocando el caos en mi organismo. Todo él, desde mi ciclo menstrual a mis ritmos circadianos (basados todos en la digestión), notaba sus efectos turbulentos. Lo que realmente necesitaba no era otra cura depurativa a base de zumos ni una clase de *spinning*, sino frenar y generar calor, volver a conectarme con mi energía enraizante kapha (tierra) y aumentar mi energía transformadora pitta (fuego).

Intuitivamente resultaba muy lógico. La búsqueda del cuerpo «perfecto» y de la dieta «perfecta» me había hecho perder el contacto con mi organismo y había causado estragos en mi digestión. Escuchaba a los médicos y seguía el consejo de otras personas en lugar de escuchar lo que decían mis propias experiencias. Claro que había oído hablar de la conexión mente-cuerpo, pero no la había relacionado con mi propia vida. No me había dado cuenta de que el exceso de aire en mi organismo había generado un exceso de aire en mi mente, ni de que la hinchazón constante y la sensación permanente de frío estaban directamente relacionadas con la ansiedad y el insomnio. Me quedé atónita y con ganas de aprender todo lo relativo a esta relación. Decidí regresar a la India y apuntarme a clases de Ayurveda.

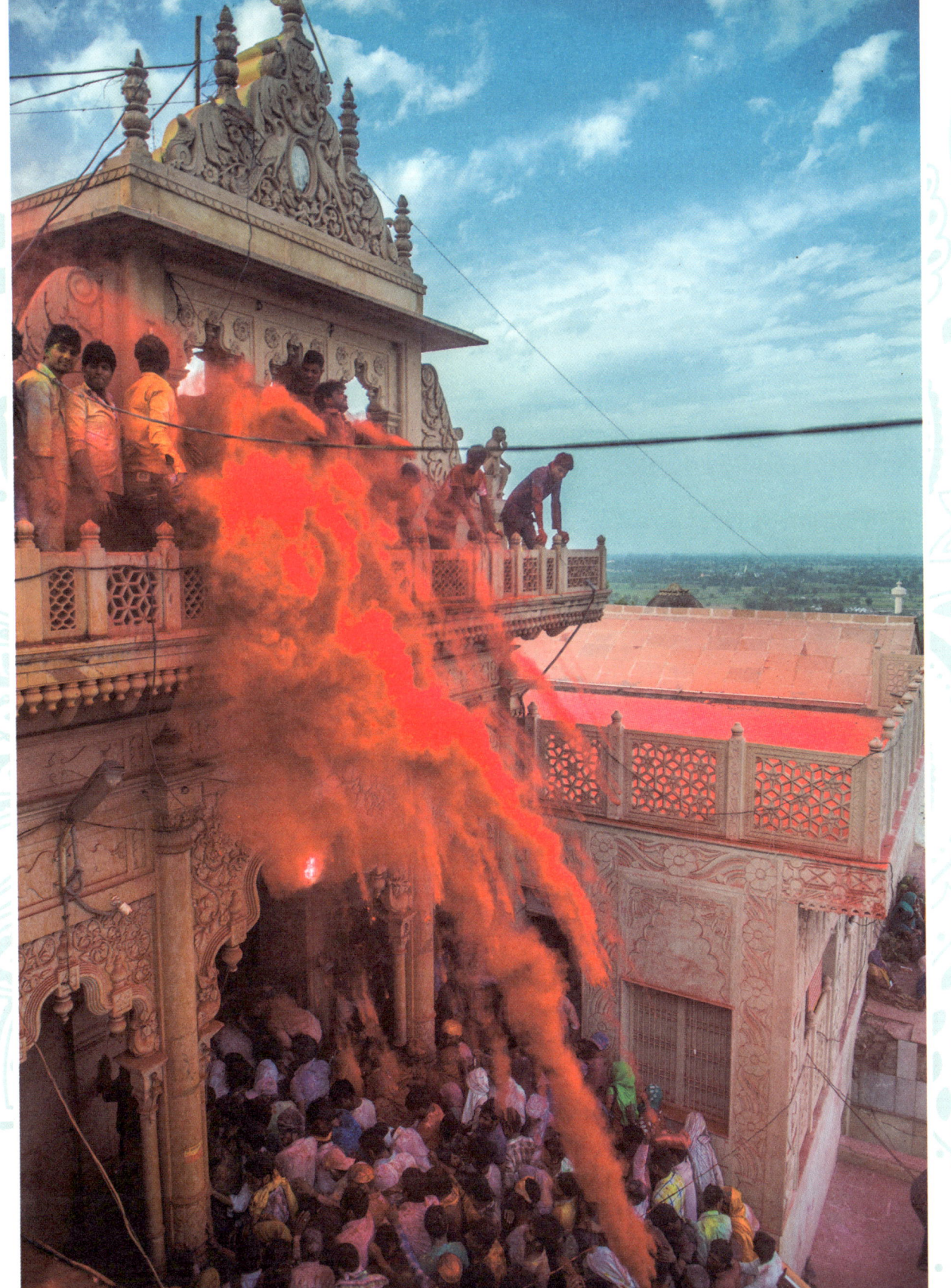

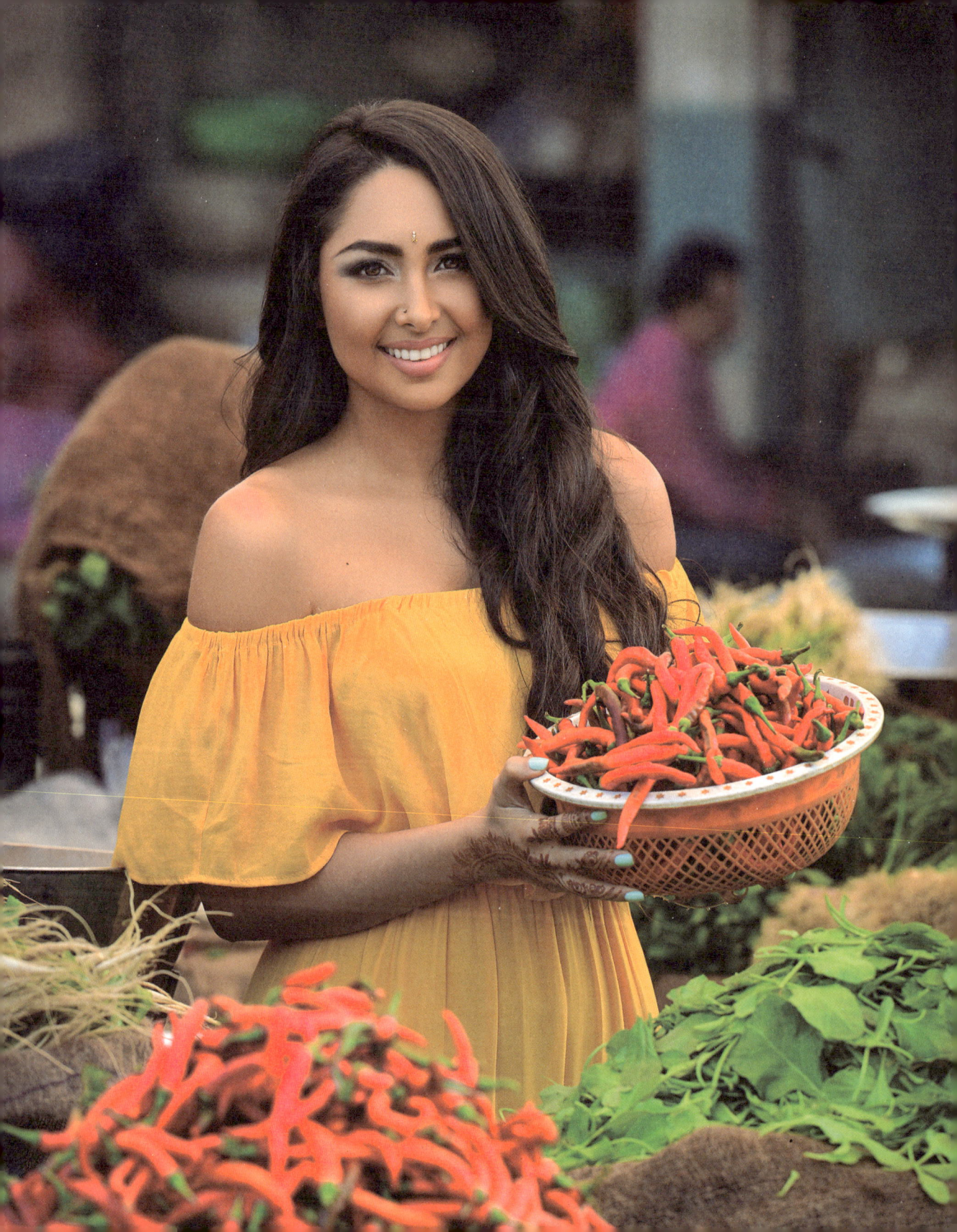

LA CREACIÓN DE UNA VERSIÓN ALCALINA

Me entusiasmó la sabiduría de la dieta ayurvédica por su naturaleza intuitiva y personalizable, pero anhelaba encontrar una forma de hacerla más alcalina, basada en las plantas y de índice glucémico bajo. Durante mis estudios sobre nutrición y cocina ayurvédica y en mis prácticas en el sur de la India estuve constantemente desarrollando formas de adaptar las recetas a una cocina moderna y alcalina. Usé mi energía imaginativa vata y me puse en plan creativo elaborando recetas que siguieran las directrices ayurvédicas, pero con un enfoque original a base de plantas. En lugar de hacer el pan con harina de trigo, empleaba harina de almendras rica en vitaminas. Sustituía el arroz por quinua repleta de proteínas. En vez de ghee, empleaba aceite de sésamo vegetal nutritivo. Reemplazaba el azúcar de caña por edulcorante de fruta del monje pura sin azúcar. En lugar de la leche me servía bebida de lino, que equilibra las hormonas. Sustituía la nata por coco, estupendo para la piel. En vez de queso, empleaba levadura nutricional o elaboraba mis propias versiones a base de frutos secos. Evitaba cocinar demasiado los alimentos y optaba por rehogarlos ligeramente para conservar sus beneficios nutricionales. Qué ajena era a que estaba sentando las bases de lo que más tarde se convertiría en este libro de cocina.

Durante mis estudios me di cuenta también de lo mucho que ha cambiado la industria alimentaria en los últimos cinco mil años. Los lácteos y el trigo, dos alimentos básicos de la dieta ayurvédica tradicional, han resultado especialmente afectados por la modificación genética y el uso de pesticidas. Hoy en día mucha gente, yo incluida, hemos crecido consumiendo alimentos procesados de extrema acidez que no existían en la antigua India. En consecuencia, sufrimos un aumento de problemas digestivos como la candidiasis y el sobrecrecimiento bacteriano intestinal, además de una multitud de trastornos físicos y mentales directamente relacionados con nuestra industria alimentaria. De hecho, se estima que entre el 80 y el 90 por ciento de los habitantes del mundo occidental tienen un pH ácido. Los científicos han descubierto que el cáncer solo puede prosperar en estos entornos y que el cuerpo gestiona su exceso produciendo células grasas para absorberlos y neutralizarlos. Por tanto, consumir una dieta alcalina es la mejor forma de alcanzar el peso saludable de forma natural y de evitar las enfermedades.

Además, los alimentos alcalinos son más ligeros para el cuerpo. Mientras que hace cinco mil años la gente trabajaba en las granjas y llevaba una vida extremadamente activa, hoy en día nos hemos vuelto mucho más sedentarios y pasamos gran parte del día sentados detrás de un ordenador. Ya no necesitamos la energía que nos aportan los hidratos de carbono en grandes cantidades, sino más verduras alcalinizantes para reforzar nuestro nivel de energía, depurar nuestro organismo y levantar el ánimo.

Los alimentos alcalinos combaten también las toxinas del entorno. Desde que nacemos estamos expuestos a toxinas medioambientales, domésticas, del aseo personal y farmacéuticas. En los antiguos tiempos ayurvédicos, los *rishis* escribieron acerca de estos contaminantes, llamados *garvisha*, que provocaban *ama* 'toxinas' en los *dhatus* 'tejidos'. Sin embargo, no pudieron predecir lo contaminado que llegaría a estar el mundo ni tampoco los errores que iba a cometer la industria alimentaria. Al vivir en el mundo actual tenemos que incluir en nuestra dieta más alimentos alcalinos, ecológicos y vegetales para limpiar las toxinas a las que estamos expuestos a diario.

Poco después de realizar estos cambios en mi vida, me sentí mejor... y no solo de cuerpo, sino también de mente. La digestión, la menstruación y el sueño se regularon y se armonizaron con el sol y la luna. El estado de inquietud constante que arrastraba —siempre con algo que hacer y algún sitio al que ir— fue sustituido por una profunda sensación de paz interior y de aceptación parecida a la tranquilidad que se siente después de una clase de yoga. Me di cuenta de que el Ayurveda es muchísimo más que una forma de curar el cuerpo; en realidad, cambia las bases mismas de nuestro ser. En cierta ocasión, Brillat-Savarin afirmó: «Dime lo que comes y te diré lo que eres», pero yo digo: «Dime cómo digieres y te diré lo que eres».

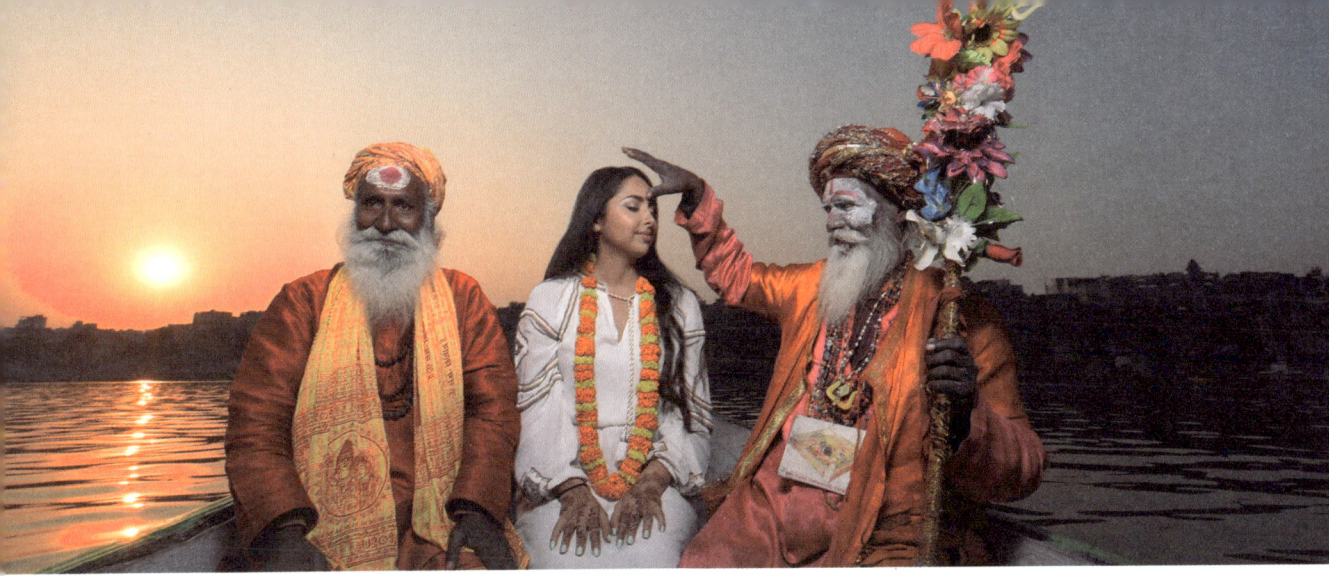

DESCUBRIR MI DHARMA

Dicen que no eres tú quien elige tu camino, sino tu camino el que te elige a ti. El mío era permanecer en India durante dos años estudiando Ayurveda, leyendo, absorbiendo y traduciendo aquellos textos a un lenguaje moderno que pudieran entender los lectores de mi blog. Estudié con ahínco todos los libros que encontré sobre Ayurveda, empezando por *Salud perfecta*, del doctor Deepak Chopra, y más tarde las muchas obras de los doctores Vasant Lad, Kshirsagar, Douillard y Frawley. Luego escribí *Idiot's Guides: Ayurveda* para compartir con muchas familias estadounidenses mi forma moderna de abordar la sabiduría ayurvédica e inspirar a una generación nueva de terapeutas ayurvédicos.

Aprender Ayurveda fue como recuperar un lenguaje que mi alma había hablado a lo largo de mil vidas. Las teorías me resultaban intuitivamente lógicas y, por extraño que parezca, siempre que se me planteaba alguna pregunta mientras escribía los libros, me sintonizaba con mi interior y me daba cuenta de que ya conocía la respuesta. Estoy realmente convencida de que esta no es la primera vida en la que enseño Ayurveda y que parte de mi *dharma*, mi propósito de vida, es modernizar esta ciencia de sanación ancestral para hacerla más accesible a más gente, tal y como lo ha hecho su ciencia hermana, el yoga, en la última década.

El Ayurveda no es una dieta, sino más bien un sistema que ofrece una introspección más profunda sobre la comida y la vida. Es una ciencia viva que se ha adaptado a lo largo de los siglos para responder a las necesidades de la gente a la que sirve. Pasó de ser el principal sistema médico de la India a convertirse en una ciencia de cocina clandestina durante el gobierno británico, y ahora está empezando a resurgir. Esta flexibilidad es lo que lo ha convertido en el sistema de salud vigente más antiguo del mundo. Creo que ha llegado el momento de que extienda sus alas y abra sus puertas para que personas de todo el mundo puedan beneficiarse de su sabiduría ancestral (sin tener que mudarse a la India, aunque sí recomiendo que lo hagan).

Su perspectiva holística está hoy en día más viva que nunca. Muchísimas personas, yo incluida, se han cansado de saltar de una dieta a otra buscando la respuesta a la salud cuando esta ya existía dentro de ellas. Lo único que hace falta es sintonizar con uno mismo y escuchar.

El Ayurveda nos proporciona el lenguaje que necesitamos para explicar lo que nuestro cuerpo ya sabe. Cuando leas este libro quizá tú también experimentes la rememoración de una sabiduría transmitida a lo largo de tu linaje ancestral sin que influya para nada el lugar del mundo donde estén tus raíces. Sus principios se reflejan en todo el planeta: la solución para la salud es vivir en armonía con nuestra naturaleza. Estamos listos para regresar a una forma de comer que abarque y alimente nuestro cuerpo, nuestra mente y nuestro espíritu, porque todos ellos están interconectados en formas que jamás podríamos haber imaginado.

El Ayurveda nos proporciona el lenguaje que necesitamos para explicar lo que nuestro cuerpo ya sabe.

BIENVENIDO A COMER, SENTIR, SANAR

Comer, sentir, sanar es el renacimiento del Ayurveda: un enfoque de la cocina ayurvédica renovado y basado en las plantas, lo que yo denomino Ayurveda alcalino. Celebra la vibración curativa que nos ofrecen las plantas y une la sabiduría ancestral con recetas alcalinas, vegetales e inspiradas en platos de todo el mundo. Honra la tradición sagrada del Ayurveda incorporando al mismo tiempo ingredientes como las semillas de chía, el aguacate y el tahini, que no estaban disponibles en la antigua India. Renueva tus platos favoritos, como los tacos, la pizza, los brownies y el café con leche, colándoles hierbas y especias ayurvédicas curativas como la cúrcuma, el jengibre y la ashwagandha para nutrirte plenamente. Te enseña que el Ayurveda no se limita a los alimentos indios tradicionales, pues se pueden seguir sus normas incluyendo ingredientes vegetales de todo el mundo. *Comer, sentir, sanar* es un patio de juegos ayurvédico en el que las especias y los ingredientes adoptan formas y presentaciones nuevas sin perder sus raíces en la misma tradición ancestral.

Comer, sentir, sanar te invita a contemplar la comida de una forma totalmente nueva. En lugar de centrarte en las calorías, te fijas en las cualidades. En lugar de pensar en los macronutrientes, lo haces en los sabores. Lo genial es que ambos aspectos son un reflejo del otro. Te mostraré que los efectos de la comida van mucho más allá de la etiqueta nutricional, para que así no tengas que mirar fuera de ti a la hora de elegir tus alimentos.

Al igual que en la salud no existen tallas únicas, en la dieta sucede lo mismo. Te enseñaré cómo personalizar tus recetas para tu tipo mente-cuerpo exclusivo, tu *dosha*, así podrás tomar las decisiones adecuadas para lo que necesites y cuando lo necesites. Estas recetas no solo corregirán los desequilibrios físicos, sino también los mentales que solemos experimentar a diario: ansiedad e insomnio, relacionados con el exceso de vata; impaciencia e irritabilidad, relacionados con el exceso de pitta; y soledad y depresión, relacionados con el exceso de kapha. Estas emociones son sencillamente mensajes de nuestro cuerpo que nos dice que ha llegado el momento de sintonizarnos con él y de prestar más atención a lo que sucede en nuestro interior. Te enseñaré también formas de adaptar las recetas a tus necesidades dóshicas, de manera que no tengas que hacer un plato para cada miembro de la familia (de hecho, en la India no se ha oído jamás que cada persona tenga que tener su propia comida personalizada, ni siquiera en las casas de los médicos ayurvédicos). Lo único que hace falta es una pequeña modificación para elaborar una comida tridóshica estupenda que sirva para todos.

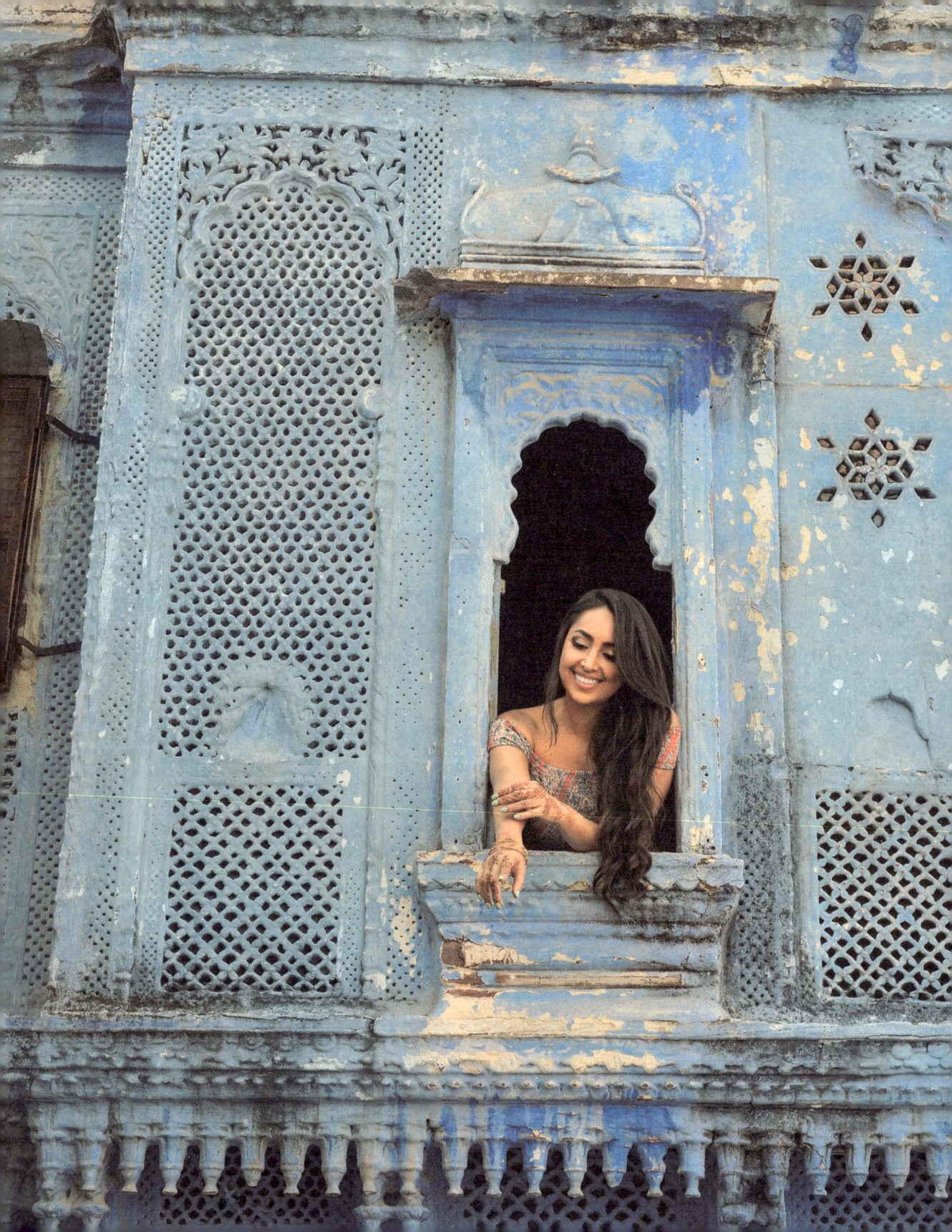

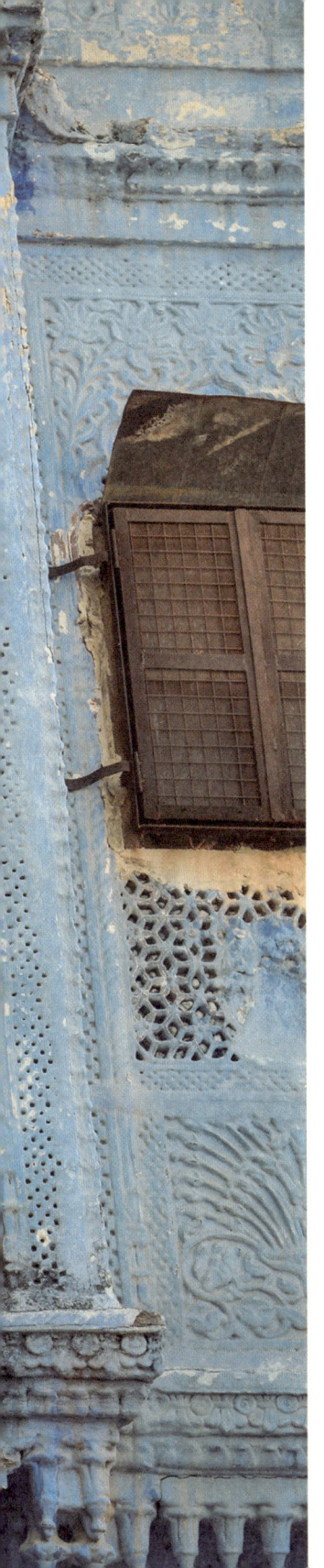

LA COMIDA COMO CAMINO HACIA LA VIDA

Este libro es una auténtica carta de amor a las personas de la India que me invitaron a sus hogares y a sus cocinas para que cocinara con ellas. Fui a ese país con la idea de hacer fotografías para el libro, pero, en lugar de establecer un plan, dejé que el universo guiara mi camino. Tuve la enorme suerte de ser invitada a las casas de muchísimas familias increíbles para compartir su comida. Nos sentábamos en el suelo, reíamos mientras dábamos vuelta a los rotis sobre el fuego, preparábamos chai caliente para servir a la gente del pueblo y cogíamos hierbas ayurvédicas frescas de los árboles. La comida une de verdad a las comunidades y crea un lenguaje común de sabor y nutrición. Mi experiencia en la India me ha enseñado que compartir una comida es lo que realmente estructura la sociedad, y me ha hecho replantearme las muchas veces que cené mientras trabajaba en mi ordenador portátil.

Espero que *Comer, sentir, sanar* te haga volver a enamorarte de la cocina. La comida es una medicina divina que debe disfrutarse antes, durante y después de su preparación. Empezamos el proceso de la digestión en el momento en que ponemos las manos sobre un ingrediente especial, y al participar amorosa y activamente en la elaboración de los alimentos incrementamos su valor nutricional. A lo largo del libro te ofrezco afirmaciones y mantras que te permitirán conectarte con tus comidas a un nivel más profundo y espiritual.

Por encima de todo, este libro quiere enseñarte que los alimentos que consumimos influyen directamente sobre cómo nos sentimos. Asimilamos la energía de todo aquello que comemos y, cuando tomamos decisiones correctas, nos convertimos en personas más felices y equilibradas. No solo digerimos la comida, sino también los pensamientos y las emociones. Un aparato digestivo sano puede asimilar sin problemas las sorpresas que nos trae la vida y transformarlas en arte. Llevamos en nosotros la vibración de los alimentos que consumimos y de los pensamientos que albergamos, y este libro te ayudará a nivelarla. Nuestra personalidad es una expresión de nuestras comidas y, si nutrimos nuestro cuerpo a nivel celular, podemos mejorar nuestra paz interior, nuestro estado de ánimo, nuestra claridad mental y nuestro placer.

Comer, sentir, sanar es mucho más que un libro de cocina; es un paso para cumplir tu dharma, tu propósito, en este bello planeta. Para curar el planeta, primero tienes que curarte a ti mismo. La salud no es el objetivo final, sino más bien un medio para alcanzar la mejor versión de ti. Cuando evolucionas hacia tu yo más sano y radiante, tienes más energía y felicidad que compartir con el mundo. Cuidar de tu bienestar es el primer paso valiente para reclamar tu libertad y cumplir tu misión en este planeta. La salud auténtica no acaba en la persona, sino que trasciende al universo creando ondas de sanación en todo el mundo.

Te invito a que me acompañes en este viaje culinario a través de la India. Nos encontraremos en la intersección entre lo ancestral y lo moderno, Oriente y Occidente, la ciencia y el espíritu, lo cultural y lo contemporáneo. *Namaskar.*

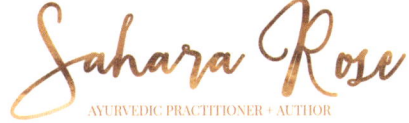

AYURVEDIC PRACTITIONER + AUTHOR

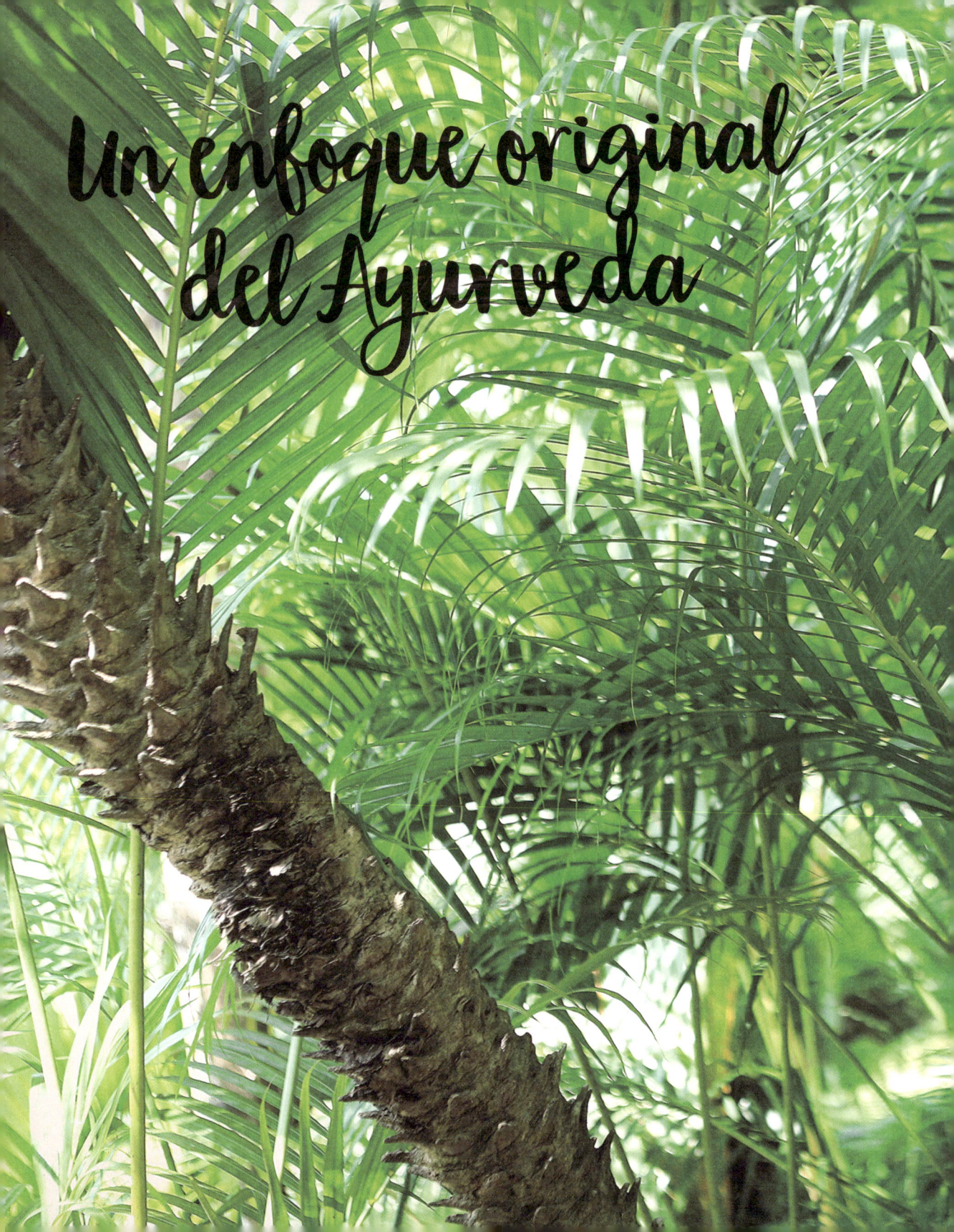

Un enfoque original del Ayurveda

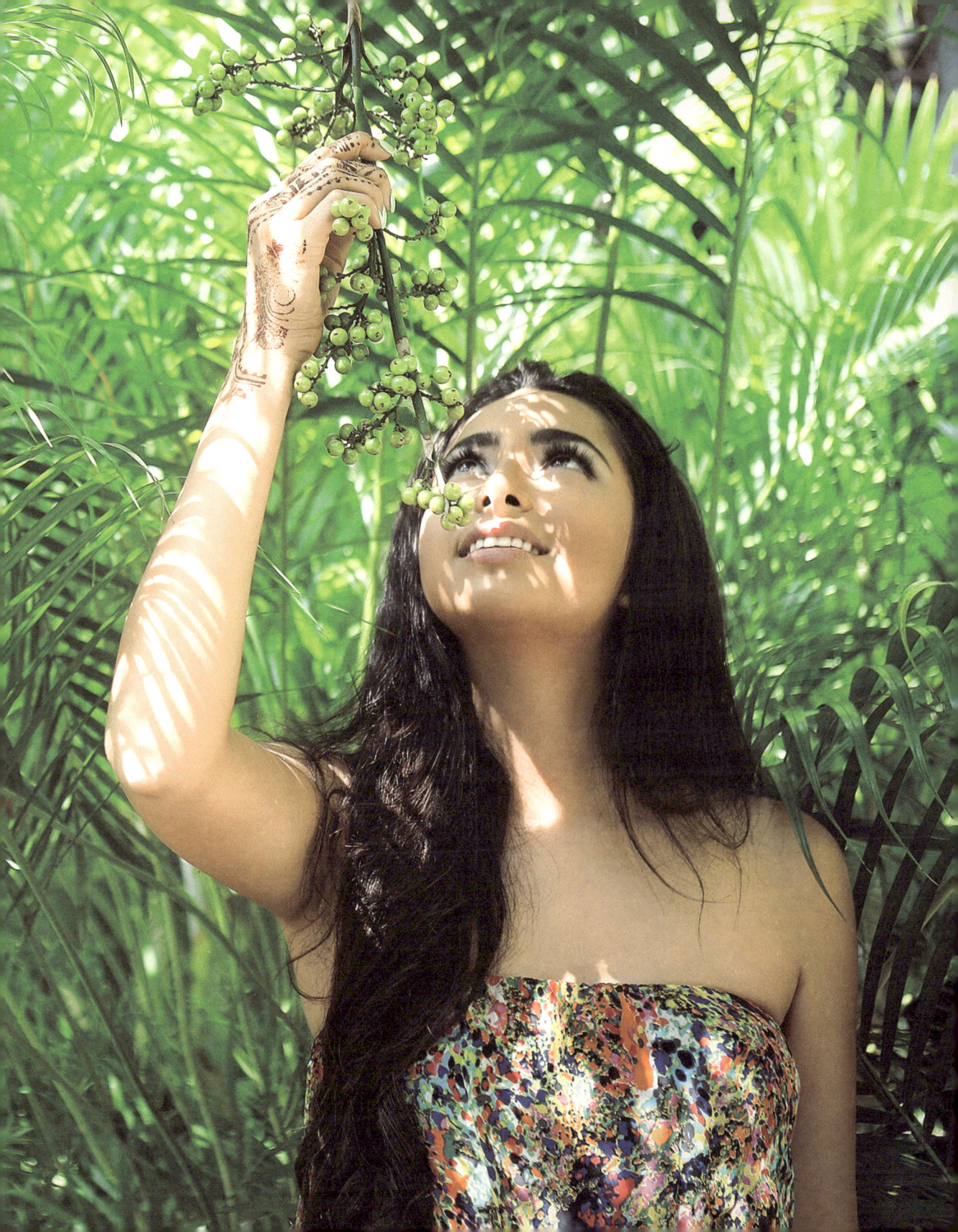

¿Qué es el Ayurveda?

El Ayurveda es el sistema de salud más antiguo del mundo. Surgió hace más de cinco mil años en la antigua India. Es la ciencia hermana del yoga y se centra en equilibrar la mente y el cuerpo para gozar de una salud radiante.

INTEGRACIÓN MENTE-CUERPO

El término *ayurveda* procede de dos palabras sánscritas: *ayur*, que significa 'vida', y *veda*, que significa 'conocimiento'. Para tener equilibrio necesitas conocer toda tu vida. El Ayurveda se basa en dos principios fundamentales: 1) la mente y el cuerpo están inextricablemente conectados, y 2) para sanar y transformar el cuerpo no hay nada más poderoso que la mente.

Es importante señalar que *mente* no es sinónimo de *cerebro*. La mente es la manifestación de todos los estados mentales: pensamientos, emociones, percepciones, creencias, memoria e imaginación. El cerebro es la herramienta que nos permite experimentar estos estados mentales. Según los Vedas —los antiguos textos sagrados de los que derivan tanto el yoga como el Ayurveda—, la mente se define como «la consciencia de la conciencia». No solo existe en el cerebro, sino también en todas las partes del organismo. Varios de los chakras (regiones del cuerpo), como el del corazón y el estómago, poseen su propia inteligencia central.

La medicina occidental trata cada parte del cuerpo y la mente por separado. Hay gastroenterólogos para la digestión, terapeutas para la mente y endocrinólogos para las hormonas. Un terapeuta ayurvédico te preguntará sobre todos estos aspectos porque no son independientes. En el Ayurveda, todas las áreas de salud, desde la física a la emocional, están interconectadas y se tratan en armonía. El Ayurveda establece conexiones entre la hinchazón y la ansiedad, el ardor de estómago y la ira, el aumento de peso y la depresión, y ofrece formas de devolver el equilibrio a cada problema.

LA DIGESTIÓN ES CLAVE

Según el Ayurveda, no «eres lo que comes», sino más bien «eres lo que digieres». La digestión es la piedra angular de la salud en su conjunto, y si no tienes una digestión fuerte, el resto del cuerpo se desequilibra. No digerimos solo la comida, sino también los contaminantes, los productos para el cuidado de la piel y el hogar e incluso nuestros pensamientos y emociones, por eso necesitamos un aparato digestivo fuerte capaz de descomponer, asimilar y depurar todo lo que nos entra. La digestión es lo que convierte la comida en nutrientes, los pensamientos en acción, las toxinas en desechos y las emociones en conciencia de uno mismo. Es el encendido que llevamos dentro, y cuando está débil, todo lo demás colapsa, desde la piel a las hormonas y el estado de ánimo.

TRATAMIENTO INTUITIVO E INDIVIDUAL

El pilar fundamental del Ayurveda es la bioindividualidad. Cada persona es un ser único con una combinación de las tres *doshas* o tipos mente-cuerpo: *vata*, *pitta* y *kapha*. No existe ningún tratamiento que sirva para todo el mundo porque cada persona tiene unas necesidades exclusivas basadas en su constitución dóshica única. Además, nuestras necesidades cambian cada año, cada estación o incluso cada día, porque los ritmos cíclicos de la tierra influyen sobre el biorritmo de nuestro cuerpo. Por eso el conocimiento de uno mismo es vital para lograr el bienestar físico y emocional. En líneas generales, el Ayurveda traza paralelas allí donde la medicina occidental ve líneas incongruentes. Contempla el cuerpo como una máquina compleja que es el reflejo del estado mental de la persona.

Comparativa entre el yoga y el Ayurveda

YOGA	AYURVEDA
Se basa en el *sadhana*, la práctica espiritual interior.	Se basa en el *chikitsa*, la terapia o el tratamiento.
Comprende la respiración meditativa y la práctica física, así como el estilo de vida y el servicio.	Comprende la nutrición, la sanación y las prácticas de cuidado personal, así como la meditación.
Su objetivo inmediato es el despertar espiritual.	Su objetivo inmediato es el equilibrio entre la mente y el cuerpo.
Su objetivo último es alcanzar el *samadhi*, la paz interior.	Su objetivo último es alcanzar el *samadhi*, la paz interior.

EL AYURVEDA Y EL YOGA

Si practicas yoga, el Ayurveda tiene que formar parte de tu estilo de vida porque ambos son ciencias hermanas interconectadas entre sí y diseñadas para ser practicadas siempre juntas. Además de una práctica física, el yoga es también una práctica espiritual cuyo objetivo es liberar los apegos del ego para hacerse uno con el universo. Es posible que en tu práctica de yoga o meditación hayas vivido momentos en los que te sentiste mucho mayor que tu cuerpo físico y en unión completa con todos los seres: eso es el auténtico yoga.

El Ayurveda es el predecesor del yoga y está más enraizado en la mente y en el cuerpo. Los antiguos *rishis* 'sabios', que escribieron los Vedas sabían que una persona necesita un recipiente puro y en buen funcionamiento antes de poder ir más allá de él. Piensa en ello: cuando estás enfermo, solo puedes pensar en ponerte bien. No piensas en cómo convertirte en la máxima expresión de tu ser; estás atascado en tu cuerpo físico.

Los rishis sabían que el estado físico del organismo puede influir en nuestra capacidad de trascender el ego. Cuando la digestión está desequilibrada, cuando estás muy angustiado o tienes una fuerte urticaria, estás demasiado distraído para hacerte uno con el universo. Por eso debemos en primer lugar equilibrar la mente y el cuerpo con el Ayurveda para luego poder practicar yoga de verdad.

Aunque el yoga y el Ayurveda tienen un objetivo inmediato diferente, su propósito general es el mismo: alcanzar el *samadhi*, el estado supremo de paz interior en el que no te afectan las condiciones exteriores; lo que dice la gente, cómo se siente tu cuerpo o tus propias creencias limitantes dejan de importarte. Estás completamente presente en el momento y en sintonía con tu yo más elevado.

Un enfoque moderno del Ayurveda

Comer, sentir, sanar está diseñado para abarcar los aspectos más beneficiosos y destacados del Ayurveda dejando atrás otras recomendaciones que eran más relevantes en la India antigua que hoy. La mayor lección del Ayurveda es aprender a escuchar tu intuición y ver que tu cuerpo es un reflejo de tu naturaleza.

AYURVEDA TRADICIONAL	COMER, SENTIR, SANAR
Muy basado en los cereales; el arroz es el elemento fundamental de todas las comidas.	**Se basa en una dieta vegetal más alcalina; las verduras, y no los cereales, son el elemento fundamental de todas las comidas.** Desde la antigüedad, la industria alimentaria ha cambiado drásticamente como consecuencia de la hibridación, los pesticidas y los fertilizantes, y eso influye en la nutrición que aportan los cereales y los productos de origen animal. En consecuencia, muchas personas sufren trastornos digestivos, hormonales y autoinmunes. Una dieta alcalina —baja en ácidos y que limita u omite la carne, el queso, los huevos y los cereales— ayuda a devolver el equilibrio al organismo. *Comer, sentir, sanar* te ofrece un enfoque alcalino basado en las plantas y se centra en incluir más grasas saludables en la dieta y no hidratos de carbono. No hace falta tomar solo alimentos vegetales, pero sí que las verduras constituyan la parte fundamental de la alimentación.
Depende de alimentos disponibles en la antigua India, donde se originó el Ayurveda.	**Utiliza ingredientes modernos de todo el mundo que satisfacen las normativas ayurvédicas.** El Ayurveda no es una dieta, sino más bien un sistema de salud y una filosofía alimentaria. En *Comer, sentir, sanar* empleamos ingredientes ayurvédicos como la cúrcuma, el comino, el jengibre y el cardamomo de una forma moderna. Incorporamos también ingredientes de las «zonas azules» del mundo, unas regiones geográficas cuyas poblaciones presumen de tener la esperanza de vida más alta. Entre ellos están las batatas y los aguacates y también otros superalimentos, como las semillas de chía, que no estaban disponibles en la antigua India, pero benefician la salud y no deben evitarse para comer «según el Ayurveda».

AYURVEDA TRADICIONAL	COMER, SENTIR, SANAR
No permite alimentos crudos, porque la tierra india contiene bacterias y parásitos que pueden hacer peligroso su consumo. Además, India es un país extremadamente cálido y los productos crudos se estropean muy rápido. Hace cinco mil años no existían los frigoríficos y resultaba más seguro tomar alimentos bien cocidos.	**Reconoce que los alimentos crudos son seguros y que se han estado consumiendo sin peligro desde hace miles de años.** Lo que importa es si eres capaz de digerirlos. Las personas que tienen más pitta pueden incluirlos en su dieta en mayor cantidad (aunque no seguir una dieta absolutamente crudivegana), mientras que los vatas deben tomar fundamentalmente alimentos cocinados y pequeñas cantidades de crudos. Los kaphas pueden comer ambos. La mayor parte de las recetas de *Comer, sentir, sanar* son cocinadas, pero puedes incorporar a tu dieta frutas y verduras crudas para obtener las enzimas y la vitamina C que contienen, siempre y cuando puedas digerirlas. Tu cuerpo te dirá si le gustan los alimentos crudos o no; escúchalo.
No permite alimentos fermentados porque el calor de la India no permite una fermentación segura.	**Considera que los alimentos fermentados son beneficiosos para las bacterias intestinales y que se llevan consumiendo sin peligro desde hace miles de años.** El yogur de coco, el chucrut y el kimchi son unas fuentes de probióticos estupendas, especialmente importantes en una cultura en la que se recetan cantidades exageradas de antibióticos que matan las bacterias y en la que se han eliminado los microorganismos beneficiosos del suelo.
Prohíbe las setas porque muchas de las de la India son venenosas o psicodélicas.	**Acepta y aprecia las setas por sus beneficios medicinales,** siempre y cuando sean seguras (limítate a las que venden en la frutería).
Es rico en productos lácteos, sobre todo ghee (mantequilla clarificada) y paneer (requesón).	**No utiliza productos lácteos porque los que tenemos hoy en día son muy distintos de los que había en la antigua India, en la que las vacas eran sagradas y todos los productos derivados de ellas eran crudos y ecológicos.** En la actualidad se les inyectan hormonas de crecimiento y antibióticos que pasan luego a la leche. Además, todos estos productos están pasteurizados, por lo que se han eliminado las enzimas que permitían digerirlos. Muchas personas desconocen que son intolerantes a la lactosa, y tanto si notas problemas digestivos inmediatamente como si no, los lácteos provocan una acumulación de mucosidad en el organismo que provoca el desarrollo de enfermedades. Puedes sustituir fácilmente el ghee por aceites vegetales, y el paneer por quesos elaborados con frutos secos, que constituyen una alternativa deliciosa.

Una actualización alcalina

Todos los alimentos son acidificantes o alcalinizantes. En el último siglo, nuestra dieta se ha centrado cada vez más en los acidificantes, como la carne, el azúcar, el trigo, los cereales y los lácteos, muchos de ellos sumamente procesados. Para equilibrar el nivel de nuestro pH y prevenir enfermedades, debemos incluir en nuestra dieta más productos alcalinizantes.

LOS PROBLEMAS DEL ÁCIDO

Cuando nuestro cuerpo está ácido, todo el organismo se desequilibra y experimentamos aumento de peso, trastornos digestivos, problemas de la piel, fatiga, inflamación, debilidad del sistema inmunitario y de los músculos, trastornos de las vías urinarias, recesión de las encías y cálculos renales, entre otras dolencias. Un cuerpo ácido es perfecto para la propagación de enfermedades. En este tipo de entornos prosperan los virus, las bacterias, los hongos, la cándida e incluso las células cancerosas. Además de seguir las normas ayurvédicas, las recetas de este libro están diseñadas también para crear en el cuerpo un entorno alcalino que impida que las toxinas se extiendan por él.

ALCALINIZAR EL AYURVEDA

Tradicionalmente, la dieta ayurvédica incluye muchos alimentos acidificantes o neutros, como los cereales, los lácteos y las legumbres, y pocos alcalinizantes, como las verduras de hoja, los brotes y las hierbas frescas. Aunque esta era una forma inteligente y sana de comer hace cinco mil años, hoy en día no es la mejor.

Cuando se desarrolló el Ayurveda, toda la comida era silvestre, ecológica, local y de temporada. Se cultivaba en terrenos fértiles y de alta densidad mineral, libres de pesticidas y abonos. En la actualidad, casi todo lo que encontramos en el supermercado, hasta los productos ecológicos, son híbridos, lo que impide que tengan el equilibrio mineral adecuado que sí contienen los alimentos silvestres. Muchos han sido también modificados genéticamente, lo que provoca una pérdida de nutrientes y expone al cuerpo a fertilizantes y pesticidas químicos.

Investigaciones realizadas por la Universidad de Texas y publicadas en el *Journal of the American College of Nutrition* revelaron que habría que comer ocho naranjas para obtener la misma cantidad de vitamina A que nuestros abuelos recibían de una sola. Entre 1951 y 2002, las patatas perdieron toda su vitamina A, así como el 57 % de la vitamina C y el hierro, y el brócoli perdió el 63 % del calcio y el 34 % del hierro.

QUÉ DEBEMOS COMER

Todo esto significa que, para recibir los nutrientes necesarios, hay que consumir más verduras que antes. Nuestro objetivo es que la mayor parte de las calorías procedan de fuentes vegetales alcalinizantes, para así reequilibrar el pH y obtener la mayor cantidad posible de nutrientes.

De todas formas, el hecho de que un alimento no sea totalmente alcalino no significa que no haya que consumirlo. Para que la digestión sea correcta necesitamos tomar algunos productos acidificantes y neutros, pero debemos primar los más sanos, como los cereales integrales, los alimentos fermentados y las legumbres. Intenta que tu dieta esté compuesta en un 80 % de productos alcalinizantes y en un 20 % de acidificantes, y limita o evita los más acidificantes, como los lácteos, el azúcar refinado, la harina y la carne no ecológica.

Ten en cuenta que la acidez de un alimento no equivale a su acidez en el cuerpo. El limón y el vinagre de sidra, por ejemplo, son ácidos, pero los productos finales que producen después de la digestión y la asimilación son alcalinos, por lo que para el cuerpo resultan alcalinizantes.

Tabla alcalina de Comer, sentir, sanar

LOS MÁS ALCALINIZANTES (SOLO ECOLÓGICOS)

Verduras de hoja (espinacas, kale, acelga arcoíris, rúcula) • especias curativas (cúrcuma, comino, cilantro, semillas de hinojo) • hierbas frescas (cilantro, perejil, albahaca, menta) • brotes y hierbas (alfalfa, alubias, guisantes, berros) • verduras crucíferas (brócoli, coles de Bruselas, repollo, coliflor) • verduras no feculentas (pepino, espárragos) • cítricos • vinagre • algas (kelp, wakame, kombu, clorela, espirulina).

MODERADAMENTE ALCALINIZANTES

Aguacate • coco • verduras feculentas (batata, zanahoria, remolacha, calabaza) • lechuga • calabacín • solanáceas (berenjena, tomate, pimiento) • especias picantes (ajo, jengibre, cebolla) • quinua • semillas (chía, cáñamo, lino) • fruta del monje.

LEVEMENTE ALCALINIZANTES

Alubias mung • alubias adzuki • alubias blancas • lentejas • aceites ecológicos prensados en frío (aguacate, coco, sésamo, lino) • frutos secos crudos (almendras, nueces) • mantecas de frutos secos y de semillas (almendra, sésamo, girasol, tahini) • tempeh y tofu ecológicos no transgénicos • fruta de temporada local y ecológica.

NEUTROS

Alubias negras • alubias rojas • alubias blancas • garbanzos • alforfón • arroz integral • otros frutos secos y semillas • estevia • xilitol puro de abedul.

LEVEMENTE ACIDIFICANTES

Cereales (arroz blanco basmati, cebada, avena, mijo, amaranto, farro) • verduras encurtidas • ghee • productos de leche de cabra • patatas • la mayoría de las frutas (manzanas, plátanos, bayas, cerezas, dátiles, papaya, ciruelas) • pescado salvaje bajo en mercurio • azúcar de coco • miel cruda • jarabe de yacón.

MODERADAMENTE ACIDIFICANTES

Yogur • huevos • café • miso • kombucha • kéfir • anacardos • cacahuetes • pollo • pavo • cordero • sal de mesa • miel procesada • jarabe de arce.

LOS MÁS ACIDIFICANTES

Productos de soja transgénica (alubias, salsa, proteína) • alcohol • azúcar (refrescos, postres, agave) • harina (pan blanco, pasteles, galletas) • productos de leche de vaca • carne roja • gambas • glutamato monosódico • pesticidas • edulcorantes artificiales.

El Ayurveda y la comida cruda

Mucha gente cree que para seguir las normas ayurvédicas no se pueden tomar alimentos crudos, pero no es así en absoluto. El Ayurveda es una ciencia viva que se adapta al lugar, a la época y a las necesidades del individuo, incluso a las de personas modernas a las que les encantan las verduras crudas.

ÉPOCAS DIFERENTES, NECESIDADES DIFERENTES

Con la revolución agrícola, los cereales se hicieron más fáciles de conseguir y aportaron a los obreros energía sostenida para el trabajo físico. Ahora, sin embargo, vivimos en una época diferente: la era de la información. En lugar de trabajar en fábricas o granjas, pasamos el día sentados delante del ordenador. No necesitamos tanta energía física como nuestros antepasados y nos van mucho mejor las verduras de hoja, que tienen menos calorías y ayudan al organismo a eliminar las toxinas.

TEN EN CUENTA TUS CIRCUNSTANCIAS PERSONALES

Yo llegué al Ayurveda después de haber sido crudivegana y al principio los alimentos cocidos le sentaban de maravilla a mi aparato digestivo. Sin embargo, después de dos años de tomar casi todo cocinado, empecé a echar de menos las ensaladas y los batidos. «¿Qué me pasa? —pensé— ¡El Ayurveda no funciona así!». Me sentía culpable por querer tomar cosas crudas, tal y como le sucedería a alguien que quisiera comer bollos. Luego me di cuenta de que me estaba volviendo a encasillar, de crudivegana estricta a «ayurvédica» estricta. No estaba asimilando el *auténtico* mensaje del Ayurveda, cuyo fin es adaptarse a tus necesidades personales. Yo vivía en Los Ángeles, pero seguía haciendo la dieta que me había funcionado en la India. Ahora, en un clima y un entorno completamente distintos, mi cuerpo necesitaba otras cosas.

Asumir la idea de que «el Ayurveda dice que no se debe tomar nada crudo» es no entenderlo de verdad. Es una ciencia de vida, viva, que respira y está constantemente adaptándose. No es una dieta, sino más bien una filosofía multifuncional que tiene en cuenta las energías de los alimentos, el entorno y al individuo. En lugares de clima frío no apetece tomar alimentos crudos. En los templados y tropicales, el cuerpo *ansía* cosas crudas porque está en un entorno cálido y húmedo. Eso es el Ayurveda en acción. El auténtico Ayurveda no es un conjunto de normas y leyes que haya que obedecer. Debemos analizar en profundidad cómo nos sentimos y nuestro entorno para tomar decisiones alimentarias que cubran nuestras necesidades.

ESCUCHA A TU DOSHA

La cantidad de alimentos crudos que necesites dependerá de tu constitución dóshica o tipo mente-cuerpo. Las doshas son tres: vata, pitta y kapha, y cada una tiene sus características exclusivas (véanse páginas 40-53). El objetivo del ayurveda es devolver el equilibrio al cuerpo, y para ello tienes que apaciguar a tu dosha principal con alimentos que tengan la cualidad opuesta. Para algunas personas eso significará que los alimentos crudos pueden formar parte regular de la dieta, mientras que otras tendrán que consumirlos de forma más espaciada.

Como norma general, si tienes un desequilibrio vata (tienes frío y te sientes seco, hinchado, estreñido), debes consumir más alimentos cocinados porque dan calor y resultan más fáciles de digerir. De todas formas, puedes incluir en tu dieta algunos crudos, como los brotes, porque ayudan a reparar el intestino. Los alimentos crudos tienen más propiedades alcalinas, lo que puede ser profundamente curativo para el aparato digestivo *siempre y cuando* se puedan digerir. Si tu vata aumenta cada vez que los tomas y notas que estás desequilibrado, consúmelos menos. Si te sientes lleno de energía y vitalidad, consume más. Encuentra lo que mejor te vaya. Para una persona vata, yo recomiendo un 80 por ciento de alimentos cocinados y un 20 por ciento de crudos.

Si tienes un desequilibrio pitta (estás demasiado acalorado, graso, ácido y con deposiciones blandas), debes comer tanto alimentos cocinados como crudos, y centrarte en las verduras de hoja y amargas y el coco para refrescar el organismo, alcalinizarlo y reducir la inflamación. El porcentaje exacto dependerá de la estación, el entorno y tus necesidades personales, pero los pittas deben intentar tomar un 60 por ciento de productos cocinados y un 40 por ciento de crudos.

Si tienes un desequilibrio kapha (te sientes pesado, cansado, engordas con facilidad, tienes un exceso de mucosidad), deberás tomar un equilibrio entre alimentos cocinados y crudos. Los cocinados son más fáciles de digerir, pero los crudos son más ligeros y contienen menos ingredientes y aceites, por lo que te ayudarán a perder peso y despertarán la energía sutil del cuerpo. Te recomiendo tomar un 70 por ciento de productos cocinados y un 30 por ciento de crudos.

El auténtico Ayurveda no es un conjunto de normas y leyes que haya que obedecer. Debemos analizar en profundidad cómo nos sentimos y nuestro entorno y tomar decisiones alimentarias que cubran nuestras necesidades.

VIVIR EN ARMONÍA

Aunque los alimentos cocinados son más fáciles de digerir, también es importante reconocer que al calentarlos por encima de 48 °C (118 °F) se destruyen las enzimas vivas que necesitamos para la digestión y para el *prana*, la inteligencia de la fuerza vital. Una dieta basada exclusivamente en alimentos cocinados hace que mucha gente, yo incluida, se sienta pesada y embotada, sobre todo en los meses de verano. Algunos anhelamos más fuerza de vida pránica presente en los alimentos crudos, y muchos médicos ayurvédicos de prestigio, como los doctores Kshirsagar y Douillard, recomiendan atender esas necesidades. El problema no son los alimentos crudos, sino la falta de armonía con el entorno. Si en tu lugar de residencia abundan los productos crudos y no es peligroso consumirlos, ¡únete a la naturaleza y disfrútalos! Si quieres llevar piñas del otro lado del mundo a tu ciudad cubierta de nieve, probablemente no sea la mejor opción. La naturaleza nos proporciona de forma natural los alimentos que necesitamos; acude a tu mercado agrícola local y observa qué se cultiva cerca de ti. Eso te dará una idea de lo que deberías tomar.

Chakras

Chakra es un término sánscrito que significa 'rueda'. En el Ayurveda hace relación a las ruedas de energía presentes en nuestro cuerpo desde la base de la columna vertebral a la parte superior de la cabeza. Cada uno de ellos se relaciona con unas características emocionales y mentales concretas y puede mostrar exceso o carencia, como les sucede a las doshas. Podemos equilibrarlos con alimentos y prácticas de vida.

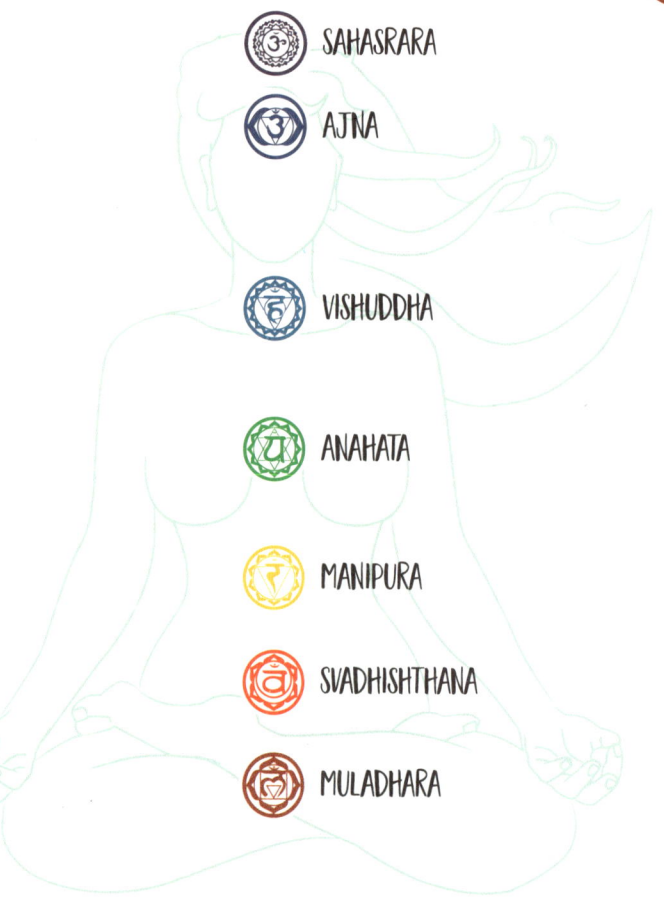

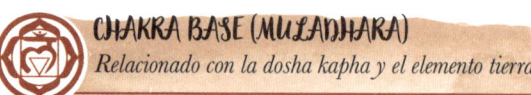

CHAKRA BASE (MULADHARA)
Relacionado con la dosha kapha y el elemento tierra

El chakra base es nuestro hogar y está relacionado con el instinto más primitivo: el de supervivencia. Es importante tenerlo equilibrado porque así nos sentiremos seguros y confiaremos en lo que somos.

En la actualidad es muy habitual tenerlo agotado, porque estamos desconectados de la tierra y pasamos mucho más tiempo trabajando con la cabeza que con nuestro cuerpo. Un chakra base deficitario te hace sentirte desarraigado, inseguro o angustiado. También puede hacer que tengas las articulaciones débiles y los músculos rígidos. Todos estos problemas están relacionados con vata. El exceso de energía en este chakra puede volverte territorial e iracundo, dos características pitta.

Si sientes que lo tienes agotado, prueba los siguientes consejos:

- Consume verduras de raíz con propiedades enraizantes, como la batata, la zanahoria, el jengibre, la cúrcuma y la remolacha.
- Consume alimentos vegetales ricos en proteínas, como, por ejemplo, frutos secos, semillas, legumbres y quinua.
- Consume alimentos y especias rojos, como, por ejemplo, fresas, frambuesas, granada, remolacha, tomates, pimentón y cayena.
- Elige alimentos cocinados en vez de crudos, porque estos últimos tienen demasiado aire.

CHAKRA DEL SACRO (SVADHISTHANA)
Relacionado con la dosha kapha y el elemento agua

La palabra *svadhisthana* significa 'dulce' en sánscrito. Por eso este chakra está relacionado con todo lo que lo es: el placer, el amor, la intimidad, la creatividad, la conexión y la pasión.

Cuando está agotado, te apartas de tus emociones y las consideras una debilidad. En consecuencia, puedes experimentar disfunción sexual, carencia de menstruación, dolor lumbar, falta de profundidad en las relaciones, problemas de comunicación e infertilidad, trastornos todos ellos relacionados con vata. El exceso de energía en el chakra del sacro puede provocar adicción sexual, un problema relacionado con pitta.

Aquí tienes algunos consejos para equilibrar un chakra del sacro agotado:

- Consume alimentos dulces por naturaleza, en especial los que tengan color naranja: melocotones, albaricoques, mangos y batatas.
- No hagas dietas restrictivas: privarte de las cosas dulces de la vida no hará más que impedirte recibir placer. Disfruta de la comida sin sentirte culpable.
- Consume semillas que fortalezcan las hormonas, como las de lino, calabaza, girasol y sésamo.
- Consume la hierba ayurvédica *shatavari*, que equilibra las hormonas femeninas.

CHAKRA DEL PLEXO SOLAR (MANIPURA)
Relacionado con la dosha pitta y el elemento fuego

El tronco es nuestra central energética. No solo nos mantiene erguidos, sino que alberga los órganos más esenciales. Tu plexo solar es tu sentido del yo. Alberga tu ego (identidad), que, hasta cierto punto, es necesario para vivir en el mundo material.

Las personas que tienen agotada la energía del plexo solar sufren baja autoestima y carecen de fuerza de voluntad. Dejan que otros dicten sus sueños y sus visiones, lo que, con el tiempo, puede acabar provocando trastornos digestivos, problemas en la espalda y sensaciones de frío o agotamiento, relacionados todos ellos con los desequilibrios de vata y kapha. El exceso de energía en el plexo solar, por el contrario, puede volvernos egoístas y agresivos, un desequilibrio de pitta.

Si tienes la sensación de que tu chakra del plexo solar está agotado, prueba los siguientes consejos:

- Consume más alimentos de color amarillo, como, por ejemplo, limones, piña, plátano y curri amarillo.
- Toma más hidratos de carbono complejos y cereales integrales, como verduras feculentas, quinua, arroz integral, avena y legumbres.
- Practica la respiración de fuego, la práctica de *pranayama* consistente en exhalar con fuerza y rapidez para generar calor en el organismo.
- Pasa 20 minutos al día tomando el sol.

Ciclo de las semillas

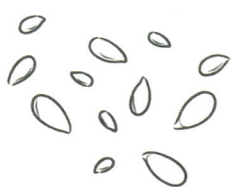

A las mujeres puede venirles bien hacer ciclos de semillas para regular el periodo y equilibrar las hormonas femeninas. Consiste en integrar diversas semillas en puntos diferentes del ciclo menstrual para obtener un equilibrio hormonal óptimo. Cada una de ellas contiene unos aceites y vitaminas específicos que favorecen la producción, secreción y metabolismo de las hormonas.

FASE FOLICULAR: Entre el día 1 (comienzo de la menstruación) y el 14 (o hasta la ovulación) toma una cucharada sopera de semillas de lino y otra de pipas de calabaza al día, ambas crudas y recién molidas.

FASE LÚTEA: Entre el día 15 (ovulación) y el 28 (o hasta la menstruación) toma una cucharada sopera de pipas de girasol y otra de semillas de sésamo al día, ambas crudas y recién molidas.

CHAKRA DEL CORAZÓN (ANAHATA)
Relacionado con la dosha vata y el elemento aire

CHAKRA DE LA GARGANTA (VISHUDDHA)
Relacionado con la dosha vata y el elemento espacio

¿Alguna vez has tenido una sensación abrumadora de amor no hacia una persona o cosa, sino sencillamente hacia la vida? Así es como se manifiesta este chakra. Tu corazón te permite ver compasión, bondad y verdad en todas las cosas. Abrirlo es un proceso que dura toda la vida y que requiere práctica diaria. Por eso los ejercicios que lo favorecen (flexiones de espalda) forman parte de todas las clases de yoga.

Cuando el chakra del corazón está agotado, te cierras al amor y a la comunicación. Te vuelves pesimista y creas excusas para permanecer encerrado en tu concha. En consecuencia, sufres opresión en esa zona y tensión o problemas respiratorios, trastornos relacionados con kapha. Cuando este chakra es excesivo, puedes volverte demasiado empático y sensible a la energía de otras personas, lo que también está relacionado con kapha.

Si tienes la sensación de que tu chakra del corazón está agotado, aquí tienes unos consejos:

- Toma más alimentos verdes, como verduras de hoja, zumos y batidos verdes, hierbas frescas, aguacate, lima, kiwi y espirulina. Aunque en el mundo occidental el color del amor es el rojo, ¡en el Ayurveda es el verde!
- Haz algo que te guste mucho, ya sea bailar, pintar, cantar o escribir. Enamórate de la experiencia de la vida.
- Practica rituales de autocuidado como *abhyanga* (automasaje con aceite) y cepillado en seco unidos a un baño caliente con velas.
- Practica la respiración profunda con las manos sobre el corazón.

El chakra de la garganta está relacionado con todas las formas de comunicación, tanto habladas como escuchadas. Cuando está equilibrado, podemos expresar en palabras nuestros pensamientos y nuestras emociones.

Cuando está agotado, quizá te resulte difícil decir tu verdad. Puede que tengas miedo de hablar en público o de que te vean o te oigan. Cuando tienes que decir algo y no lo expresas, quizá notes un nudo en la garganta. Con el tiempo, esta situación puede llegar a manifestarse como tensión en la mandíbula, infecciones estreptocócicas de garganta o trastornos tiroideos, problemas todos ellos relacionados con kapha. Cuando hay exceso en este chakra, puedes acabar hablando demasiado, un problema relacionado con vata.

Si sientes que lo tienes agotado, aquí tienes unas cuantas sugerencias:

- Toma alimentos azules. Consume grandes cantidades de arándanos, moras y espirulina azul. Las frutas de árbol, como las manzanas, las peras y las ciruelas, también son estupendas para equilibrar la garganta.
- Consume infusiones curativas templadas, como las que se incluyen en el capítulo de «Pociones», para calmar este chakra.
- Verbaliza. Encuentra tu medio, ya sea la escritura, el canto o el arte creativo. Emplea tu sentido exclusivo de expresión y prueba otras formas, incluso aquellas que no te resulten naturales.
- Haz un diario. Escribe tus sueños, tus objetivos, tus miedos, tus desafíos y demás. Permanece en un estado constante de autorreflexión.

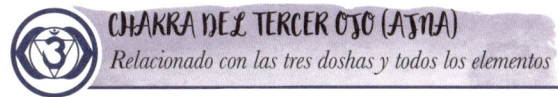

CHAKRA DEL TERCER OJO (AJNA)
Relacionado con las tres doshas y todos los elementos

Tenemos dos ojos para ver y un tercero para percibir. La intuición es el mayor superpoder que puede tener una persona. Cuanto más en contacto estés con ella, más fácil te resultará navegar por la vida. Podemos confiar en nuestro sentido visceral y ver a través de los problemas sin bloquearnos con la percepción limitada de la mente. El tercer ojo nos permite percibir dimensiones que están ocultas para la mayor parte de la gente, la razón principal por la que suceden las cosas. Podemos confiar en que el universo va a ser lo que debe ser y buscar señales que nos indiquen qué camino debemos tomar.

Cuando el tercer ojo está agotado, podemos encontrarnos una y otra vez en situaciones que habríamos evitado si hubiéramos juzgado mejor. Te puede costar leer a las personas o las situaciones. Quizá no estés a gusto con el lugar que ocupas en la vida, pero no sepas a qué se debe ni cómo solucionarlo. Te quedas atascado en el día a día y pierdes de vista la perspectiva más amplia de la vida. Te juzgas y te comparas con los demás y necesitas una fuente constante de estimulación para sentirte completo.

Si sientes que tienes el tercer ojo agotado, prueba estas sugerencias:

- Consume más alimentos morados, como lombarda, arándanos, uvas, zanahorias moradas y berenjenas.
- Toma hierbas adaptógenas y que refuercen el cerebro, como la ashwagandha, el brahmi y la bacopa.
- Medita todas las mañanas y todas las noches llevando tu atención al centro del tercer ojo, situado entre las cejas.
- Sumérgete en la naturaleza para recuperar el contacto con la tuya verdadera.
- Practica yoga para disminuir el ego y entrar en contacto con tu ser superior.

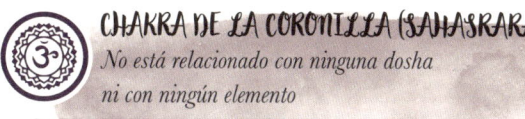

CHAKRA DE LA CORONILLA (SAHASRARA)
No está relacionado con ninguna dosha ni con ningún elemento

¿Alguna vez has tenido un chorro repentino de inspiración, como una poesía o una idea de negocio, que parecía proceder de una fuente superior? Era tu chakra de la coronilla, que se abría permitiéndote recibir una «descarga» universal. Estamos constantemente recibiendo estos mensajes, pero la mayor parte de las veces nuestra mente nos distrae demasiado y nos impide escucharlos; por eso la práctica de la meditación es tan importante para abrir este chakra. Para acceder a este nivel, todos los demás chakras tienen que estar equilibrados.

Cuando la coronilla se abre, accedes a una fuente infinita de inspiración. Sabes que el pozo de la creatividad no se secará jamás, siempre y cuando estés sintonizado con él. Estás conectado a una fuente mucho más expansiva que tú.

Cuando el chakra de la coronilla está cerrado, eres incapaz de buscar inspiración de una fuente superior y buscas respuestas e ideas en los demás. Estás desconectado de tu ser superior.

Si crees que a tu chakra de la coronilla le vendría bien abrirse un poco, aquí tienes unos consejos:

- Medita dos veces al día durante al menos veinte minutos cada vez. Hace falta mucha quietud para sintonizarse con este sentido superior de sabiduría.
- Cuando te lleguen las descargas, estate preparado para escribir, porque rara vez son concretas. Ríndete al acto de recibir energía de una fuente superior.
- Haz aquello que te haga sentir expansivo. Piérdete en las canciones, en el baile, en el momento.
- Recuerda lo pequeño que eres. Pasa un tiempo en la inmensidad de la naturaleza.

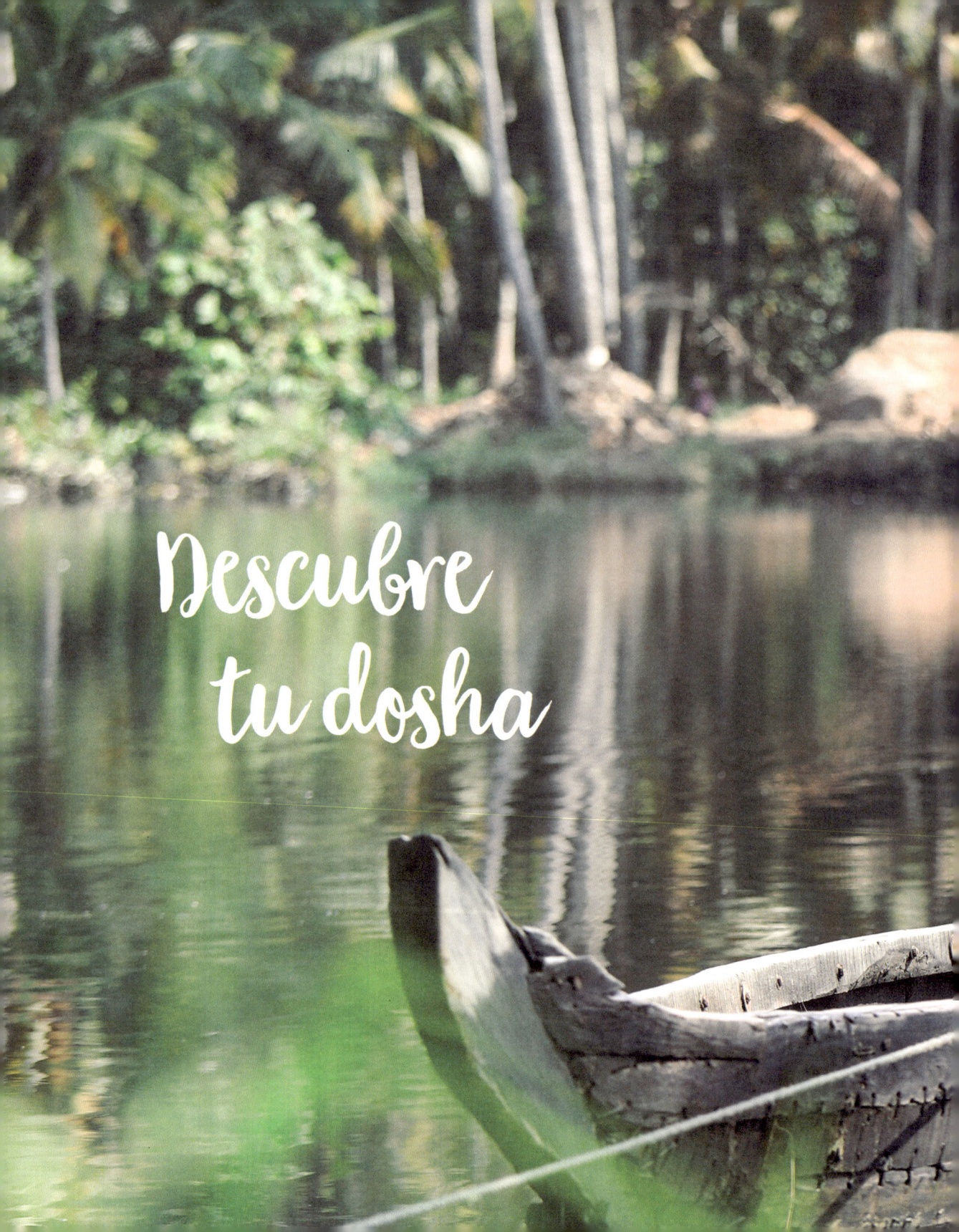
Descubre tu dosha

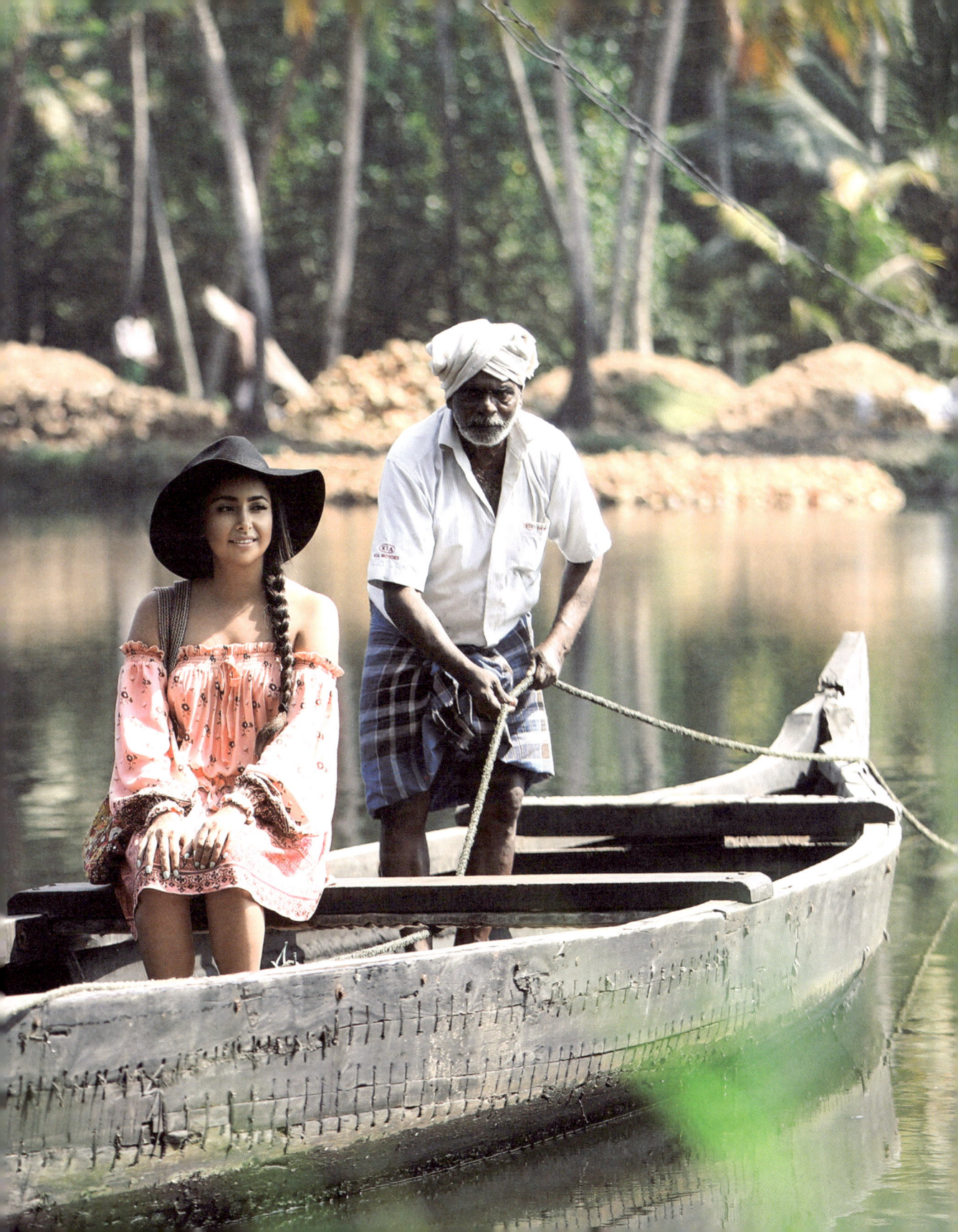

Presentación de las doshas

Lo que conduce a más gente al Ayurveda son las tres doshas o tipos mente-cuerpo: vata, pitta y kapha. Conocerlas y reconocerlas en nosotros mismos nos ayuda a satisfacer las necesidades de nuestra mente y de nuestro cuerpo y a conectar con nuestro yo superior.

¿QUÉ SON LAS DOSHAS?

La palabra *dosha* significa 'energía'. Están formadas por los cinco elementos que experimentamos a nuestro alrededor: tierra, agua, fuego, aire y éter (espacio), que se unen para crear las tres doshas.

Estos elementos naturales se reflejan en nuestro cuerpo. El fuego es caliente y poderoso, como el aparato digestivo. El agua es fluida y fresca, como nuestro sistema linfático. La tierra es densa y enraizante, como nuestra estructura. El aire es ligero y está en movimiento, como nuestra respiración. El éter es la inmensidad que existe en nuestro interior cuando acallamos nuestra mente.

Nadie es enteramente de una dosha. Todos somos una combinación de las tres. El Ayurveda es un sistema para recuperar el equilibrio, y por eso siempre tratamos la dosha que está desequilibrada.

VATA

Yo suelo denominarla la dosha del viento porque así es como es: fresca, seca, ligera y en movimiento constante.

El cuerpo vata

Si tienes un exceso de vata, tu cuerpo tiene demasiada energía del viento. ¿Qué es lo primero que te viene a la mente? Efectivamente, el gas. Es posible que tu cuerpo produzca un exceso de gas por falta de fuerza digestiva. En consecuencia, quizá sufras hinchazón o estreñimiento crónicos. En tu caso es importante aumentar el fuego digestivo. Cuando hay un exceso de vata en el organismo, la temperatura corporal tiende a bajar. Puede que, mientras tus amigos están en pantalón corto, tú necesites una segunda capa de ropa. Este exceso puede provocar también trastornos hormonales como amenorrea o falta de hormonas. Quizá tengas la piel deshidratada y el pelo seco y encrespado.

La mente vata

El exceso de energía vata en la mente provoca un tornado de pensamientos. Te abrumas con facilidad y te cuesta mucho evitar que tu mente salte de acá para allá. Esto te puede provocar dificultades para dormir y a veces hasta ansiedad. Si este es tu caso, intenta aumentar tus energías pitta (fuego) y kapha (tierra) para recuperar el equilibrio.

LOS VATAS NECESITAN: enraizamiento, calor, estimulación, construcción.

SABORES EN LOS QUE DEBES CENTRARTE: dulce, agrio, salado.

LA COMIDA IDEAL: sopa caliente de batata con especias.

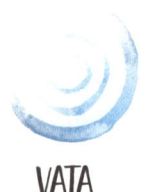
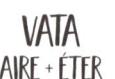
VATA — AIRE + ÉTER

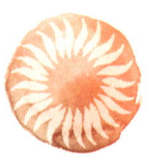
PITTA — FUEGO + AGUA

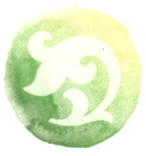
KAPHA — TIERRA + AGUA

La tierra es mi cuerpo. El agua es mi sangre. El fuego es mi corazón. El aire es mi respiración. El éter es mi espíritu.

PITTA

Yo suelo denominarla la dosha de fuego porque así es como es: caliente, fogosa, poderosa y transformadora.

El cuerpo pitta

Si tienes un exceso de pitta, tu cuerpo tiene excesivo calor. En el Ayurveda se denomina igual al aparato digestivo que al fuego: *agni*. Las personas con exceso de pitta tienen un fuego demasiado caliente que les provoca ardor de estómago, hiperacidez e incluso úlceras. El calor sube y por eso, cuando ese fuego intenta salir del cuerpo, aparece en el rostro en forma de acné. Si alguna vez has tenido acné crónico o acidez, tienes un desequilibrio pitta.

Las personas con exceso de pitta siempre tienen calor. En el momento en que empiezan a hacer ejercicio, ya están sudando. Puede que su sudor tenga un olor fuerte porque su cuerpo está intentando depurarse.

La mente pitta

Una mente pitta es organizada y aguda, pero, en casos de exceso, puede entrar en erupción como un volcán. La impaciencia, la agitación y la ira son señales del exceso de calor en el organismo. Los pittas se muestra a menudo hambrientos y enfadados si se retrasa su comida y hacen que todo el mundo se sienta tan mal como ellos. Si te sientes identificado, trabaja para aumentar tus energías vata (viento) y kapha (tierra) para recuperar el equilibrio.

LOS PITTAS NECESITAN: refrescarse, hidratarse, tranquilizarse, calmarse.

SABORES EN LOS QUE DEBES CENTRARTE: dulce, amargo, astringente.

LA COMIDA IDEAL: verduras de hoja al vapor con aguacate.

KAPHA

Yo suelo denominarla la dosha de tierra porque así es como es: enraizada, calmante, tranquila y pesada.

El cuerpo kapha

Si tienes un exceso de kapha en el cuerpo, te sentirás falto de energía. Probablemente tardes un rato en despertarte del todo por las mañanas y lo último que te apetece hacer es ejercicio físico. Es posible que engordes y retengas líquidos con facilidad, sobre todo si tomas un exceso de hidratos de carbono o productos lácteos. Tendrás el aparato digestivo y el metabolismo lentos y en ocasiones puedes sufrir acumulación de mucosidad que se expresa como tos, catarros o infecciones. En tu caso es importante estimular el cuerpo a través de la dieta para salirte de tu rutina kapha.

Las personas con exceso de pitta suelen tener las manos y los pies fríos y en ocasiones húmedos y pegajosos. Es posible que tengan problemas de tiroides, relacionados con el agotamiento del chakra de la garganta.

La mente kapha

El exceso de energía kapha hace que la mente vaya más despacio. Es posible que pases mucho tiempo recordando el pasado y que te cueste probar cosas nuevas. Aunque estás siempre cuidando de los demás, quizá abandones el cuidado de ti mismo porque pones las necesidades de los demás por delante de las tuyas. Si te identificas con esto, trabaja para aumentar tu energía vata (viento) y pitta (fuego) para recuperar el equilibrio.

LOS KAPHAS NECESITAN: estimulación, calor, depuración, más energía.

SABORES EN LOS QUE DEBES CENTRARTE: amargo, picante, astringente.

LA COMIDA IDEAL: ensalada de lentejas con hierbas y verduras de hoja.

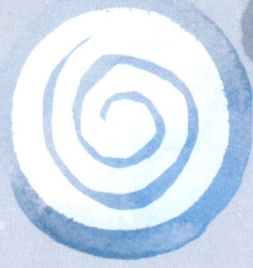

Vata
CARACTERÍSTICAS MENTE-CUERPO

Vata está compuesta de aire y energía del espacio, lo que suele conocerse como viento. Esta energía está a cargo de la circulación y genera mucho movimiento en la mente y el cuerpo.

EL CUERPO VATA

Constitución física
Los tipos vata son de constitución pequeña, con huesos finos, y les cuesta ganar masa muscular. Suelen tener muñecas delgadas, clavículas prominentes y caderas protuberantes. Cuando aumentan de peso, suelen hacerlo en la parte central del cuerpo.

Estructura del esqueleto
Los vatas muestran tendencia a que les crujan los huesos y les chasquen las articulaciones porque tienen una necesidad constante de ajustarlas. Como su tipo corporal es frío y seco, la estructura de su esqueleto puede ponerse rígida si no cuenta con movimiento y lubricación constante, por eso para ellos el movimiento es algo medicinal. A menudo tienen unos cuerpos hipermóviles que les hacen naturalmente flexibles y muy buenos en el yoga y el baile. Sin embargo, también tienden a sufrir irregularidades físicas, como escoliosis, piernas arqueadas, pies equinovaros o caderas giradas hacia afuera que les hacen más propensos a las lesiones. Para ellos es importante trabajar la estabilidad y el equilibrio.

Piel
Los vatas tienden a tener la piel y el pelo secos y por lo general finos. Necesitan lubricación constante y tienen que tomar grasas saludables y proteínas para prevenir la caída del cabello, el eccema y la psoriasis. A veces tienen la piel tan fina que las venas son visibles.

Temperatura
Su temperatura corporal suele ser baja y a menudo tienen frío cuando todos los demás se sienten cómodos en ese aspecto. Necesitan consumir alimentos y bebidas calorífico para equilibrar su temperatura.

Apetito

El apetito de los vatas varía igual que el viento. A veces están famélicos y otras apenas tienen hambre. Prefieren picotear a lo largo del día en lugar de sentarse a comer.

Les encanta tomar tentempiés de fruta, ensaladas, batidos y otros alimentos que les hagan sentirse ligeros, porque son adictos a la sensación de «ligereza» (en seguida analizaremos esto más a fondo). La rutina les resulta complicada y les cuesta encajar las comidas en su agenda. Para ellos, cada día es distinto, por lo que resulta complicado planificar las horas de las comidas. Son el tipo de personas que pueden pasar horas sin tomar nada y que de repente se dan cuenta de que tienen un hambre de lobo y comen en exceso. Esto debilita su digestión, ya de por sí débil, porque su cuerpo no sabe cuándo le va a llegar comida ni en qué cantidad.

Digestión

Internamente, los tipos vata son propensos a acumulaciones de aire que les provocan hinchazón y gases. Como no retienen bien el agua, a menudo tienen el colon seco, lo que da lugar a estreñimiento. Se sienten demasiado llenos e incluso malos si toman pan, carne o fritos, y a menudo padecen problemas digestivos, como, por ejemplo, síndrome del intestino irritable.

Esta sensibilidad es una espada de doble filo. Como el aparato digestivo de un vata es tan delicado, a menudo es el primero de sus amigos en hacer cambios saludables en su estilo de vida, sencillamente porque los alimentos procesados no le sientan bien a su estómago. Disfrutan tomando alimentos saludables no porque estén a dieta, sino porque su aparato digestivo no acepta ningún otro. Sin embargo, el concepto de saludable para un vata es distinto que para un pitta o un kapha. Los vatas necesitan obtener más lubricación de su dieta que los de las otras doshas porque sus órganos internos están muy secos. Los alimentos crudos, como las ensaladas de col y las verduras sin cocer, pueden resultar perjudiciales para su aparato digestivo porque su cuerpo no está preparado para descomponerlos.

Los vatas pueden sufrir estreñimiento y precisan una dieta más húmeda para que su tracto gastrointestinal se mueva. Esto significa tomar más aceites, especias, sopas y estofados. La digestión de los alimentos crudos requiere muchísima energía. Si el aparato digestivo no está equipado para descomponer las fibrosas paredes celulares, hasta algo aparentemente sano como una ensalada puede enranciarse y propagar toxicidad por todo el cuerpo. Las flatulencias olorosas son una señal de fermentación en el tracto gastrointestinal. La hinchazón después de comer es otro signo de que el aparato digestivo está trabajando demasiado para descomponer los alimentos.

Ligereza

Como vata es la energía del viento, los vatas son adictos a la sensación de ligereza. Son los que tienen más probabilidades de hacer ayunos o limpiezas a base de zumos, aunque sean los que menos los necesitan. Su deseo de ligereza hace que sean los que más trastornos alimentarios sufren. Suelen considerar que la mente está por encima del cuerpo e intentan apartarse de necesidades físicas como el hambre, por eso las irregularidades menstruales son comunes en estas mujeres. Tienden a ser «expertos» en dietas, pero no siempre gozan de buena salud porque siguen lo que leen en lugar de escuchar a su cuerpo. Deben buscar el equilibrio interior y esforzarse por regular su dieta, su estilo de vida y su rutina de ejercicio físico.

Movimiento

La palabra *vata* significa 'mover', ¡y eso es algo que a los vatas les entusiasma! Se sienten más vivos cuando están moviendo el cuerpo, ya sea bailando, corriendo, haciendo yoga, caminando por el campo o haciendo cualquier cosa que les aparte de la silla. No se les dan bien los trabajos de mesa porque no son capaces de estar demasiado tiempo sentados en el mismo sitio y se desasosiegan con facilidad. Rinden mejor cuando tienen la libertad de cambiar de escenario siempre que lo necesiten.

Energía

La energía de un vata cambia igual que su apetito: a veces es extremadamente fuerte, y otras, increíblemente débil. Como les encanta el movimiento, a menudo se esfuerzan demasiado y se agotan. Con frecuencia tienen una personalidad extrema, de todo o nada, y pueden pasar de hacer ejercicio todos los días a lesionarse y verse forzados a dejarlo durante meses.

«Si una persona no se entiende a sí misma, no puede entender nada de lo que le rodea».

SUTRA DE PATANJALI

LA MENTE VATA

La mente vata es creativa, individualista y expansiva. Son pensadores multidimensionales a los que les entusiasma una buena conversación. Suelen ser idealistas, comprometidos con hacer del mundo un lugar mejor. Las ideas circulan por su mente como el viento de otoño, pero a veces les cuesta organizar el tornado que corre por su cabeza.

Tienden a pensar y a analizar demasiado las situaciones. Lo más difícil para ellos es desconectar la cháchara de su mente y meterse en su cuerpo. Hablan deprisa y a menudo su boca no es capaz de mantener el ritmo de sus pensamientos. Están llenos de grandes ideas, pero pueden abandonarlas tan rápido como les llegaron. También pueden apasionarse muchísimo por un proyecto y, de repente, sentirse abrumados por su enormidad y abandonarlo por completo antes de terminarlo.

Tienen tantos dones para compartir que a veces no saben cuál desarrollar. La naturaleza, el arte, la música, el baile y la interacción humana les inspiran y son más felices cuando pueden estar en contacto con ellos. No les asustan las emociones y a menudo van a sitios que amedrentan a la mayoría de la gente. Son grandes terapeutas, acompañantes y creadores de comunidades, porque pueden conectarse con una perspectiva más amplia.

Pueden ser tanto introvertidos como extrovertidos. Son personas muy sociables, pero también necesitan tiempo para estar solos y recargarse. Si pasan demasiado tiempo con otros, pueden sentirse abrumados y cerrarse. Las zonas concurridas con sonidos fuertes, como los transportes públicos y los aeropuertos, les abruman. El tiempo frío y el aire acondicionado también los desestabilizan mentalmente y les hacen sentirse inexplicablemente estresados o malhumorados.

Les inspira la idea de crear algo grande y experimentar la vida en su conjunto. La mente vata sabe que existe una conciencia mayor y anhela conectarse con su yo superior.

Cuando están equilibrados, son creadores sociales e inspiradores, y tienen una gran visión de futuro. Si están desequilibrados, se abruman con facilidad y abandonan proyectos que anteriormente les apasionaban. Deben centrarse en una cosa cada vez para así poder terminar lo que han empezado.

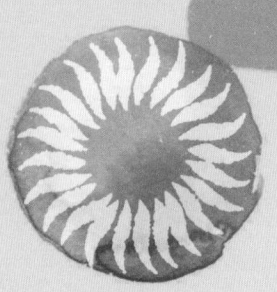

Pitta
CARACTERÍSTICAS MENTE-CUERPO

Pitta está compuesta de fuego y agua, y representa la transformación. El fuego y el agua son dos energías poderosas, exactamente igual que esta dosha. Es la encargada del metabolismo, la digestión, la asimilación de nutrientes y muchas cosas más.

EL CUERPO PITTA

Constitución física
Tienen una constitución mediana con tendencia a desarrollar masa muscular, una forma corporal normal y engordan de manera homogénea por todo el cuerpo. Su metabolismo es rápido y son atléticos por naturaleza. Tienden a tener mandíbulas fuertes y rasgos más masculinos.

Estructura del esqueleto
Tienen una estructura del esqueleto normal, con huesos ni muy grandes ni muy pequeños, sino intermedios.

Piel
Suelen tener la piel grasa y sensible, con tendencia al acné, la decoloración y la inflamación. Sufren erupciones y urticarias fácilmente y el estrés se les refleja inmediatamente en el rostro.

Temperatura
Los tipos pitta contienen una gran energía calorífica que necesitan liberar. A menudo exhiben señales de fuego, como manos y pies calientes, sensación de ardor en el estómago, los ojos o la piel, tonos rojizos en el pelo y el rostro enrojecido y arrebolado. Se sofocan con facilidad y no soportan los días cálidos y húmedos. Transpiran más que las otras doshas y su sudor puede oler mal como consecuencia de la acumulación tóxica. A menudo les despierta el calor en mitad de la noche y por eso suelen necesitar aire acondicionado.

Apetito
Tienen una sensación muy fuerte de hambre y sed y se vuelven extremadamente irritables cuando se saltan una comida. ¡El ayuno no es para ellos! Necesitan tener sus comidas a la hora en punto y no pueden pasar todo un día sin comer… ¡Y la gente que los rodea tampoco sería capaz de soportarlo! La comida es su combustible y sufren mucho si no la tienen.

Digestión
Los tipos pitta son la dosha con una digestión más fuerte, y eso les da un apetito muy grande, a veces insaciable. Sin embargo, al tener una digestión tan fuerte, creen que pueden comer de todo sin sentirse mal, y no siempre es así. Durante un tiempo pueden tomar alimentos poco saludables, pero, al cabo de los años, se les van acumulando y provocando hiperacidez, ardor de estómago y úlceras. A veces sufren diarrea o acidez estomacal superflua por culpa de la indigestión. En consecuencia, su estómago segrega demasiado ácido, lo que da lugar a ardores, úlceras gástricas y hemorroides.

Se sienten atraídos por naturaleza a estimulantes como, por ejemplo, las comidas picantes, el chocolate, la cafeína y el alcohol, lo que los desequilibra todavía más. Deben consumir cosas más refrescantes y sencillas, pero a menudo les resultan demasiado aburridas.

Toxicidad
Como todas las células se crean a través de la dosha pitta, estos tipos son los más sensibles a la toxicidad, lo que les provoca trastornos digestivos, sensibilidad en la piel, alergias, ardor de estómago, úlceras y otros síntomas de desequilibrio pitta. Para ellos resulta especialmente importante consumir alimentos ecológicos, porque los procesados y transgénicos permanecen mucho tiempo en el organismo y llegan a provocar emociones tóxicas, como celos, impaciencia y odio.

Movimiento
A los pittas les encanta el ejercicio físico, sobre todo cuando incorpora un elemento de competición, como los campos de entrenamiento y el levantamiento de pesas. Tienen muchísima energía que necesitan liberar de una forma positiva, y los días que no agotan su cuerpo físico pueden sentirse agitados. Tienden a disfrutar del ejercicio intenso hasta el punto de que llegan a agotarse.

Energía
Poseen una energía intensa durante periodos cortos de tiempo. Son grandes esprintadores y levantadores y les va muy bien el entrenamiento por intervalos. Pueden trabajar duro varias horas, pero después necesitan descanso y relajación. Es importante que no se excedan, porque eso puede provocarles estrés mental y físico y agotamiento.

LA MENTE PITTA

La mente pitta es ambiciosa, resuelta y se enfoca en objetivos. Son personas realistas que se centran en la tarea que tienen entre manos y harán lo que sea necesario para cumplirla. Son excelentes emprendedores y gestores y piensan muy rápido. Les encantan los retos y se aburren cuando las cosas resultan demasiado fáciles. Son ingeniosos y francos y rinden mucho en puestos de liderazgo.

Son seres motivados y muy trabajadores que prosperan en entornos competitivos. Su gran motivación les lleva a ser extremadamente duros consigo mismos, lo que les acaba provocando agotamiento, impaciencia o enfado. A algunas personas les resultan intimidantes por su intensidad, aunque no lleven mala intención. Son más realistas que creativos. Prefieren hacer algo que pasarse el día soñando con posibilidades. Sin embargo, en ocasiones se empecinan en sus ideas y no toman en serio las sugerencias de los demás.

Son perfeccionistas que equiparan su valía personal con lo que son capaces de conseguir. Esto genera un ciclo infinito de expectativas que a menudo no pueden ser cumplidas ni por ellos mismos ni por otras personas. Se sienten constantemente defraudados por los demás, porque estos no alcanzan el nivel elevado que se han puesto a sí mismos. Cuando las cosas se ponen complicadas, los pittas siguen adelante. Trabajan bien bajo presión y fuerzan la marcha para conseguir terminar la tarea.

Son muy comunales y les encanta sentirse parte de un conjunto, ya sea un equipo, una escuela, un grupo de amigos, una empresa o una cultura. Con frecuencia son los líderes del grupo por lo bien que se les da crear comunidad. Les motiva generar cambios y no les asusta el trabajo duro que ello supone.

Cuando están equilibrados, son unos líderes poderosos, enfocados hacia el logro y capaces de conseguir grandes cosas. Si están desequilibrados, son irritables, excesivamente competitivos y unos perfeccionistas impacientes a los que les cuesta encontrar satisfacción. Deben centrarse menos en los logros externos y más en la paz interior.

Mantras curativos

Los mantras se emplean para penetrar en la mente subconsciente y sanar el cuerpo. Al pronunciarlos, la lengua presiona unos puntos concretos de la boca que estimulan el hipotálamo, el tálamo y la glándula pituitaria, y de esta forma sanan la mente y el cuerpo.

Om Sri Dhanvantre Namaha

(om sri dan-van-tré na-ma-já)

Se traduce como «Saludos al ser y al poder del Médico Celestial». Entónalo mientras te concentras en cualquier dolencia que quieras remediar o sanar.

Om Hum So Hum

(om jam so jam)

Equilibra lo masculino y lo femenino y centra su fuerza combinada.

Om Gum Ganapatayei Namaha

(om gam ga-na-pa-ta-yé na-ma-já)

Elimina obstáculos y resuelve conflictos.

Om Ram Ramaya Namaha

(om ram ra-ma-yá na-ma-já)

Limpia los caminos energéticos de la corriente solar (la que desciende por el lado derecho del cuerpo) y la corriente lunar (la que desciende por el lado izquierdo).

Om Eim Hrim Klim Chamundayei Vichei Namaha

(om eim jrin klim cha-mun-da-yei vi-chei na-ma-já)

Para resplandecer e incrementar la confianza y la fuerza interior.

Hung Vajra Peh

(hang vaj-ra pe)

Elimina los pensamientos y emociones negativos.

Om Grinihi Suryaya Adityom

(om gri-ni-ji su-ria aditiaom)

Invoca el poder del sol para curar los ojos.

Aham Prema

(ajam pre-ma)

Se traduce como: «Soy amor divino».

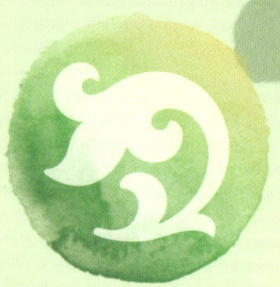

Kapha
CARACTERÍSTICAS MENTE-CUERPO

Kapha está formada de energía de tierra y agua, por lo que resulta fresca, húmeda y pesada. Las personas con un nivel de kapha muy alto son tranquilas y sosegadas y suelen tener frío o sentirse pesadas. Esta dosha es más alta en la niñez, aunque puede persistir a lo largo de toda la vida, sobre todo en los meses fríos y húmedos del invierno y principios de primavera.

EL CUERPO KAPHA

Constitución física
Los tipos kapha tienden a engordar con facilidad y tienen, por naturaleza, una constitución fuerte y con curvas. Suelen tener los ojos grandes y rostros redondos de bebé. Son los más resistentes de las tres doshas y los que pueden aguantar más tiempo. Cuando están equilibrados, tienen una figura grande y fuerte, pero, si se desequilibran, son propensos a sufrir sobrepeso. La obesidad es un síntoma de desequilibrio kapha y está provocada por un exceso de enraizamiento y una falta de movimiento. Estas personas tienden a engordar en la parte inferior del cuerpo y en los brazos.

Estructura del esqueleto
Los kaphas tienen los huesos grandes. Su estructura esquelética es fornida y firme, con huesos fuertes y unas articulaciones estables y bien lubricadas. Son la dosha con menos probabilidades de lesionarse.

Piel
Kapha aporta humedad al cuerpo; la piel está bien hidratada, suave y elástica porque retiene agua y el cuerpo guarda el aceite, lo que da un cabello lustroso y espeso. Sin embargo, cuando están desequilibrados, los tipos kapha pueden tener piel mixta con la nariz y la frente grasas y las mejillas secas.

Temperatura
Los tipos kapha tienden al frío porque carecen de la energía del fuego. Sufren de mala circulación y a menudo tienen las manos y los pies helados. Así como vata es frío y seco, kapha es frío y húmedo, por lo que estas personas pueden tener las palmas de las manos húmedas y pegajosas.

Apetito

A los tipos kapha les encanta comer, aunque no tienen tanto apetito como los pittas. Comen como consuelo o por entretenerse más que por hambre física. Suelen hacerlo cuando se sienten aburridos, solos o frustrados. Pueden saltarse comidas sin problemas y les viene bien ayunar. Lo mejor para ellos es hacer dos comidas al día en lugar de varias a lo largo de la jornada, porque su cuerpo tarda más tiempo en hacer la digestión.

Digestión

Los tipos kapha tienen un aparato digestivo lento que les hace sentirse llenos o lentos varias horas después de comer. Les atraen las comidas densas, cremosas y pesadas, como los lácteos y los postres, porque tienen unas características similares a la energía kapha: fría y húmeda. El ayuno resulta muy beneficioso para depurar el exceso de esta dosha porque limpia y ofrece a los órganos digestivos la oportunidad de descansar.

Como los kaphas son tan recios por naturaleza, su cuerpo no necesita grandes cantidades de proteínas; de hecho, si toman demasiadas, engordan. Les van mejor las dietas vegetarianas.

Pesadez

Los kaphas tienden a aferrarse a las cosas: a la grasa, a las emociones, a las posesiones, al pasado. Guardan las emociones negativas en forma de peso corporal por su incapacidad para soltarlas. Esta grasa enraíza todavía más su cuerpo y les impide cambiar. Se aferran también al agua, lo que les hace propensos a sufrir retención de líquidos, hinchazón y pesadez. Les va mejor beber solo cuando tienen sed y evitar los alimentos salados para no provocar más retención.

Movimiento

Los kaphas se mueven despacio y les gusta quedarse en la cama mucho tiempo después de despertarse. Se resisten a hacer ejercicio físico porque su cuerpo es sedentario por naturaleza. Sin embargo, necesitan estimularse a diario con deporte, actividades nuevas y cambios de escenario. Es importante que no duerman demasiado porque en ocasiones eso puede conducir a la depresión.

Energía

¡Vísteme despacio que tengo prisa! Los tipos kapha tienen una energía que se quema despacio y dura mucho. Son muy pacientes y pueden pasar horas haciendo tareas que quemarían a las otras doshas. Muchas veces se sienten cansados todo el día, incluso al despertar, y pueden dormir muchas horas.

LA MENTE KAPHA

Los kaphas son personas agradables, tranquilas y bondadosas que se llevan bien con todo el mundo. Escuchan estupendamente, dan buenos consejos y evitan los dramas, que los estresan y perjudican físicamente su cuerpo.

Les gustan las amistades y las relaciones estables y duraderas, y no les agrada salir de su zona de confort. Prefieren quedarse cómodamente en casa antes que salir y arriesgarse a no pasarlo bien. No tienen grandes necesidades de aventuras o retos y se sienten más felices cuando están en paz. Les gustan las playas, las hamacas y, por supuesto, su cama.

Son divertidos y cariñosos y tienen una voz dulce que atrae a la gente. Se dice que la voz de un kapha suena como la miel, que calienta dulcemente sus palabras con un sabor agradable. Son simpáticos, leales y alegran la vida a los que tienen a su alrededor. Sin embargo, a menudo les cuesta abrirse a los demás como los demás se abren a ellos.

Suelen reprimir sus emociones porque consideran que tienen que ser los que apoyan a sus amigos y familiares. Creen que, si se desmoronan, el mundo se vendrá abajo. No quieren cargar a los demás con sus problemas, así que se los guardan y, en consecuencia, se sienten solos y creen que nadie los escucha, aunque lo disimulan con una sonrisa.

Aunque quizá sus amigos no lo sepan, con frecuencia están tristes por dentro. Como kapha está constituido por la energía de la tierra, es un tipo muy estancado y denso. Por eso estas personas pueden sentirse «atascadas» y faltas de motivación para hacer cambios en su vida. Su resistencia puede en ocasiones volverse en su contra porque siguen arrastrando los problemas —como un empleo o una mala relación— en lugar de tomar medidas para cambiar la situación.

A menudo se retiran en soledad y pueden sentirse solos o anhelar el pasado. Reviven mentalmente las experiencias difíciles y se preguntan qué podrían haber hecho para remediarlas, aunque no fueran culpa suya. Son unas personas extremadamente sensibles a las que incluso el comentario más leve puede hacerles verdadero daño. La depresión es una señal clara de un desequilibrio grave que da lugar a una mayor soledad y a comer en exceso.

De todas las doshas, los kaphas son los más propensos a conductas autocomplacientes, como comer, gastar demasiado o la pereza. Tienen más probabilidades de darse atracones porque a menudo vuelcan sus emociones en la comida. Muchos tienen sobrepeso por culpa de esta dependencia emocional de los alimentos. Y los kilos de más no solo provocan pesadez física, sino también peso mental. Los kaphas suelen aferrarse al pasado y son incapaces de hacer cambios positivos, aunque sepan que son necesarios. A menudo no se animan a empezar una rutina de ejercicio físico o un régimen saludable porque ya han fallado muchas veces y acaban rindiéndose antes de probar.

Les suele costar mucho decir lo que piensan y eso provoca desequilibrios físicos en el chakra de la garganta. Según el Ayurveda, la mente y el cuerpo están relacionados, por lo que el agotamiento del chakra de la garganta puede manifestarse como mucosidad y tos. Los kaphas suelen «tragarse las palabras», lo que se relaciona con su congestión y su garganta atascada. Las actividades que ayudan a abrirla, como cantar, escribir y hablar en público, son unos métodos estupendos para contrarrestar este agotamiento.

La paciencia y la resistencia de un kapha también le ayudan de muchas formas. Se les dan estupendamente los trabajos de detalle y son excelentes artistas, diseñadores gráficos, músicos y cocineros. Son amorosos y generosos y atraen por naturaleza a la gente gracias a su disposición amable. Son unos amigos y cónyuges estupendos, siempre atentos a las necesidades de los que los rodean. Cuando los vatas se agotan y los pittas se enfadan, los kaphas persisten y consiguen superar problemas complicados sin perder la calma. Siempre y cuando mantengan la motivación, son capaces de conseguir cosas asombrosas.

Cuando están equilibrados son personas tranquilas, contentas y estables, capaces de reunir a la gente con su naturaleza amable. Si están desequilibrados, se vuelven perezosos, caprichosos, deprimidos y contrarios al cambio positivo. Deben centrarse en atender sus propias necesidades tanto como las de sus amigos y familiares. Si están constantemente dando, pueden acabar sintiéndose emocionalmente agotados, lo que conduce a los atracones, la sensación de soledad y la depresión. Son personas cariñosas que siempre quieren lo mejor para todo el mundo, pero la persona más importante a la que deben aprender a querer y cuidar son ellos mismos.

> «Si no cuidas tu salud hoy, mañana te verás obligado a cuidar tu enfermedad».
>
> DR. DEEPAK CHOPRA

¿Qué dosha eres en la cocina?

Ahora que ya conoces un poco las doshas, veamos cuál eres en la cocina.

1. **ES CASI LA HORA DE CENAR. ¿QUÉ VAS A TOMAR?**
   a) ¡La cena que tengo preparada, por supuesto!
   b) Pueeees, ni idea… Buena pregunta…
   c) Una de las recetas habituales que hago siempre.

2. **ESTÁS A PUNTO DE PREPARAR UNA COMIDA. ¿CÓMO EMPIEZAS?**
   a) Saco todos los ingredientes que necesito y los mido en recipientes para tenerlo todo listo cuando empiezo a cocinar. Los franceses lo llaman *mise en place*, pero yo lo denomino salvavidas.
   b) ¡Pongo música y empiezo a cocinar! ¡No tengo ni idea de cuál va a ser el resultado final, pero me dejo llevar! Me paso el rato picoteando y la mayor parte de las veces cuando termino ya no tengo hambre.
   c) Pico todas las verduras, saco el puñado de ingredientes que voy a necesitar y los pongo en mis electrodomésticos de confianza. Prefiero las recetas simples y sencillas que gustan siempre.

3. **¿CÓMO SUELES UTILIZAR LOS LIBROS DE COCINA?**
   a) Sigo las recetas con exactitud porque quiero asegurarme de que el resultado sea bueno.
   b) Los miro para que me inspiren y luego hago lo que me parece. Soy un cocinero muy creativo.
   c) Pruebo unas cuantas recetas que me parece que van a salir bien, pero sin salirme de los ingredientes que suelo emplear.

4. **¿CÓMO TIENES ORGANIZADOS LOS ARMARIOS?**
   a) Todo está en su recipiente y etiquetado. Me gusta saber dónde está todo para que el tiempo que paso cocinando sea eficiente.
   b) Todo está mezclado. Tiendo a dejar las cosas en cualquier rincón y nunca encuentro nada. La organización no es mi fuerte.
   c) Están relativamente organizados. Sé dónde están todos mis productos básicos. De todas formas, es probable que haya algunas cosillas en el fondo que llevan ahí años.

5. **¿QUÉ TIPO DE COMIDAS SON LAS QUE MÁS TE APETECEN?**
   a) Curris, comida mexicana, salsa de tomate, comida tailandesa… Todo aquello que sea picante y tenga ajo y cebolla.
   b) Tentempiés ligeros, salsas para mojar, ensaladas, batidos, chips… Me gusta más picotear que las comidas pesadas.
   c) Queso, pan, pasta, postres… Cualquier cosa dulce, cremosa o llena de hidratos de carbono.

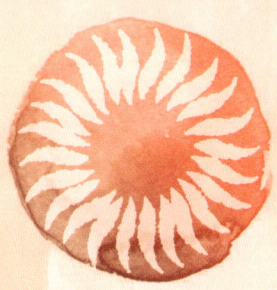 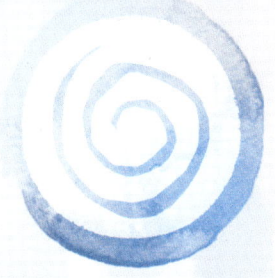 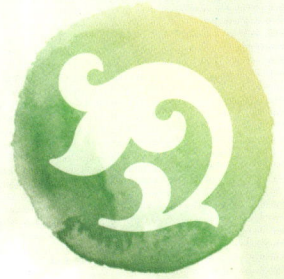

CASI TODO A:
ERES UN COCINERO PITTA

Eres organizado, disciplinado y controlas tu cocina con la mentalidad de un chef con estrella Michelin. Te gusta seguir las recetas con exactitud para asegurarte un buen resultado. Aprovechas al máximo el tiempo que pasas en la cocina y te gusta entrar y salir pronto de ella sin dejar por eso de hacer comidas de calidad. Consideras que dedicar un tiempo a preparar las cosas antes de cocinar tiene mucho valor porque te evita perder el tiempo buscando ingredientes o picando más verduras cuando ya estás guisando. ¡La buena comida tiene una fórmula y a ti te gusta seguirla!

CASI TODO B:
ERES UN COCINERO VATA

Eres un tipo creativo que deja que la comida le mueva. Muchas veces empiezas a cocinar sin tener ni idea de cuál va a ser el resultado final y te gusta hacerlo así. Ni siquiera te acuerdas de cuándo seguiste al pie de la letra una receta. Para ti la comida consiste en saltarte las reglas y encontrar tu sabor personal. Cada vez que entras en la cocina, surge algo nuevo y no te gustaría que fuera de otra manera. Aunque no sea perfecto, has disfrutado con el proceso, a pesar de que se te quema la comida más veces de las que estás dispuesto a admitir.

CASI TODO C: ERES UN COCINERO KAPHA

Eres un cocinero cómodo al que le gusta atenerse a lo que conoce; después de todo, si está rico, ¿por qué cambiarlo? Tienes unas cuantas recetas fijas que le encantan a toda tu familia y puedes reproducirlas de forma automática. Tu robot de cocina es tu amigo para siempre y no eres aficionado a usar ingredientes raros ni a gastar más tiempo emplatando una comida. El sabor está por encima de la presentación y en ocasiones las comidas más simples son las más deliciosas… Sobre todo si les añades un poco más de cremosidad.

¿Qué como?

Una vez que hayas empezado a cocinar, prepara aquello que devuelva el equilibrio a tu cuerpo.

VATA: Toma más comidas calientes, guisadas y enraizantes. Los estofados, los curris, las verduras asadas y las sopas son lo mejor. Los alimentos secos y fríos, como las palomitas de maíz, las galletas saladas o el exceso de cosas crudas, te desequilibran y te provocan hinchazón, gases y ansiedad.

PITTA: Toma más comidas refrescantes y depurativas, como verduras de hoja, frutas jugosas, cereales simples, verduras al vapor y legumbres repletas de proteínas. Las comidas picantes y fuertes, como el tomate, la cebolla, el ajo y la carne, te desequilibran y te provocan acidez e impaciencia.

KAPHA: Toma más comidas estimulantes y ligeras. Las verduras amargas y de hoja, las especias y las hierbas son perfectas para ti. Los alimentos grasos y pesados, como los lácteos, el exceso de hidratos de carbono, las grasas, el trigo y los endulzantes, te hacen engordar y sentirte perezoso.

Doshas múltiples

Quizá te estés preguntando qué pasa si te identificas con varias doshas. No te preocupes… ¡Es completamente normal! De hecho, todos somos una combinación de las tres, aunque en distinta proporción.

DOBLE DOSHA

La mayor parte de la gente tiene dos doshas preeminentes, una principal y otra secundaria. A veces las alternamos y en otras ocasiones mostramos características de las dos al mismo tiempo. Todo el mundo tiene tendencia a oscilar hacia una u otra porque vivimos en un mundo en cambio constante que no hace más que desequilibrarnos. Tenemos que reevaluar nuestro cuerpo y nuestro estilo de vida para asegurarnos de que estamos atendiendo las necesidades actuales de nuestro organismo de la mejor manera posible.

TRIDOSHAS

Mucha gente cree que es tridóshica porque se identifica con las tres doshas. Sin embargo, serlo realmente es extremadamente raro y se denomina *sama dosha prakruti*, que significa 'salud perfecta'. Si te identifica con las tres doshas, eso se debe a que todos tenemos distintos grados de cada una de ellas, pero no implica que seas completamente tridóshico.

CARACTERÍSTICAS DE LAS DOSHAS

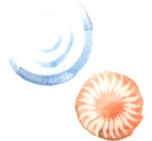

VATA-PITTA

- Por lo general, delgado como un vata, pero con más fortaleza.
- Se centra en los objetivos, como un pitta, pero con las ideas de un vata.
- Perfeccionista. Ambas doshas hacen que sean muy duros consigo mismos.
- La creatividad de un vata con la capacidad de concentración de un pitta.
- Menos indeciso que los vatas puros.
- Menos competitivo que los pittas puros.
- Mejor digestión que la de los vatas puros.
- Tolera el frío mejor que los vatas puros.

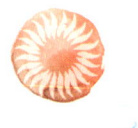

PITTA-VATA

- Constitución mediana, como un pitta.
- Menos flacucho que un vata, pero quizá no tan atlético como un pitta.
- Mejor digestión que la de un vata, menos propenso a la hinchazón.
- La energía pitta le permite abordar los problemas sin sentirse abrumado como los vatas.
- Cuando está sometido a estrés, puede volverse tan irritable como un pitta o tenso como un vata.
- Tolera el calor mejor que los pittas y el frío mejor que los vatas.

> «Según los rishis, cuando parece que algo cambia en el mundo, eres tú quien realmente está cambiando».
>
> DR. DEEPAK CHOPRA

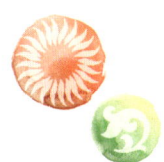

PITTA-KAPHA

- Atlético como un pitta y recio como un kapha.
- Más recio que los pitta-vatas.
- Menos indulgente que un kapha y más ambicioso.
- Las energías pitta y kapha hacen que se sienta MUY agitado si se salta una comida.
- Digestión fuerte.
- Capaz de manejar condiciones extremas sin alborotarse.

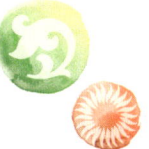

KAPHA-PITTA

- Constitución musculosa, pero con tendencia a acumular más grasa que un pitta-kapha.
- Cara y cuerpo redondeados como los de un kapha.
- De trato más fácil que los pitta-kaphas.
- Disfruta el ejercicio físico más que los kaphas y tiene más resistencia.
- Menos competitivo que los pitta-kaphas.
- Se atiene a la rutina y no le gustan los cambios.
- Organizado.

VATA-KAPHA

- Es la combinación más rara porque son doshas opuestas.
- Por regla general, son personalidades kapha con un cuerpo vata.
- Más tranquilo, dulce y fácil de tratar que un vata puro.
- Puede tener los huesos muy pequeños como consecuencia de un desequilibrio vata.
- Tiende a procrastinar: kapha le hace perezoso y vata le hace excéntrico.
- No le gusta el tiempo frío; tanto vata como kapha son energías frías.
- Es propenso a la hinchazón y a las digestiones lentas: tanto vata como kapha son propensos a los problemas digestivos; sin embargo, la hinchazón de un vata procede del exceso de gases, mientras que la de un kapha es consecuencia de la retención de líquidos.

KAPHA-VATA

- Puede tener un cuerpo kapha con una personalidad vata.
- Es más idealista, artista y está más lleno de pensamientos que un kapha puro.
- No permanece tan estable en épocas de estrés como un kapha y puede angustiarse como un vata.
- Tiene más fortaleza que un vata puro.
- Puede engordar con más facilidad que un vata.
- La energía vata y kapha hace que le atraigan los dulces como fuentes de energía.
- No duerme tanto como los kaphas puros y puede sufrir insomnio.

Cómo cambian las doshas
CON LA HORA Y LA ESTACIÓN DEL AÑO

Tu constitución dóshica no es estable; puede variar a lo largo del año e incluso en las distintas horas del día. Permanece atento a los cambios en tu entorno para dar a tu cuerpo lo que necesita.

LAS DOSHAS Y LAS ESTACIONES DEL AÑO

Cada dosha está asociada con una estación: vata es fresco y nítido, como el otoño; kapha es frío y húmedo, como el invierno y el principio de la primavera; pitta es caliente y fogoso, como el verano. Para conservar el equilibrio es importante consumir más cantidad de aquellos alimentos que apacigüen a la dosha asociada con cada estación. Esto resulta especialmente importante en la época asociada con tu dosha principal, porque el tiempo puede provocar un desequilibrio mayor. De todas formas, como todos albergamos elementos de las tres doshas, debemos esforzarnos siempre por equilibrar las cualidades de nuestros alimentos con las de la estación en la que estemos.

ESTACIÓN	VERANO	OTOÑO	FINALES DE INVIERNO/ PRINCIPIOS DE PRIMAVERA
DOSHA ASOCIADA	Pitta	Vata	Kapha
DESEQUILIBRIO ESTACIONAL	Transpiración, erupciones, inflamación, irritabilidad, exceso de grasa.	Piel seca, estreñimiento, insomnio, ansiedad, hinchazón.	Letargo, aumento de peso, dormir demasiado, retención de líquidos, congestión.
COMER MÁS	Alimentos frescos y refrescantes, como la sandía y el pepino.	Alimentos caloríficos y húmedos, como sopas y cereales.	Alimentos caloríficos y ligeros, como verduras cocidas, bayas y especias caloríficas.
COMER MENOS	Alimentos picantes, café, chocolate, alcohol.	Alimentos secos y crujientes, como las galletas saladas, ensaladas, bebidas frías o batidos.	Exceso de hidratos de carbono, azúcar, productos lácteos, trigo.

LAS DOSHAS Y LA HORA DEL DÍA

El Ayurveda divide los días en seis periodos de cuatro horas. Cada uno de ellos está relacionado con una de las tres doshas y se repite dos veces a lo largo del día.

6-10 H HORA KAPHA

Cuando sale el sol y la tierra empieza a despertar lentamente, entramos en una hora kapha enraizante. Toma un desayuno ligero y fácil de digerir para empezar a encender el fuego digestivo. Te ofrezco posibles desayunos caloríficos diseñados para cada dosha que te permiten elegir el que se corresponde con aquella que quieras equilibrar.

10-14 H HORA PITTA

Cuando el sol asciende en el cielo, entramos en la hora pitta. La fortaleza digestiva es mayor, por lo que es el mejor momento del día para tomar una comida copiosa. Nuestro cuerpo ya se ha despertado y tiene el resto del día para descomponer los alimentos, absorber los nutrientes y eliminar los desechos. Te recomiendo tomar un cuenco de seis sabores (véanse páginas 124-151) repleto de todos los sabores del Ayurveda que te aportarán los nutrientes que necesitas y evitarán los antojos.

14-18 H HORA VATA

La siesta de primera hora de la tarde es demasiado habitual porque muchísima gente no alimenta correctamente su cuerpo. Lo creas o no, ¡no tendrías por qué sentirte cansado por la tarde! Puede ser señal de que no duermes lo suficiente o de que tu comida no te aporta bastantes nutrientes. En lugar de tomarte otro café o recurrir a los caramelos, prueba una de mis recetas de tentempiés repletas de grasas saludables y proteínas.

18-22 H HORA KAPHA

La segunda hora kapha del día es cuando el sol se pone y preparamos nuestro cuerpo para dormir. El Ayurveda nos recomienda tomar una cena ligera y fácil de digerir, como una sopa o dhal (lentejas), para que nuestro cuerpo pueda digerirla rápidamente antes de acostarnos. De todas formas, soy consciente de que para muchos de nosotros la cena es la única comida caliente y recién hecha del día, y por eso te ofrezco mis sopas para los chakras y unas comidas más saciantes.

22-2 H HORA PITTA

Para todas mis aves nocturnas, esta es la hora en la que volvéis a poneros las pilas. Cuando se asienta la locura de la tierra, empezáis por fin a poneros en marcha. Sin embargo, ahora es importante dormir, porque hacerlo antes de medianoche resulta más nutritivo para el cuerpo. Intenta apagar todos los aparatos electrónicos dos horas antes de acostarte y practica algunos rituales para cuidarte a ti mismo, por ejemplo un automasaje con aceites y un cepillado en seco. Esto te permitirá llevar tu mente y tu cuerpo a la tierra de los sueños.

2-6 H HORA VATA

Esta es una hora sagrada en la que se alza el velo que separa el universo de la tierra. Son las horas del artista, del soñador y del buscador espiritual. En el yoga kundalini se aconseja a los que lo practican que se despierten a las dos de la madrugada para practicar sus kriyas o cantos, porque es cuando estamos más sintonizados con nuestro yo superior universal o atman. Es la mejor hora para dormir profundamente y conectarse con el mundo de los sueños.

Entender el prakriti y el vikruti

Todos nacemos con una constitución dóshica concreta: es nuestro *prakriti*. El tiempo, el estilo de vida y los hábitos pueden variar nuestras doshas. La constitución que tienes hoy es tu *vikruti*. Para conseguir la salud óptima tienes que volver a tu prakriti abordando los desequilibrios que tienes en este momento.

EVALÚA TU PRAKRITI

Tu prakriti te permite saber qué tendencia natural tiene tu cuerpo. Si naciste con muchas características vata, tienes más probabilidades de sufrir desequilibrios de esta dosha, sobre todo en las épocas frías y secas. Y lo mismo sucede con las otras dos. Ten en cuenta que tu prakriti puede ser una combinación de dos doshas (yo soy vata-kapha).

Para rellenar este cuestionario, piensa en las cualidades que tienes por naturaleza. Responde según las tendencias que hayas tenido a lo largo de tu vida. Marca todas las respuestas con las que te identifiques en cada una de las categorías.

Puntuación

MÁS RESPUESTAS EN LA CATEGORÍA 1
Prakriti pitta

MÁS RESPUESTAS EN LA CATEGORÍA 2
Prakriti vata

MÁS RESPUESTAS EN LA CATEGORÍA 3
Prakriti kapha

CATEGORÍA 1

- Cuando rodeo una de mis muñecas con la otra mano, se tocan las puntas de mis dedos.
- Soy atlético por naturaleza y puedo coger masa muscular si lo intento.
- Tengo una vena competitiva y me entusiasma dirigir.
- Mi piel es más bien grasa y propensa al acné y al enrojecimiento.
- Tengo la piel y el pelo rojizos.
- Tiendo a tener calor y prefiero el tiempo fresco.

CATEGORÍA 2

- Cuando rodeo una de mis muñecas con la otra mano, me queda mucho hueco.
- Tengo los dedos y las extremidades largos y propensos a las lesiones; además, me crujen.
- Soy creativo y me encantan las tormentas de ideas.
- Mi piel es más bien seca.
- Tengo el pelo fino y con tendencia al encrespamiento.
- Suelo tener frío y prefiero el tiempo cálido y húmedo.

CATEGORÍA 3

- Cuando rodeo una de mis muñecas con la otra mano, los dedos no se tocan.
- Siempre he tenido problemas de peso.
- Tengo un carácter tranquilo y apacible y me encanta trabajar con las manos.
- Tengo la piel reluciente e hidratada y a veces se pone grasa en la nariz y la frente.
- Tengo el pelo denso y lustroso.
- Suelo tener frío y prefiero el tiempo cálido y seco.

EVALÚA TU VIKRUTI

El estilo de vida, la dieta y la edad pueden trastornar tu constitución dóshica. Digamos, por ejemplo, que tomas muchos dulces, pan y lácteos, unos productos que aumentan kapha. En ese caso es probable que sufras un desequilibrio kapha, que engordes y que tengas mucha mucosidad, aunque no seas kapha por naturaleza.

Al rellenar este cuestionario, piensa en cómo te sientes hoy. Marca todas las respuestas con las que te sientas identificado en cada categoría.

Puntuación

MÁS RESPUESTAS EN LA CATEGORÍA 1
Vikruti kapha

MÁS RESPUESTAS EN LA CATEGORÍA 2
Vikruti vata

MÁS RESPUESTAS EN LA CATEGORÍA 3
Vikruti pitta

CATEGORÍA 1

Experimento:
- Exceso de mucosidad y flemas
- Aumento de peso
- Retención de líquidos
- Pereza
- Digestiones lentas
- Resfriados, tos y congestión frecuentes
- Sensación de soledad o depresión

CATEGORÍA 2

Experimento:
- Hinchazón o gases
- Estreñimiento
- Irregularidades menstruales
- Ansiedad o insomnio
- Frigidez
- Desgaste
- Palidez de piel

CATEGORÍA 3

Experimento:
- Hiperacidez o ardor de estómago
- Deposiciones blandas
- Acné
- Transpiración constante u olorosa
- Inflamación
- Enrojecimiento de la piel
- Irritabilidad

CÓMO ABORDAR LOS DESEQUILIBRIOS

Tu prakriti y tu vikruti pueden ser distintos. Puedes ser en principio un pitta, pero sufrir un desequilibrio vata porque estás comiendo demasiados alimentos, como ensaladas y batidos, que aumentan esta dosha. O puedes ser por naturaleza un vata, pero haber engordado y sufrir ahora lentitud y retención de líquidos como consecuencia de un desequilibrio kapha. Cuando tienes un desequilibrio, es importante que comas según esa dosha. De ese modo lo contrarrestarás con alimentos de la cualidad contraria.

Si quieres saber qué pensabas ayer, mira cómo es tu cuerpo hoy. Si quieres saber cómo será tu cuerpo mañana, mira lo que piensas hoy.

— PROVERBIO INDIO

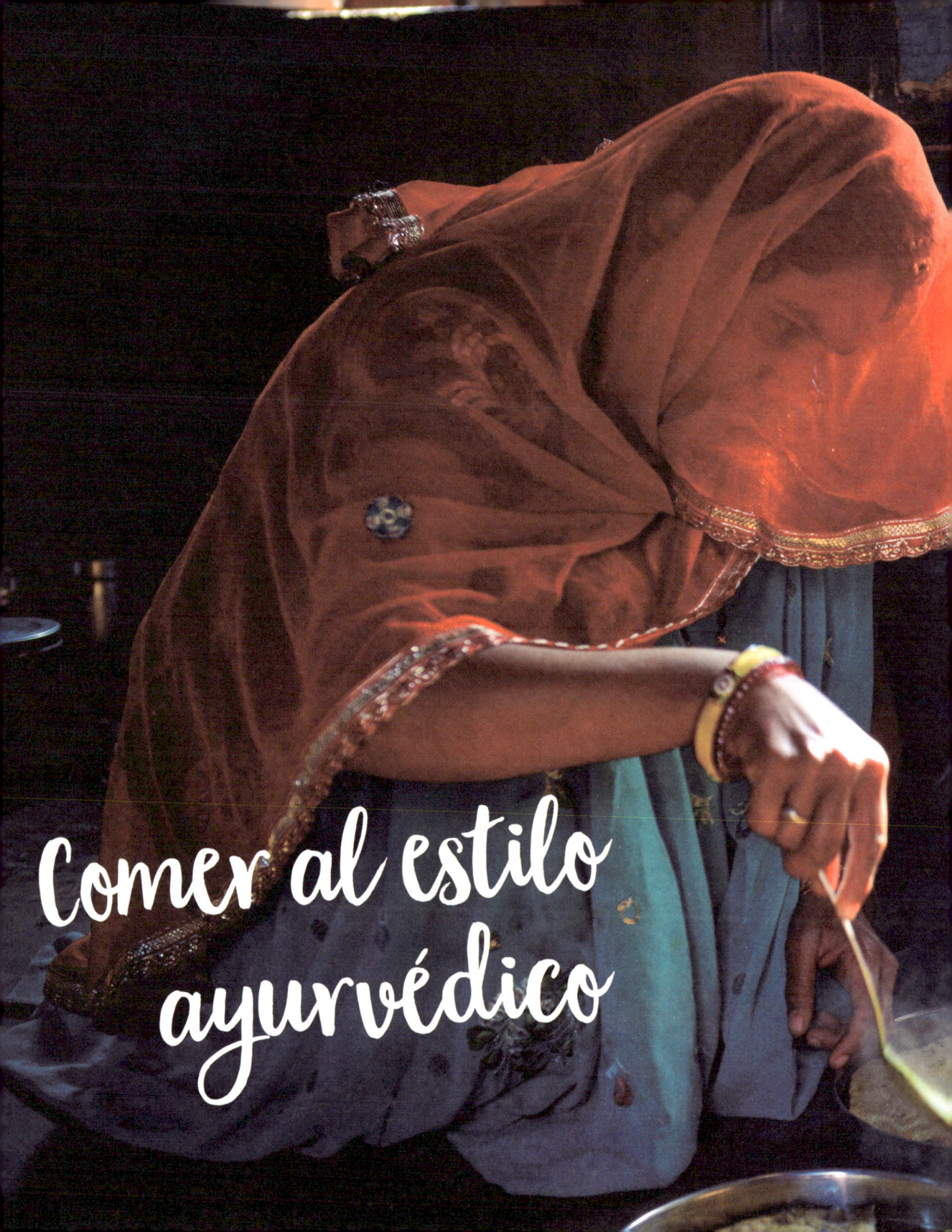

Comer al estilo ayurvédico

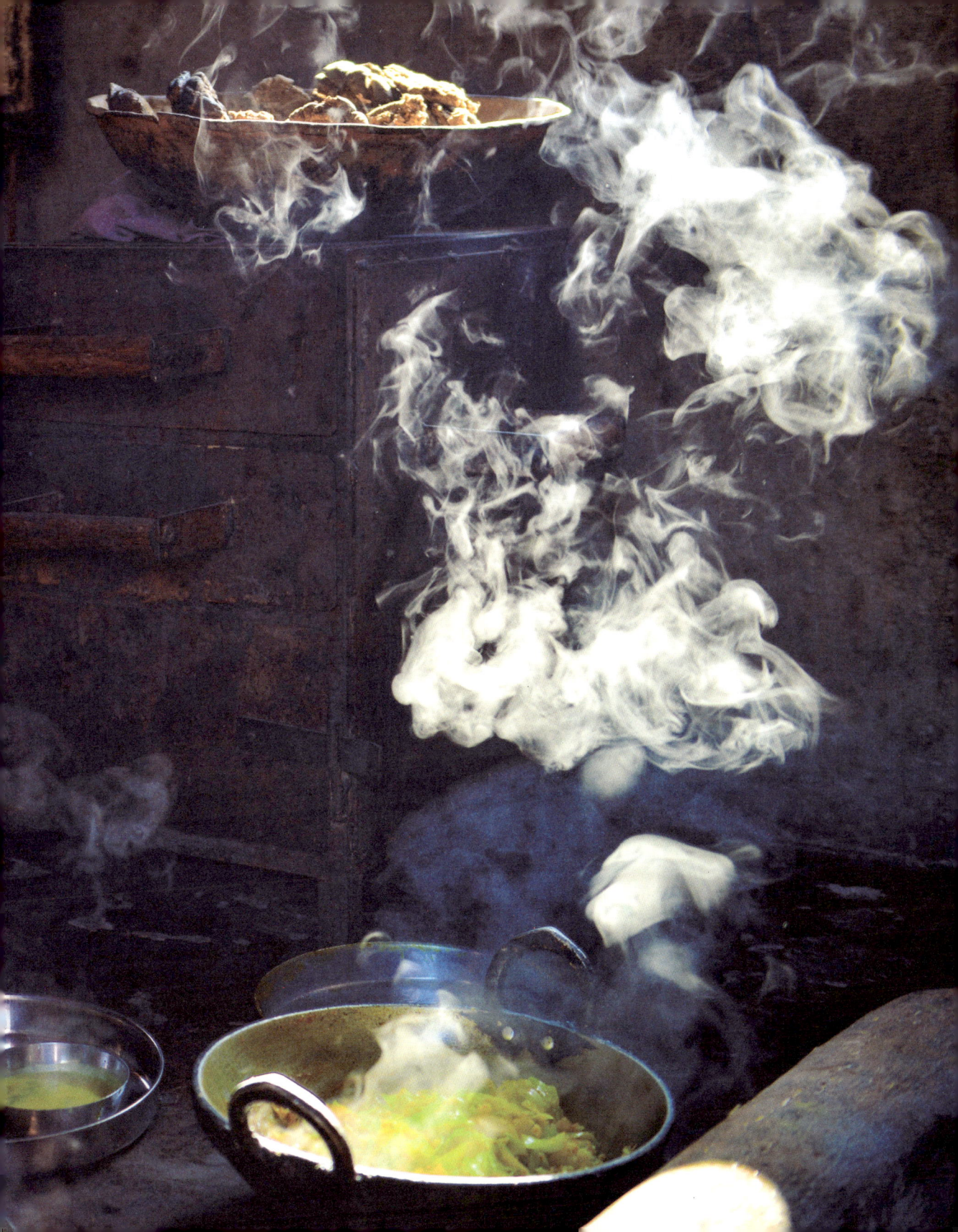

Encuentra tu equilibrio

El objetivo de una dieta ayurvédica es devolver el equilibrio al cuerpo y mantener fuerte el *agni* o fuego digestivo. El primer paso para conseguir equilibrarnos es reconocer qué elementos están desequilibrados. A continuación, se evalúan las cualidades de los alimentos que consumimos y el entorno para determinar qué es lo que el cuerpo necesita para recuperar el equilibrio y reforzar la digestión. Descubrirás que, cuando empieces a buscar el equilibrio, tu cuerpo ansiará lo que necesitas.

ESCUCHA A TU CUERPO

¿En algún momento has observado que cuando llevas un tiempo comiendo cosas saludables empiezan a apetecerte esas verduras y esa quinua de las que antes huías? Pasas un día tomando cosas poco saludables (incluso aquellas que anteriormente no solían darte problemas) y tu cuerpo empieza a gritarte que quiere algo verde. Eso significa que está intentando recuperar el equilibrio.

¿Y alguna vez has observado todo lo contrario, que después de un fin de semana de desbarajuste bebiendo mucho el viernes, cenando opíparamente el sábado y haciendo una comida copiosa el domingo es prácticamente imposible volver el lunes a las verduras al vapor? Se debe a que tu cuerpo se ha desequilibrado y quiere seguir mimándose con esas calorías vacías tan estimulantes. Yo lo denomino la «ley de los antojos». Se te antojan los alimentos que introduces en tu cuerpo de forma regular.

CONSERVA EL IMPULSO

Un cuerpo equilibrado desea más los alimentos que lo mantienen *en equilibrio*, mientras que otro que esté desequilibrado ansiará aquellos que lo *desequilibren*. Cuanto más avance hacia el equilibrio, más se esforzará por conservar el impulso. Cuanto más desequilibrado esté, más intentará seguir con los hábitos poco saludables. Si está en medio, le resultará sencillo desviarse en una u otra dirección.

Cuando tu mente y tu cuerpo están equilibrados, puedes tomar decisiones que harán que *ambos* se sientan mejor, no solo uno de ellos. Tu mente te dirá: «En este momento me siento hecha un asco, pero la última vez que me sentí así y me comí un bote entero de helado, después estuve todavía peor. En esta ocasión voy a coger la esterilla e irme derechita a yoga». Podrás rememorar la pesadez kapha que el helado te dejó en el cuerpo y en la mente y elegirás sacrificar tu felicidad inmediata para sudar un poco y disfrutar del subidón que te proporciona el yoga.

PERMANECE EN SINTONÍA

Cuando ya estás equilibrado, puedes ser tu propio juez. Tu mente y tu cuerpo te dirán cuánto tienes que comer, trabajar, dormir, socializar, ejercitarte y descansar. Cuando has estado tratando bien a tu cuerpo, sabrás por intuición lo que te funciona y lo que no. Sabrás cuándo necesitas una sopa en lugar de una ensalada o cuándo te viene mejor un trozo de chocolate y una taza de té. Cuanto más en contacto estés con las necesidades de tu cuerpo, más capaz serás de alimentarlo.

¿TIENES TU DOSHA EQUILIBRADA?

EQUILIBRADA	DOSHA	DESEQUILIBRADA
Excitable, creativo, imaginativo, espontáneo, adaptable.	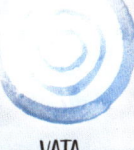 VATA	Hinchazón, gases, estreñimiento, escalofríos, insomnio, debilidad, anemia, mala absorción, síndrome premenstrual, menstruaciones irregulares o falta de ellas, ansiedad, pérdida del apetito, nerviosismo, fatiga.
Fuerte, intelectual, poderoso, lleno de confianza en sí mismo, digestión fuerte.	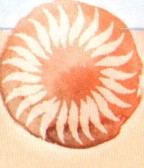 PITTA	Ardor de estómago, aversión al calor, hiperacidez, rostro enrojecido y acalorado, acné, ira, irritabilidad, impaciencia, autoritarismo, competitividad.
Afectuoso, dulce, tranquilo, sereno, muy resistente.	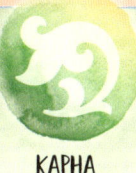 KAPHA	Asma, alergias, depresión, materialismo, posesividad, envidia, aumento de peso, procrastinación, retención de líquidos.

Los seis sabores del Ayurveda

En el Ayurveda, los nutrientes no se describen con números ni letras, sino que se miden según seis sabores: dulce, ácido, salado, amargo, astringente y picante. Cuando tu dieta está llena de los seis, encuentras de forma natural el equilibrio en las tres doshas.

SABOR (RASA)	DULCE (MADHURA)	ÁCIDO (AMLA)	SALADO (LAVANA)	AMARGO (TIKTA)	ASTRINGENTE (KASAYA)	PICANTE (KATU)
EFECTO EN LA DOSHA	- vata - pitta + kapha	- vata + pitta + kapha	- vata + pitta + kapha	+ vata + pitta - kapha	+ vata - pitta - kapha	+ vata + pita - kapha
ACCIÓN	Enraizante, alimenticia, constructora.	Estabilizante.	Enraizante, hidratante, humectante.	Depurativa, nutritiva.	Clarificante, secante, calmante.	Estimulante, calorífica, energizante.
EJEMPLOS	Batata, cereales, fruta, aceites, aguacate.	Cítricos, vinagre de sidra, tamarindo.	Sal marina, algas, apio.	Verduras de hoja, coles de Bruselas, espárragos.	Legumbres, brotes germinados, la mayoría de las verduras crudas.	Ajo, mostaza, especias picantes, cebollas.
BENEFICIOS	Ralentiza la digestión, fomenta la longevidad, mejora la fuerza, calma los nervios.	Mejora el apetito, aumenta la salivación, mejora la absorción, favorece la digestión.	Ablanda los tejidos, estimula la digestión, equilibra los electrolitos.	Limpia, depura la sangre, aporta magnesio y calcio.	Ralentiza la digestión, absorbe agua, seca la grasa, tensa los tejidos.	Abre el apetito, estimula la circulación, limpia los senos paranasales, estimula los sentidos.

DESEQUILIBRIO VATA

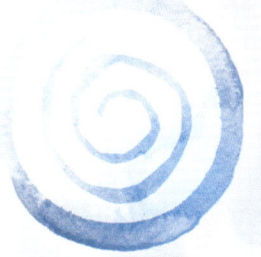

Incluye más alimentos dulces, ácidos y salados.

DESEQUILIBRIO PITTA

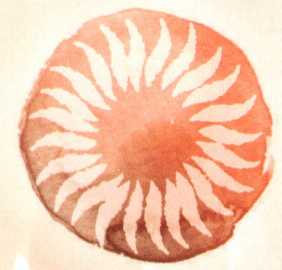

Incluye más alimentos dulces, amargos y astringentes.

DESEQUILIBRIO KAPHA

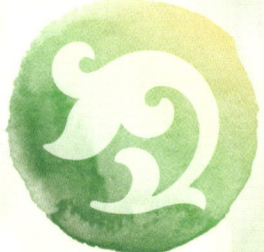

Incluye más alimentos amargos, picantes y astringentes.

LAS ESENCIAS DE LA COMIDA

Los sabores dulce, picante y salado son los favoritos de la mayor parte de la población (ya sabes: chocolate, salsa picante, patatas fritas), pero el amargo, el ácido y el astringente son igual de importantes. En la terminología ayurvédica, estos seis sabores se denominan *rasas* y aluden, más que al aroma y al gusto, a las esencias de nuestra comida y al poderoso efecto que producen en el cuerpo, la mente y el espíritu. Alertan a nuestro cuerpo de los efectos que va a producir la comida que estamos tomando para que el aparato digestivo se prepare.

Cuando evitas alimentos dulces por naturaleza, como la fruta, las batatas y los cereales, el cuerpo empieza a mandarte señales de que tienes que comer lo más dulce que encuentres… Y por eso acabas en la máquina de los bollos a las tres de la tarde. Todos debemos consumir los seis sabores a diario para mantener nuestro cuerpo alimentado y satisfecho y para impedir que los antojos se adueñen de nosotros. Sin embargo, debemos ajustar la proporción de cada uno de ellos para equilibrar nuestra constitución dóshica personal.

Una forma fácil de tomar todos los días los seis sabores y que puedes adaptar a tus necesidades individuales son los cuencos de seis sabores (véanse páginas 124-151).

Las cualidades de los alimentos

El Ayurveda se centra en la sensación que cada sabor genera en nuestro cuerpo. Cuanto más en contacto estamos con los efectos que cada alimento produce en nuestro organismo, más capaces somos de crear una dieta equilibrada que responda a las necesidades concretas de nuestro cuerpo.

GUIADO POR LAS GUNAS

El Ayurveda nos enseña que existen diez parejas de cualidades alimentarias que describen todos los alimentos. Se denomina *gunas* y se consideran la sensación o la energía que un alimento aporta al cuerpo. Se agrupan en parejas opuestas que se equilibran entre sí, como pesado y ligero o caliente y frío. Si las tenemos en cuenta, podemos contrarrestar nuestro estado medioambiental e interno consumiendo alimentos con las cualidades contrarias.

Si, por ejemplo, estás en un desierto cálido y seco, lo que tu cuerpo necesita son las cualidades opuestas: un agua de coco fresca e hidratante. Si te sientes pesado, con frío y pegajoso, lo mejor será que repongas tu cuerpo con algo ligero, caliente y estimulante como una infusión de jengibre. Ser conscientes de estas características nos permite evaluar qué alimentos debemos tomar según las sensaciones que nos producen.

Cuanto más en contacto estés con las cualidades de tus alimentos, más lo estarás con tus propias cualidades. De esa forma puedes convertirte en tu propio médico y recetarte exactamente aquello que necesitas para contrarrestar tu estado actual. Deja que las gunas sean tu guía para evaluar el estado de tu cuerpo y alimentarlo con lo que necesita. Usando las comidas como medicina podemos conseguir un equilibrio mente-cuerpo que nos permita gozar de una salud y un esplendor duraderos.

Las diez parejas de cualidades alimentarias

CATEGORÍA 1: PESO

PESADO O LIGERO

Cuando pensamos en alimentos pesados, tendemos a acordarnos de cosas como una contundente comida de Navidad, pero no tienen por qué ser necesariamente poco saludables. A menudo nos calientan y nos conectan con la tierra, y por eso el cuerpo los necesita en los meses vata fríos. Las comidas ligeras, por su parte, nos mantienen estimulados y llenos de energía porque el cuerpo gasta muy poca en digerirlas. Por eso las necesitamos en los pesados meses kapha de finales del invierno y principios de primavera.

ALIMENTOS PESADOS: Estofados, curris, guisos, frutos secos, mantecas de frutos secos, coco.

ALIMENTOS LIGEROS: Verduras de hoja, brotes germinados, pepino, bayas.

NOTA: Muchas de las personas que están a dieta cometen el error de tomar solo comidas ligeras, lo que acaba provocando un desequilibrio. Necesitamos una combinación de alimentos pesados y ligeros para mantener nuestro cuerpo equilibrado. El exceso de alimentos ligeros hace que nos sintamos ansiosos, fatigados, malnutridos e inquietos, mientras que el exceso de alimentos pesados nos hace sentir aletargados, con sobrepeso y deprimidos.

CATEGORÍA 2: TEMPERATURA

CALIENTE O FRÍO

Los términos caliente y frío no están solo relacionados con la temperatura de los alimentos, sino también con la energía que te queda después de comer. Los alimentos caloríficos estimulan el *agni*, el fuego digestivo, y te aportan calor interno. Tu temperatura corporal sube por el solo hecho de tomarlos, como cuando das un mordisco a una guindilla, y por eso son una buena elección para los vatas y los kaphas, pero no tanto para los pittas. Los alimentos refrescantes bajan la temperatura corporal, reducen la acidez y disminuyen la tensión arterial, por lo que son estupendos para los fogosos tipos pitta.

ALIMENTOS CALORÍFICOS: Jengibre, cúrcuma, cayena, comino, cebolla, ajo, tomate.

ALIMENTOS REFRESCANTES: Calabacín, col crespa (kale), brócoli, repollo, apio, pepino, agua de coco.

CATEGORÍA 3: HUMEDAD

GRASO O SECO

Para conseguir el equilibrio necesitamos tanto alimentos grasos como secos. Los grasos nos permiten sentirnos enraizados y los secos nos estimulan. Los grasos no contienen necesariamente aceite, sino cualquier fuente de grasa saludable, como los aguacates y las nueces. Las grasas nos permiten retener la humedad y nos dejan la piel bonita y radiante. Sin grasas, nuestra piel no podría conservar la humedad y envejecería prematuramente. Los alimentos secos, por su parte, nos hacen sentirnos ligeros y ágiles.

ALIMENTOS GRASOS: Coco, sésamo, aceite de aguacate o de oliva, aguacates, frutos secos, mantecas de frutos secos.

ALIMENTOS SECOS: Muesli, galletas saladas, galletas de arroz, *chips* de col crespa (kale).

CATEGORÍA 4: SOLIDEZ

SÓLIDO O LÍQUIDO

Es posible que, cuando hayas estado enfermo, te hayan recetado dieta líquida. La digestión de los alimentos líquidos no requiere gasto de energía y permite que el cuerpo disponga de más para curarse. Sin embargo, en cuanto mejoras, te apetece tomar cosas más sólidas y sustanciosas. Los alimentos sólidos nos dan fuerza, aumentan la fortaleza digestiva y aportan sensación de saciedad a la mente y al cuerpo. El simple hecho de masticarlos ya quema calorías y por eso son necesarios en una dieta ayurvédica.

ALIMENTOS SÓLIDOS: Apio, coles de Bruselas, tempeh, col crespa (kale), frutos secos.

ALIMENTOS LÍQUIDOS: Caldos, sopas, zumos, batidos.

CATEGORÍA 5: VELOCIDAD

RÁPIDO O LENTO

La velocidad de la comida no tiene nada que ver con lo rápido que se ha preparado, sino más bien con la prontitud con la que se digiere. Los alimentos rápidos, como los hidratos de carbono simples, aportan al cuerpo una energía inmediata, mientras que los lentos, como las proteínas, tardan más en dársela. Tomar demasiados alimentos que se absorben rápidamente puede provocar sobreestimulación y aumento de peso, mientras que un exceso de alimentos de absorción lenta puede provocar letargo y pesadez.

ALIMENTOS RÁPIDOS: Fruta, miel, dátiles, cereales.

ALIMENTOS LENTOS: Tofu, tempeh, legumbres, frutos secos, semillas, quinua.

CATEGORÍA 6: MOVILIDAD

ESTABLE O MÓVIL

La movilidad de los alimentos hace referencia a lo intercambiable que es una sustancia. *Estable* significa 'estático' mientras que *móvil* significa 'que se extiende'. Los alimentos estables son sustancias cuyas propiedades no se cambian con facilidad. Un ejemplo sería el aceite de coco, porque puede recalentarse y enfriarse numerosas veces sin que deje de conservar las mismas cualidades y pueda recuperar la misma naturaleza. Este tipo de alimentos refuerzan la estructura del cuerpo y aumentan la energía kapha. También favorecen el crecimiento, la recuperación muscular y la mejoría de la salud; sin embargo, su exceso puede resultar restrictivo. Los alimentos móviles cambian drásticamente; un brote, por ejemplo, pasa de ser una semilla a convertirse en una verdura viva. Estos alimentos aumentan nuestra energía vata y refuerzan la agilidad mental. El exceso, sin embargo, puede provocar intranquilidad.

ALIMENTOS ESTABLES: Aceite de coco, cereales.

ALIMENTOS MÓVILES: Brotes germinados, verduras de hoja.

CATEGORÍA 7: ELASTICIDAD

DURO O BLANDO

La elasticidad de los alimentos hace referencia a su firmeza. Los duros aportan estructura al cuerpo y a la mente y equilibran la energía kapha blanda y sedentaria. Los blandos, por su parte, aportan comodidad y pueden aliviar una mente pitta rígida. El exceso de comidas duras provoca inflexibilidad, mientras que el de blandas puede causar pereza.

ALIMENTOS DUROS: Frutos secos, panapén.

ALIMENTOS BLANDOS: Puré de batata, gachas de avena, puré de verduras, yogur.

CATEGORÍA 8: CLARIDAD

TRANSPARENTE O TURBIO

La claridad de los alimentos hace referencia a su pureza y sencillez. Los transparentes favorecen la claridad emocional y mental, mientras que los turbios calman la mente y el cuerpo.

Los turbios son más densos y contienen más ingredientes que los transparentes, que son muy simples. El exceso de alimentos transparentes puede provocar mareos por falta de enraizamiento, mientras que el de alimentos turbios puede dar lugar a pesadez y letargo.

ALIMENTOS TRANSPARENTES: Caldo de verduras, agua, agua de coco, infusiones.

ALIMENTOS TURBIOS: Curri, guisos.

CATEGORÍA 9: TEXTURA

SUAVE O ÁSPERO

La textura de los alimentos resulta muy fácil de reconocer y puede clasificarse como suave o áspera. Los ásperos, como las verduras crudas, hay que masticarlos mucho, mientras que los suaves son fáciles de digerir. Los ásperos contienen más fibra y depuran más el organismo porque su textura ayuda a limpiar el colon; sin embargo, son más difíciles de digerir y pueden provocar rigidez de mente y cuerpo. Los suaves favorecen la flexibilidad y la agilidad en la mente y en el cuerpo; sin embargo, consumir solo alimentos suaves puede debilitar el aparato digestivo porque requiere poquísimo gasto de energía.

ALIMENTOS ÁSPEROS: Verduras crudas: zanahoria, col crespa (kale), apio, brócoli, coliflor.

ALIMENTOS SUAVES: Kitchari, aguacate, sopas batidas.

CATEGORÍA 10: ESTRUCTURA

SUTIL O BURDO

La estructura de los alimentos hace referencia a la forma en la que se han preparado. Piensa en una ensalada: cuanto más picados estén los ingredientes, más tomarás en cada bocado. Al picarlos aumentamos su cualidad de sutileza porque son más finos. Sin embargo, picarlos demasiado puede provocar sobreestimulación, porque hay demasiados ingredientes al mismo tiempo. Una ensalada con trozos enteros de verduras es más enraizante porque consumes los ingredientes tal y como los creó la tierra. Nos vuelve a poner en contacto con la cualidad natural de la comida sin refinamientos. Sin embargo, tomar solo lechugas y zanahorias enteras provoca un exceso de crudeza e insensibiliza nuestro paladar; también resulta extremadamente difícil de digerir.

ALIMENTOS SUTILES: Alimentos muy picados, especias, hierbas.

ALIMENTOS BURDOS: Verduras enteras, raíces, tubérculos.

Las energías de los alimentos

Así como hay tres doshas —vata, pitta y kapha— en el Ayurveda, también hay tres fuerzas cósmicas que son las formas más sutiles de cada dosha: *prana*, *tejas* y *ojas*. Estas energías están presentes en los alimentos que tomas, y consumir alimentos ricos en prana, tejas u ojas puede introducirlas en tu organismo.

ENERGÍA	DESCRIPCIÓN	
PRANA FUERZA VITAL LA FORMA SUTIL DE VATA RELACIONADA CON LA CREATIVIDAD, LA INTUICIÓN, LA LUZ Y EL AIRE	Las personas con mucho prana son muy energéticas, adaptables y presentes. Están llenas de fuerza vital, la energía de la dicha y el amor. Respiran con tranquilidad y tienen un cuerpo flexible y en forma.	Las personas con poco prana se estresan y abruman con facilidad. Albergan emociones basadas en el miedo y a menudo se quedan sin energía. Tienden a respirar superficialmente y a sentir las extremidades frías o entumecidas.
TEJAS CHISPA DE RESPLANDOR LA FORMA SUTIL DE PITTA RELACIONADA CON LA FUERZA, LA PASIÓN, EL MOVIMIENTO Y EL FUEGO	Las personas con mucho tejas tienen brillo en la mirada y resplandecen. Tienen confianza en sí mismas y son valientes y agudas. Atraen por naturaleza a los demás con su poderosa energía. Tienen los ojos radiantes, la piel luminosa y una mente brillante.	Las personas con poco tejas tienden a carecer de motivación e impulso. Quizá les asuste que las vean y sufren digestiones débiles y metabolismo perezoso. Las que tienen un exceso, sin embargo, experimentan ardor de estómago y otros desequilibrios pitta.
OJAS EL ENCANTO DE LA VIDA LA FORMA SUTIL DE KAPHA RELACIONADA CON EL ENRAIZAMIENTO, LA ALEGRÍA, LA ESTABILIDAD Y LA TIERRA	Las personas con mucho ojas resplandecen con una luz dorada. Tienen una presencia cálida y acogedora e irradian como el sol, iluminando así la habitación en la que se encuentren. Tienen una piel suave, limpia y lustrosa, un sistema inmunitario fuerte y un peso saludable.	Las personas con poco ojas no tienen un aspecto saludable. Pueden parecer demacradas, débiles o cansadas, presentan bolsas en los ojos y la piel hinchada. Se estresan y enferman con facilidad y dan la impresión de no cuidarse correctamente.

ALIMENTOS RICOS EN ESTA ENERGÍA	EQUILIBRADA	DESEQUILIBRADA
• Los recién cogidos: en el momento en que se recolectan, empiezan a perder prana, así que lo mejor es comprar comida de la zona y de temporada para impedir que tenga que recorrer muchos kilómetros. • Los multicolores: los alimentos con aspecto vibrante te hacen sentir vibrante. • Los zumos verdes crudos sin fruta: la comida más llena de prana que existe. • Los brotes germinados y los frutos secos y semillas germinados: la germinación da la vida al alimento. • Algas de color azul verdoso: espirulina, clorela, kombu, kelp, wakame.	• Creativo • Entusiasta • Adaptable • Inspirado	• Débil • Angustiado • Desarraigado • Desorganizado • Abrumado • Apagado y pesado
• Todas las especias caloríficas: jengibre, comino, asafétida, pimienta negra, guindillas y chiles.	• Con confianza en sí mismo • Motivado • Satisfecho • Radiante	• Hipersensible • Pasivo • Tenso • Estresado • Excesivamente crítico • Irritable
• Alimentos *sátvicos*: ingredientes vegetales frescos que incluyan los seis sabores del Ayurveda. • Aguacate y aceites vegetales. • Batata y frutas frescas. • Frutos secos y semillas germinadas. • Cúrcuma, canela, azafrán.	• Relajado • Contento • Estable • Alegre	• Temeroso • Débil • Hiperactivo • Pesado • Desmotivado • Letárgico

La vibración de los alimentos

Todo tiene una vibración. ¿Alguna vez has entrado en una habitación donde se haya producido una discusión y has captado la energía negativa? ¿Alguna vez has ido a una ciudad que no conocías y te has sentido plenamente en casa? ¿Alguna vez has conocido a alguien y has notado que tenía algo que te daba mala espina? En todos estos casos estabas captando vibraciones.

ELIGE ALIMENTOS LLENOS DE PRANA

Los alimentos tienen una vibración determinada, al igual que sucede con los lugares y las personas. Todos poseen una frecuencia vibratoria relacionada con la bioelectricidad. Los alimentos de vibración elevada hacen que te sientas fresco, brillante, ligero y lleno de energía, es decir, prana. Nos ayudan a alcanzar los niveles superiores de consciencia y a conectarnos mejor con nuestro yo intuitivo y superior. Cuando nuestro receptáculo está claro, vemos el mundo con más claridad. Por eso, si consumimos alimentos con una vibración elevada, nuestro camino de vida, el dharma, se ilumina.

La vibración de tus alimentos crea la vibración de tus pensamientos, que establece la vibración de tu vida.

Es interesante señalar que la vibración de un alimento está también relacionada con las *gunas* o cualidades ayurvédicas (véase página 68) y con la tabla de alimentos alcalinos moderna (véase página 31). Los alimentos con una vibración alta son *sátvicos*, de naturaleza pura, y crean prana, ojas y tejas: fuerza vital, energía y resplandor. Son también los que ocupan los lugares más altos en la escala de alcalinidad. Elevan tu vibración energética y ayudan al organismo a eliminar las toxinas celulares.

Los que tienen una vibración baja, por el contrario, hacen que te sientas depresivo, apagado y pesado. Son los que tienen una energía *tamásica* y *rajásica*, agotadora y exasperante. Se relacionan también con los más acidificantes. Cuando disminuye la vibración del cuerpo, el sistema inmunitario se debilita y se vuelve susceptible a sufrir parásitos, infecciones bacterianas, virus y candidiasis. Estos invasores descargan muchas toxinas en nuestro organismo y pueden dar lugar a otros problemas de salud, como inflamación, trastornos tiroideos, enfermedades autoinmunes, desequilibrios hormonales, trastornos hepáticos y renales, ansiedad y depresión.

VE MÁS DESPACIO Y DISFRUTA

Cómo comemos tiene tanta importancia como *qué* comemos. Hacerlo de manera apresurada disminuye la vibración hasta del cuenco de seis sabores más saludable, mientras que hacerlo tranquilamente aumenta la vibración incluso de algún postre que tomes de vez en cuando. Eso no quiere decir que puedas tomar comida rápida a diario en un estado alegre y que no pase nada. Aun así, nuestro cuerpo puede gestionar algún que otro capricho si lo tomamos de manera plenamente consciente sin culpabilidad ni remordimiento. Nuestra mente desempeña un papel mucho más importante en nuestro bienestar general del que jamás habríamos imaginado.

ALIMENTOS Y HÁBITOS QUE AUMENTAN LA VIBRACIÓN

- Alimentos enteros cultivados ecológicamente, locales y de temporada: frutas, verduras, frutos secos y semillas.
- Preparar las comidas con amor e intención.
- Bendecir la comida y a todos los que la hicieron posible para tu nutrición y placer.
- Comer sentado masticando conscientemente cada bocado.
- Comer hasta que estés lleno en un 60 por ciento, no a reventar.

ALIMENTOS Y HÁBITOS QUE DISMINUYEN LA VIBRACIÓN

- Alimentos transgénicos, procesados, comida basura o comida rápida: todo aquello que contenga aceites hidrogenados (incluidos los de palma, colza o vegetal), aditivos químicos, conservantes, colorantes o edulcorantes artificiales.
- Hidratos de carbono refinados, azúcar, fritos; lácteos y carnes que no sean ecológicos.
- Usar el microondas, que mata las enzimas vivas de los alimentos.
- Seguir comiendo, aunque ya estemos llenos.
- Comer estando distraídos, enfadados, tensos o molestos.

Alergias e intolerancias alimentarias

En la última década, las alergias e intolerancias alimentarias han crecido hasta niveles sin precedentes. Esto se debe a un incremento del síndrome del intestino permeable, que hace que algunas personas no puedan producir las enzimas apropiadas para descomponer determinados alimentos. Este síndrome está provocado por una acumulación de toxinas en el organismo producida por transgénicos, contaminantes, productos de limpieza doméstica, cosméticos y otras toxinas del entorno.

Si eres alérgico o intolerante a un alimento, retíralo de tu dieta y, al mismo tiempo, aumenta tu inmunidad y tu fuego digestivo. Aléjate de alimentos, pensamientos y emociones tóxicas. Retira de tus armarios todos los cosméticos y productos de aseo personal, detergentes, productos de limpieza, medicamentos y drogas recreativas, porque están repletos de sustancias químicas. Elimina de tu dieta los azúcares, los hidratos de carbono refinados, los fritos, el alcohol y la cafeína.

Consume una dieta sátvica, alcalina y de vibración elevada. Come con un estado mental tranquilo y practica yoga y meditación a diario para fomentar la conexión entre la mente, el cuerpo, el alma y el espíritu.

Cuida todos tus cuerpos

Para comer y sentirte fresco no debes cuidar solo de tu cuerpo físico, sino de todos ellos, también del energético, el mental, el alma y el espiritual. Somos como radios humanas que emitimos y recibimos frecuencias que rodean nuestros cuerpos. El Ayurveda los denomina *koshas*. Son cinco y cada uno se relaciona con una capa concreta de nuestro ser.

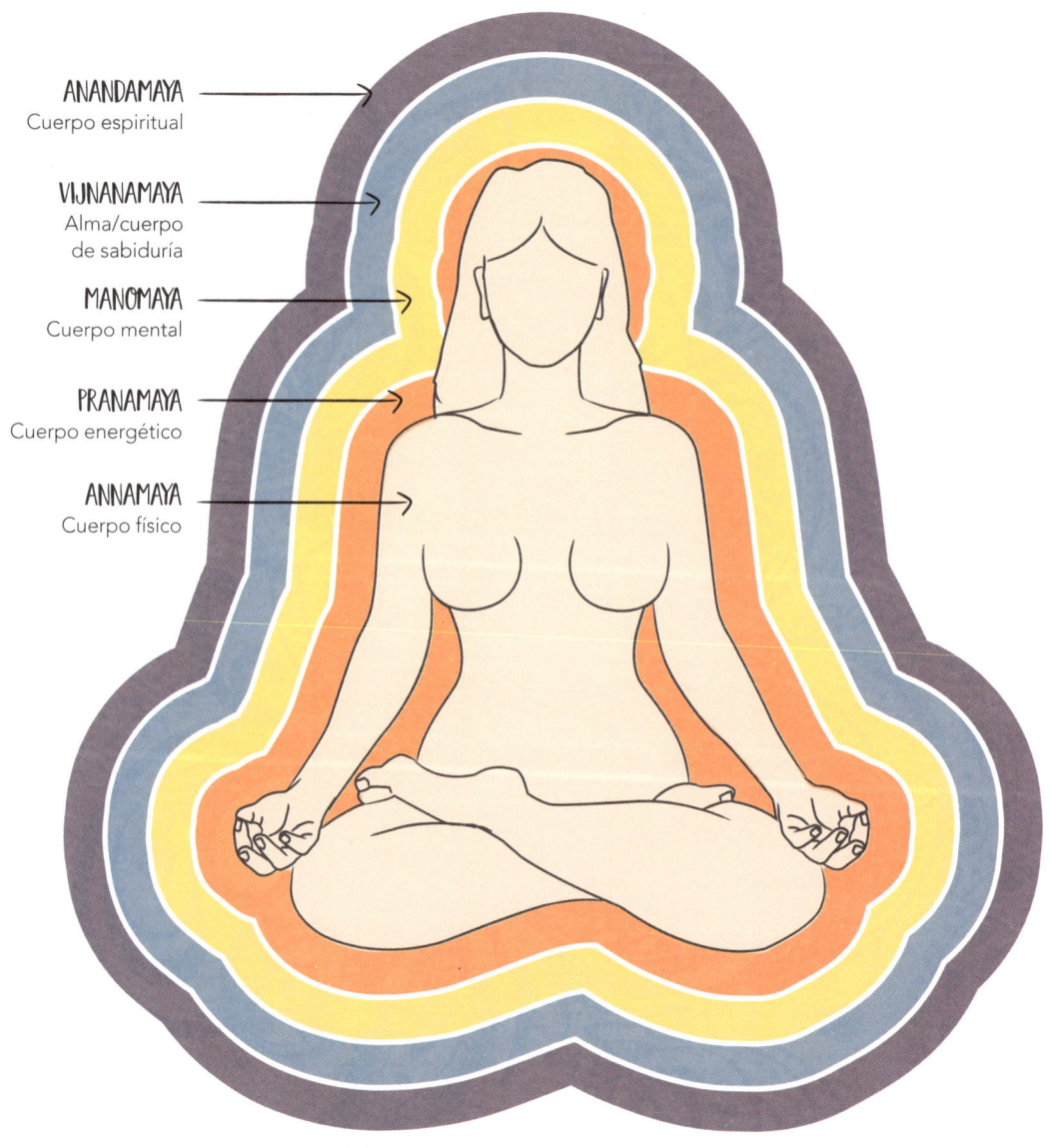

ANANDAMAYA
Cuerpo espiritual

VIJNANAMAYA
Alma/cuerpo de sabiduría

MANOMAYA
Cuerpo mental

PRANAMAYA
Cuerpo energético

ANNAMAYA
Cuerpo físico

CUIDADOS PARA TU KOSHA ANNAMAYA
CUERPO FÍSICO

- Consume una dieta a base de plantas, sátvica, de vibración elevada y alcalina.
- Practica el cuidado de tu persona con actividades como el cepillado de la lengua, cepillado seco y *abhyanga* (automasaje con aceite).
- Toma infusiones y elixires curativos, como mi leche dorada o el té con leche adaptógeno.
- Acuéstate temprano y duerme ocho horas ininterrumpidas todas las noches.

- Practica el movimiento saludable, empoderador y restaurador: yoga vinyasa dinámico, yin yoga restaurador, paseos largos, danza extática, pilates y ejercicios con pesas para fortalecerte, y natación y taichí para refrescarte.
- Pasa un rato en la naturaleza todos los días.

CUIDADOS PARA TU KOSHA PRANAMAYA
CUERPO ENERGÉTICO

- Respira profunda y lentamente; tu respiración controla tu estado de ánimo.
- Practica *pranayama*, meditación de respiración controlada.
- No participes en actividades en medios de comunicación y redes sociales que no favorezcan tu crecimiento: noticias basadas en el miedo, programas tontos de televisión, redes sociales que te distraen y películas de miedo.

- Profundiza en cualquier emoción negativa a la que te hayas estado aferrando y evalúala: miedo, ira, dolor, pena.
- Rodéate de personas positivas en un entorno que te inspire.
- Permanece centrado en tu sanación; no intentes controlar ni arreglar a otros. Solo conseguirás agotarte.

CUIDADOS PARA TU KOSHA MANOMAYA
CUERPO MENTAL

- Practica la meditación a diario para mantener el control de tus pensamientos.
- No mires inmediatamente tu teléfono nada más despertarte. Deja un tiempo de una hora libre de teléfono cuando te despiertas y justo antes de acostarte.
- Haz un diario con tus pensamientos y emociones; intenta dejar que fluyan tus pensamientos en cuanto te despiertas y anota también tus sueños.

- Conoce la diferencia entre tu ego y tu verdadero yo: ¿qué deseos son tuyos y cuáles te los ha inculcado la sociedad?
- Haz algo todos los días que te estimule mentalmente: leer, hacer rompecabezas mentales, dibujar o actividades que requieran coordinación entre la mente y el cuerpo.
- No pierdas ni un precioso minuto en preocuparte por lo que otros puedan pensar de ti y jamás utilices un lenguaje autodespreciativo.

CUIDADOS PARA TU KOSHA VIJNANAMAYA
CUERPO ALMA/SABIDURÍA

- Medita para acceder a tu yo superior.
- Sincérate contigo mismo: ¿quién eres detrás de la máscara? ¿Cuáles son tus deseos más profundos? ¿Cuál es tu dharma, tu propósito de vida en este planeta? ¿Estás viviendo según tu yo superior?
- Dedica un tiempo en silencio para ti.

- Rodéate de la majestuosidad de la naturaleza y asómbrate de su perfección.
- Percibe esos susurros silenciosos de tu alma que te indican la dirección de tu propósito de vida.

CUIDADOS PARA TU KOSHA ANANDAMAYA
CUERPO ESPIRITUAL/DICHOSO

- La kosha anandamaya solo puede percibirse cuando los cuerpos físico, energético, mental y del alma están equilibrados, así que se debe dedicar atención a cada uno de ellos a diario.
- Practica rituales que te conecten con una fuente superior.
- Permítete experimentar la dicha: sonríe sin motivo ante la belleza de la vida.

- Haz cosas que te hagan sentir vivo: bailar, salir de excursión, pintar, escuchar música, conectarte con tu verdadera esencia.
- Estate presente en cada momento; no traigas a él ni el pasado ni el futuro.
- Sé consciente de que eres un microcosmos del macrocosmos, un hijo del cosmos, una pieza del universo en forma humana, siempre guiado y sostenido por la divinidad.

COMER, SENTIR, SANAR

Once principios básicos para la salud

Las recetas de este libro se basan en once principios sencillos que te ayudan a mantener tu *agni* fuerte, tu mente sátvica y tu cuerpo equilibrado.

1 CONSUME ALIMENTOS FRESCOS QUE PROVENGAN DIRECTAMENTE DE LA TIERRA. Sin conservantes, sin transgénicos, sin jarabe de maíz rico en fructosa y sin alimentos envasados con montones de aditivos. Son los más sátvicos, los que favorecen la claridad mental.

2 EVITA TOMAR ALIMENTOS HELADOS. Los alimentos muy fríos, como el agua con hielo y los batidos helados, agotan el fuego digestivo. Bebe agua templada a lo largo del día. Puedes seguir tomando batidos, pero evita los productos congelados e incluye ingredientes caloríficos, como el jengibre y la cúrcuma.

3 CONSUME LOS ALIMENTOS QUE MÁS EQUILIBREN TU DOSHA para devolver el equilibrio a tu *vikruti* (constitución dóshica actual) y regresar así a tu *prakriti* (constitución dóshica que tenías al nacer).

- Para apaciguar a vata, consume más alimentos caloríficos y enraizantes.
- Para disminuir pitta, consume más alimentos refrescantes e hidratantes.
- Para apaciguar a kapha, consume más alimentos ligeros y estimulantes.

4 AJUSTA TU DIETA A CADA ESTACIÓN, sobre todo si vives en un lugar en el que los cambios de tiempo son muy grandes.

- Consume más alimentos que apacigüen a vata en otoño y a principios de invierno.
- Consume más alimentos que apacigüen a kapha a finales de invierno y principios de primavera.
- Consume más alimentos que apacigüen a pitta a finales de primavera y en verano.

5 OBSERVA LO QUE CRECE A TU ALREDEDOR. La naturaleza produce el tipo de alimentos que necesitas para ese clima y época del año concretos. Toma productos de temporada de tu región y compra en los mercados agrícolas siempre que puedas.

PRACTICA ESTA AFIRMACIÓN:

Deseo los alimentos que mi cuerpo necesita. Cuando me sintonizo con él, puedo confiar en su sabiduría.

Tu cuerpo conoce la canción de la sanación. En ocasiones, tu mente olvida la letra.

6 NO TE PASES CON LOS CEREALES Y LAS LEGUMBRES. Pueden tener un índice glucémico muy alto, por lo que elevan el nivel de azúcar en sangre y favorecen los problemas intestinales y las enfermedades autoinmunes. Elige verduras no feculentas, como el arroz de coliflor en lugar del arroz normal. Vivimos vidas más sedentarias que nunca y consumir una cantidad grande de hidratos de carbono favorece el aumento de peso. Haz que las verduras sean la parte central de tus platos.

7 CONSUME MÁS GRASAS SALUDABLES, sobre todo las ricas en ácidos grasos omega-3: productos de coco, aguacates, aceites prensados en frío y semillas como las de lino, chía, cáñamo y sésamo. Evita el aceite de colza y el vegetal, los fritos y los productos animales no ecológicos.

8 COMBINA CORRECTAMENTE LOS ALIMENTOS. Toma la fruta con el estómago vacío y evita mezclar productos de origen animal con cereales y legumbres. Seguir una dieta basada en las plantas (evitando la carne y los lácteos) te facilitará el cumplimiento de las normas de combinación de los alimentos, porque la mayoría están relacionadas con la unión de unos ingredientes específicos con los productos animales.

9 EVITA EL GLUTEN Y EL TRIGO. La mayor parte del trigo que se cultiva hoy es transgénico y puede favorecer la intolerancia al gluten, la permeabilidad intestinal y las enfermedades autoinmunes. Hasta los productos de trigo sin gluten pueden contribuir a estos problemas.

10 DEJA LOS CEREALES, LAS LEGUMBRES Y LOS FRUTOS SECOS A REMOJO. El remojado descompone los antinutrientes de estos productos, sobre todo los fitatos y los inhibidores enzimáticos, que disminuyen su valor nutricional y hacen que resulten más difíciles de digerir. Añade comino, jengibre o semillas de mostaza a las legumbres para que provoquen menos gases. También resulta muy efectiva un alga japonesa llamada kombu.

11 EVITA EN LO POSIBLE EL AZÚCAR. Hasta los azúcares naturales como la miel, el jarabe de arce y el agave elevan el nivel de azúcar en sangre y alimentan el sobrecrecimiento de la cándida. Elige mejor un edulcorante natural no glucémico, como la fruta del monje.

La cocina Comer, sentir, sanar

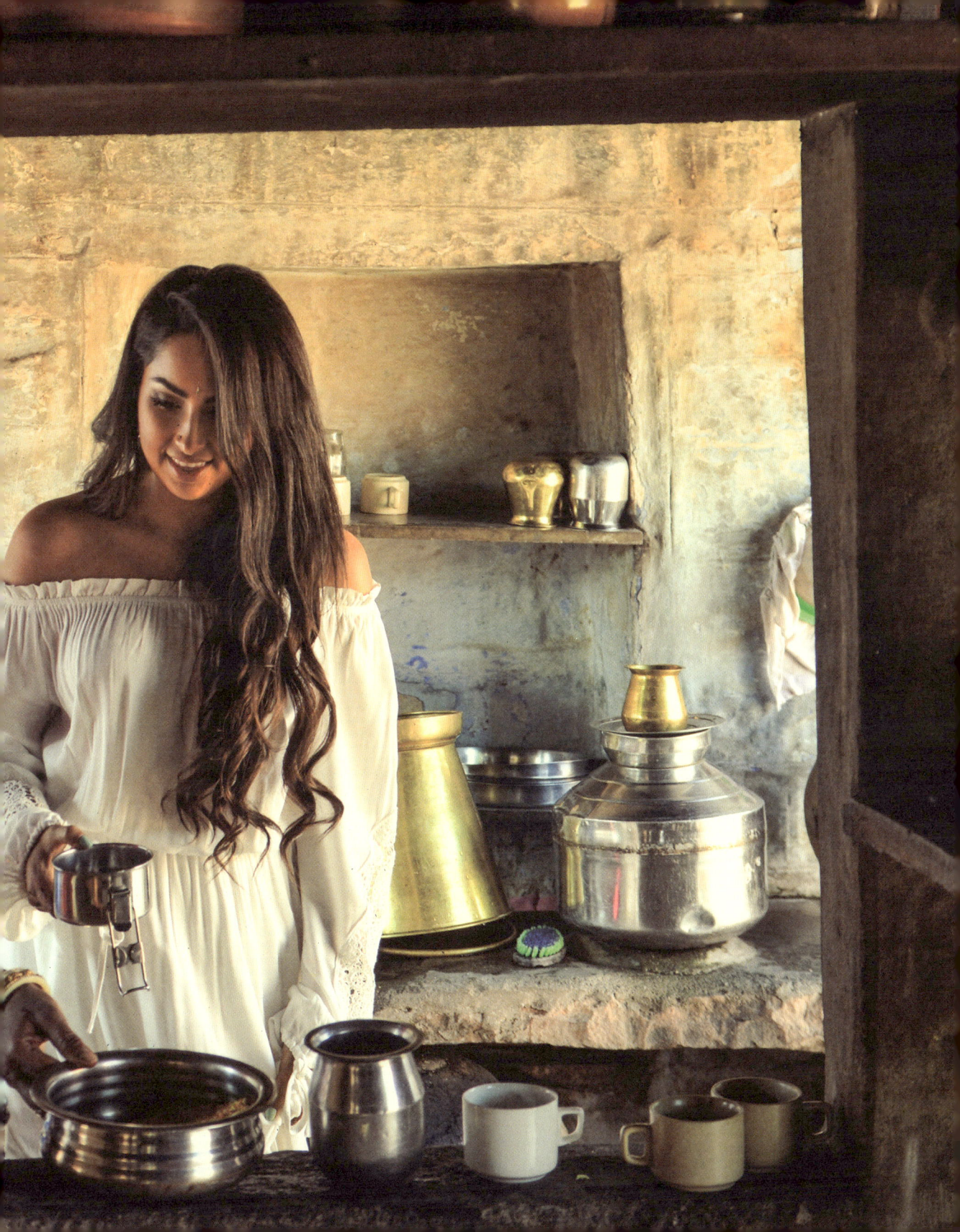

Aprovisiona la balda de las especias

Las especias no solo aportan sabor y un color bonito a los alimentos, sino que son esenciales para darles propiedades curativas y equilibrar las cualidades de la comida. Aquí tienes algunas de las esenciales para *Comer, sentir, sanar.*

CÚRCUMA

Esta especia picante es conocida por sus propiedades antivíricas, antibacterianas y antiparasitarias. Purifica la sangre, regula los niveles de insulina (adiós a los antojos) y protege la flora intestinal. Es una de las mejores amigas de un yogui porque disminuye la inflamación y ayuda a estirar los ligamentos. Es también la especia de la belleza porque realza el lustre de la piel y combate el acné, el eccema y otras dolencias cutáneas. Tiene un sabor astringente, amargo, pero sigue siendo calorífica y seca, por lo que resulta completamente tridóshica.

JENGIBRE

Es el mejor amigo de tu fuego digestivo y ayuda a eliminar toxicidad aumentando el metabolismo. Es picante, dulce y calorífico, lo que lo hace tridóshico, aunque los pittas no deben consumirlo en exceso. Esta raíz picante ayuda a descomponer las proteínas y a eliminar el exceso de gases del estómago. Además, mejora la circulación de la sangre y relaja los músculos, con lo que facilita el flujo sanguíneo por todo el cuerpo. ¿Tienes náuseas? Masticar un poco te asentará el estómago.

ASAFÉTIDA (HING)

Esta especia india es un agente digestivo muy poderoso que resuelve cualquier problema de tripa. Se emplea para combatir la hinchazón, la indigestión, los gases y el dolor abdominal. Cunde mucho porque tiene una fuerte potencia calorífica que acelera de verdad el fuego digestivo. Si después de comer tienes el estómago hinchado por los gases, es la cura que necesitas. Esta especia picante combate también la cándida, equilibra el nivel de azúcar en sangre y alivia el síndrome del intestino irritable.

CILANTRO

Esta especia dulce, ligeramente amarga y astringente libera el agua acumulada en el cuerpo, así que es estupenda cuando te sientes pesado. Favorece la digestión, alivia los gases intestinales, regula los intestinos y estimula el apetito. Además, equilibra los alimentos picantes y especiados, por lo que resulta especialmente buena para pitta. Alivia el calor interno, la sed excesiva, el acné, las erupciones y las infecciones de las vías urinarias, y favorece la función hepática. Por eso resulta especialmente necesaria si se consume alcohol, cafeína, azúcar o alimentos procesados.

COMINO

El comino es una de las especias más populares del mundo y una medicina para la digestión. Es amargo, picante y astringente, perfecto para la depuración, y también calorífico, con lo que facilita la digestión. Se emplea para tratar la flatulencia, la hinchazón y la indigestión. Realza el fuego digestivo y mejora el metabolismo y la asimilación de nutrientes. Es un potente tónico renal y hepático que limpia el cuerpo de impurezas. Las semillas son también ricas en hierro y ayudan a combatir la anemia.

CARDAMOMO

El cardamomo, dulce y picante, posee propiedades caloríficas que estimulan la digestión y aumentan la absorción de nutrientes. Es también un potente diurético que combate la hinchazón y el peso provocado por la retención de líquidos. Limpia el tracto urinario, la vejiga y los riñones eliminando desechos, sal, exceso de agua, toxinas e infecciones. Beneficia a todas las doshas porque expulsa los gases y los alimentos no digeridos del colon, alivia la indigestión ácida y el ardor de estómago y reduce la mucosidad.

AZAFRÁN

Esta especia procede del noroeste de Irán y se la conoce como la hierba de la risa porque alegra el ánimo de manera instantánea. Es dulce, amargo, picante y calorífico, equilibra las hormonas y previene los síntomas del síndrome premenstrual. Además, regula el azúcar en sangre y favorece el metabolismo de los hidratos de carbono, lo que lo convierte en un aliado estupendo para perder peso de forma saludable. Cura el acné, purifica la sangre, disminuye la inflamación y fomenta la formación sana de tejidos, huesos y hormonas sexuales.

SEMILLAS DE HINOJO

En la India se suelen masticar semillas de hinojo antes y después de las comidas para preparar el aparato digestivo y refrescar el aliento. Es una especia dulce pero ligeramente picante y amarga con cualidades ligeras y refrescantes. Potencia el metabolismo y estimula el procesamiento de las grasas. Además, alivia los gases, la indigestión, la diarrea y las náuseas. Estas semillas se usan también para mejorar la vista, regular la menstruación, prevenir la anemia y tratar los resfriados.

CANELA

La canela posee propiedades caloríficas, amargas y picantes y es un complemento perfecto para platos tanto dulces como salados. Estabiliza los niveles de glucosa en sangre disminuyendo las posibilidades de que eches mano del azúcar, y ralentiza la liberación de azúcar al torrente sanguíneo, con lo que ayuda a gestionar los antojos y el aumento de peso. Es rica en antioxidantes, por lo que resulta estupenda para la piel y para prevenir enfermedades.

SEMILLAS DE MOSTAZA

Esta especia picante aporta un sabor terroso a las ensaladas, los salteados y las sopas. Es antiinflamatoria, antivírica y antibacteriana. Se emplea para combatir parásitos, reforzar la digestión, reducir la frecuencia de las migrañas e incluso aliviar el dolor muscular. Tiene propiedades caloríficas, grasas, ligeras y fuertes que la convierten en un sustituto excelente de la cebolla y el ajo para los pittas, los yoguis y las personas con problemas digestivos.

UNA NOTA ACERCA DE
La cebolla y el ajo

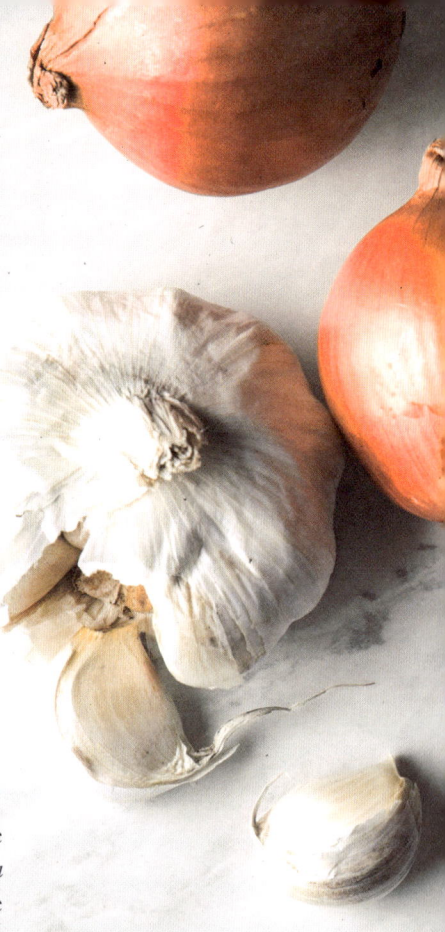

Algunas de las recetas de este libro incluyen cebolla y ajo, unas hortalizas con propiedades medicinales y un punto picante que beneficia a los vatas y a los kaphas. Sin embargo, este sabor picante no resulta recomendable para los pittas ni para los que estén en el camino yóguico (con el propósito de dedicar su vida a alcanzar la iluminación espiritual). Si quieres evitarlos, aquí tienes unas alternativas muy sabrosas que puedes probar.

CUÁNDO DEBES EVITARLOS

A los yoguis se les recomienda consumir una dieta puramente sátvica a base de alimentos vegetales frescos. Las cebollas y los ajos tienen una naturaleza *rajásica* para los chakras inferiores y *tamásica* para los superiores, lo que significa que agitan el cuerpo y adormecen la mente. La ciencia ha descubierto que el ajo desencadena un miniespasmo esofágico que podría ser el motivo de que los antiguos rishis afirmaran que afecta a nuestra vibración sutil. Si estás en el camino yóguico, intenta estar varias semanas sin tomar cebolla ni ajo y observa cómo influye esto en tu meditación. A continuación, vuelve a tomarlos y comprueba la diferencia. Lo más probable es que saturen tus sentidos después de haber pasado un tiempo alejado de ellos.

Los pittas ya tienen una naturaleza caliente y se les recomienda que eviten los alimentos picantes y rajásicos porque pueden desencadenar acidez, acné e inflamación.

Hoy en día, muchas de las personas que sufren síndrome del intestino irritable o sobrecrecimiento bacteriano en el intestino delgado (SIBO) digieren mucho mejor si no toman cebolla ni ajo. Ambos son alimentos ricos en FODMAP[1] y contienen hidratos de carbono de cadena corta que el intestino delgado de algunas personas no puede absorber correctamente.

PROPIEDADES MEDICINALES

Esto no significa que todo el mundo deba evitar consumir estos alimentos. El Ayurveda reconoce también las propiedades medicinales de ambos: son antivíricos, antibacterianos y antiparasitarios. Un médico ayurvédico puede incluso recetártelos como antibiótico natural si tienes una infección vírica. En el Ayurveda todo puede verse como medicina o como veneno dependiendo de la persona que lo consume y el momento en que lo hace.

---

[1] Los FODMAP son hidratos de carbono de cadena corta y alcoholes relacionados. Son las siglas en inglés de las palabras oligosacáridos, disacáridos, monosacáridos y polioles fermentables. *(N. de la T.)*

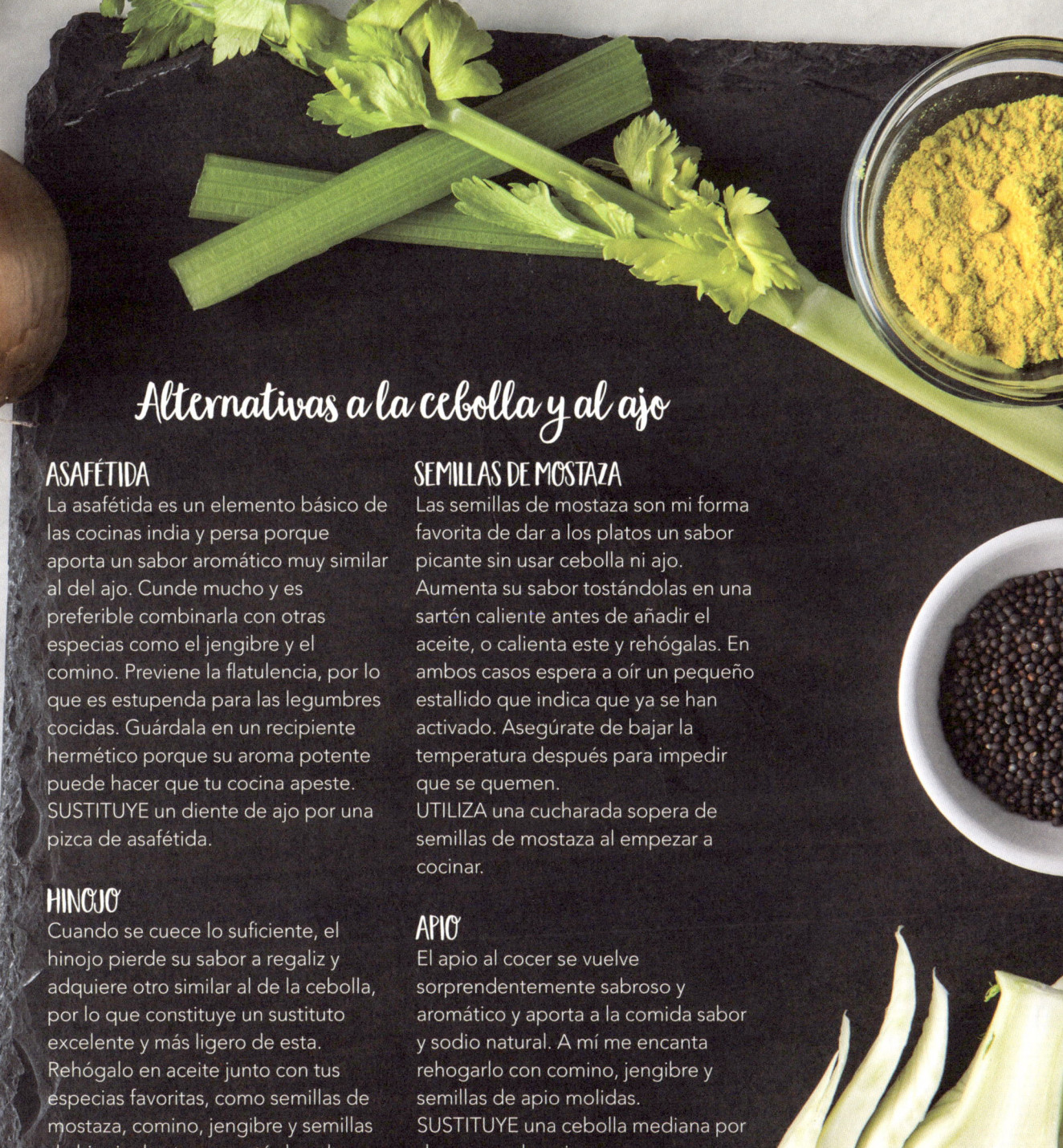

Alternativas a la cebolla y al ajo

ASAFÉTIDA
La asafétida es un elemento básico de las cocinas india y persa porque aporta un sabor aromático muy similar al del ajo. Cunde mucho y es preferible combinarla con otras especias como el jengibre y el comino. Previene la flatulencia, por lo que es estupenda para las legumbres cocidas. Guárdala en un recipiente hermético porque su aroma potente puede hacer que tu cocina apeste.
SUSTITUYE un diente de ajo por una pizca de asafétida.

HINOJO
Cuando se cuece lo suficiente, el hinojo pierde su sabor a regaliz y adquiere otro similar al de la cebolla, por lo que constituye un sustituto excelente y más ligero de esta. Rehógalo en aceite junto con tus especias favoritas, como semillas de mostaza, comino, jengibre y semillas de hinojo, hasta que esté dorado.
SUSTITUYE una cebolla mediana por un bulbo de hinojo mediano.

SEMILLAS DE MOSTAZA
Las semillas de mostaza son mi forma favorita de dar a los platos un sabor picante sin usar cebolla ni ajo. Aumenta su sabor tostándolas en una sartén caliente antes de añadir el aceite, o calienta este y rehógalas. En ambos casos espera a oír un pequeño estallido que indica que ya se han activado. Asegúrate de bajar la temperatura después para impedir que se quemen.
UTILIZA una cucharada sopera de semillas de mostaza al empezar a cocinar.

APIO
El apio al cocer se vuelve sorprendentemente sabroso y aromático y aporta a la comida sabor y sodio natural. A mí me encanta rehogarlo con comino, jengibre y semillas de apio molidas.
SUSTITUYE una cebolla mediana por dos ramas de apio.

Abastece tu despensa

Además de muchas verduras, te vendrá bien tener siempre a mano una serie de productos básicos. Son algunos de los ingredientes más utilizados en la cocina de *Comer, sentir, sanar*.

FRUTOS SECOS Y SEMILLAS
- Frutos secos y semillas crudos (anacardos, almendras, nueces, semillas de chía, escamas de coco)
- Mantecas de frutos secos y de semillas (de pipas de girasol, almendras o coco, tahini)
- Leche vegetal (lino, almendras, coco, anacardos)

CEREALES Y LEGUMBRES
- Legumbres (garbanzos, edamame, alubias negras, alubias mung, lentejas)
- Arroz integral
- Quinua

Te recomiendo que las cuezas tú mismo, pero si tienes que elegir entre legumbres en bote y comprar comida para llevar, ganan siempre las legumbres en bote.

COMPLEMENTOS SIN GLUTEN
- Harina de almendras
- Almidón de arrurruz
- Harina de coco
- Semillas de lino molidas
- Tapioca

EDULCORANTES NATURALES
- Azúcar de coco
- Edulcorante líquido de fruta del monje
- Dátiles medjool

El extracto puro de fruta del monje es mi edulcorante preferido porque no afecta a los niveles de azúcar en sangre y es muy beneficioso para la salud.

POTENCIADORES DEL SABOR Y DE LA SALUD
- Hierbas adaptógenas (ashwagandha y shatavari)
- Bayas de goji
- Proteína vegetal en polvo
- Sal marina o sal rosa del Himalaya
- Espirulina
- Vainilla molida

Hierbas adaptógenas

Los adaptógenos, como la ashwagandha y el shatavari, constituyen una parte importante de la medicina ayurvédica y actúan sinérgicamente con tu cuerpo para aportarte exactamente lo que necesitas. Ayudan a equilibrar las hormonas, combaten el estrés y la fatiga, estabilizan el nivel de azúcar en sangre, alivian los problemas menstruales, aumentan la concentración y potencian la energía.

ACEITES

No tengas miedo de los aceites porque son tus mejores amigos en el camino ayurvédico. De hecho, el Ayurveda utiliza la misma palabra para el aceite y para el amor: *sneha*. Gracias a sus propiedades curativas del aparato digestivo, estimulan el metabolismo, mejoran el estado de ánimo, potencian el cerebro y ponen la piel lustrosa; son realmente un amor.

Sin embargo, al igual que los amores, no todos son iguales. Muchos aceites comunes, como el vegetal y el de colza, son transgénicos y han sido muy tratados con pesticidas y desodorizados mediante un proceso químico, así que no los queremos en nuestro cuerpo *fresco*.

La mayoría de las recetas de este libro son cocidas y requieren el uso de un aceite con un punto de humeo alto (el punto de humeo es la temperatura a la que un aceite empieza a quemarse y a soltar humo, lo que puede generar radicales libres dañinos). Aceites como los de aguacate, coco, pepita de uva y sésamo son los más recomendables para cocinar y asar gracias a su elevado punto de humeo, mientras que el de oliva va mejor para los salteados ligeros. Los de lino y cáñamo se emplean solo para aderezar.

No compres más aceite del que vayas a usar en un año. Con el tiempo, el calor y la luz pueden generar radicales libres. Por eso es importante guardarlos en un armario fresco y oscuro o en el frigorífico.

Los vatas y los pittas deben usar el aceite sin restricciones, mientras que los kaphas deben contenerse un poco más, aunque sin llegar a prescindir totalmente de él. Algunos nutrientes son liposolubles, por lo que tiene que haber grasa para que podamos absorberlos correctamente. Los aceites son también el combustible favorito del cerebro y por eso es fundamental que lo nutramos a diario con grasas saludables.

Tabla de aceites de Comer, sentir, sanar

	PUNTO DE HUMEO	CARACTERÍSTICAS	MEJOR PARA
AGUACATE	271 °C (520 °F)	Calorífico, dulce, tamásico, alcalinizante	Vata y pitta
COCO	176 °C (350 °F)	Refrescante, dulce, sátvico, alcalinizante	Pitta y vata
LINO	107 °C (225 °F)	Calorífico, dulce, sátvico, alcalinizante	Tridóshico
PEPITA DE UVA	204 °C (400 °F)	Neutro, sátvico, acidificante	Tridóshico
CÁÑAMO	165 °C (330 °F)	Refrescante, dulce	Vata y pitta
OLIVA VIRGEN EXTRA	160 °C (320 °F)	Calorífico, amargo, rajásico, alcalinizante	Vata
SÉSAMO	210 °C (410 °F)	Calorífico, dulce y picante, sátvico, acidificante	Vata y kapha

Conseguir que funcione

Han cambiado mucho las cosas desde hace cinco mil años, cuando nació el Ayurveda. Tenemos frigoríficos que impiden que los restos sean un peligro, agendas muy ocupadas que hacen necesario preparar las comidas con antelación y electrodomésticos que nos permiten ahorrar mucho tiempo. Aprovecha al máximo ambos mundos combinando lo antiguo con lo moderno.

COME PARA HOY

Los antiguos textos ayurvédicos recomendaban preparar cada comida desde el principio, servirla inmediatamente y tirar todos los restos, porque empiezan a perder prana. Sin embargo, la mayoría de nosotros no tenemos la suerte de estar todo el día en casa cocinando para servir tres comidas recién hechas. Estamos fuera trabajando, estudiando, haciendo recados y todas las demás tareas gloriosas que acompañan a la forma de vida del siglo XXI. Por eso, esta sugerencia bienintencionada del Ayurveda necesita un cierto reajuste. Tenemos que ponernos al día y darnos cuenta de que es mejor tomar una comida cocinada con antelación que pedir algo preparado para comer.

PREPARA CON ANTELACIÓN

La pregunta que más suelo escuchar es: «¿Y cómo voy a conseguir hacer esto con la agenda tan apretada que tengo?». La respuesta es: ¡planifica con antelación! No hace falta hacer un calendario ni escribir lo que vas a comer cada día (aunque un pitta seguro que disfruta haciéndolo), sino solo preparar cantidades abundantes de comida que puedas ir repartiendo a lo largo de la semana. Muchas de las recetas de este libro, sobre todo los cuencos de seis sabores, empiezan con una base de quinua, arroz de coliflor o legumbres ya cocidas y verduras asadas o al vapor. Tenlos siempre a mano y no tardarás nada en preparar una comida muy nutritiva.

Preparar con antelación no tiene por qué llevar mucho tiempo. Dedicar un par de horas a la semana a cocinar puede suponer la diferencia entre tener comidas caseras saludables y comprar en el último minuto comida preparada para llevar. Dos veces a la semana:

- Prepara una buena cantidad de legumbres (añádeles comino, asafétida o kombu para que resulten más fáciles de digerir).
- Prepara una buena cantidad de quinua, arroz integral, cebada o arroz de coliflor.
- Asa o cuece al vapor una buena cantidad de verduras locales de temporada.
- Prepara uno o dos aliños para los cuencos de seis sabores.

UTENSILIO PARA AHORRAR TIEMPO

Te recomiendo que compres un robot de cocina que pueda cocer al vapor, cocer lentamente y rehogar. Aportará versatilidad y facilidad a tu cocina. Pongamos que vuelves de un viaje y estás deseando tomar una buena comida, pero tienes la nevera vacía: puedes preparar una sopa caliente de lentejas en solo 20 minutos de principio a fin. O imagina que estás fuera de casa todo el día y que, cuando llegas a casa, te apetece una cena caliente y cocinada: puedes conectar la olla de cocción lenta por la mañana y, al llegar a casa, tener ya listo un delicioso curri de coco, con lo que previenes la tentación de pedir algo fuera. Las ollas a presión también son estupendas para preparar rápidamente una buena cantidad de legumbres.

APRECIA LOS RESTOS

Lo estupendo de las recetas ayurvédicas a base de plantas es que, si las tapas, aguantan en el frigorífico varios días porque no contienen productos de origen animal. Aunque el Ayurveda recomienda tomar todas las comidas calientes, si tenemos que elegir entre comer comida casera fría y algo que hayamos encargado fuera caliente, debemos elegir la casera fría. Al menos sabemos que no contiene los aditivos, la sal, el aceite de colza y las verduras no ecológicas que sirven en la mayoría de los restaurantes. Es preferible tomar un alimento frío que recalentado en el microondas, porque este disminuye su contenido nutricional.

UTILIZA EL CONGELADOR

Muchas de mis cenas tridóshicas se pueden conservar congeladas hasta un mes sin perder ninguno de sus beneficios nutricionales. También puedes congelar la quinua y las legumbres cocidas y tenerlas siempre a mano, listas para usar. El congelador es también el lugar perfecto para guardar caprichos saludables, como el caramelo adaptógeno y las bolitas dichosas. El simple hecho de que no existiera en tiempos del Ayurveda no significa que nosotros no podamos usarlo; ¡todo aquello que nos facilite estar más sanos sin dejar de llevar una vida plena es estupendo!

	DESAYUNO	COMIDA	MERIENDA	CENA
LUNES	La comida om de tu dosha (p. 106)	Cuenco de cúrcuma y tahini (p. 149)	Salsa para mojar de aguacate y tahini (p. 199) con verduras	Kitchari tridóshico (p. 181)
MARTES	El batido de tu dosha (p. 100)	Cuenco de cúrcuma y tahini (p. 149)	Bolitas dichosas de chai (p. 216)	Kitchari tridóshico (p. 181)
MIÉRCOLES	Las gachas saladas de tu dosha (p. 112)	Cuenco tailandés de Buda (p. 128)	Salsa para mojar de aguacate y tahini (p. 199) con verduras	Hamburguesa de batata y garbanzos (p. 168)
JUEVES	Las gachas de lentejas de tu dosha (p. 104)	Cuenco tailandés de Buda (p. 128)	Fruta fresca	Hamburguesa de batata y garbanzos (p. 168)
VIERNES	El budín de chía de tu dosha (p. 116)	Cuenco de la diosa (p. 136)	Fruta fresca	Curri en una sola cazuela (p. 165)
SÁBADO	Las gachas de quinua de tu dosha (p. 118)	Cuenco de la diosa (p. 136)	Salsa tandoori de coliflor para mojar (p. 202) con verduras	Curri en una sola cazuela (p. 165)
DOMINGO	Las tortitas de chai de tu dosha (p. 98)	Cuenco de sésamo, jengibre y miso (p. 140)	Salsa tandoori de coliflor para mojar (p. 202) con verduras	Caldo de algas para curar el intestino (p. 180)

Preparación básica

DE LEGUMBRES, CEREALES Y VERDURAS

Teniendo a mano legumbres, cereales y verduras ya preparadas, jamás tardarás más de unos pocos minutos en tener lista una comida saludable. Así es como debes elaborar los ingredientes que necesitas para los cuencos de seis sabores y otras cosas.

LEGUMBRES

Elige legumbres ecológicas de un proveedor de confianza para asegurarte de que no contienen basura, piedras ni mohos.

Una vez cocidas, puedes refrigerarlas en un recipiente hermético y duran 3 o 4 días. Si las congelas, puedes guardarlas 2 meses.

Remojado

1. Aclara las legumbres en un colador con agua corriente fría. Desecha todas aquellas que floten o que estén rotas.
2. Introdúcelas en un bol grande y cúbrelas varios centímetros con agua caliente. Para que puedan digerirse con más facilidad, añade 2 cucharadas soperas de un ácido (zumo de limón o vinagre de sidra) por cada taza de legumbres.
3. Déjalas en remojo toda la noche (unas 12 horas). Escúrrelas y acláralas bien en un colador antes de cocinarlas.

Cocción

1. Introduce las legumbres remojadas en una olla y añade el agua que corresponda a la variedad que estés preparando (consulta la tabla). Yo recomiendo agregar un trozo de kombu, un alga japonesa que neutraliza las sustancias que producen los gases.
2. Tapa y pon a calentar. Retira la espuma que suba a la superficie.
3. Cuando rompan a hervir, reduce el fuego y deja que cuezan lentamente durante el tiempo establecido (consulta la tabla). Una vez cocidas, deben estar tiernas; blandas, pero no deshechas.
4. Retira del fuego y deja que reposen tapadas durante una hora para que se ablanden un poco más.

VARIEDAD	PROPORCIÓN AGUA:LEGUMBRE	TIEMPO DE COCCIÓN	CANTIDAD COCIDA DE 1 TAZA CRUDA YA REMOJADA
ALUBIAS ADZUKI	3:1	1,5 horas	3 tazas
GARBANZOS	4:1	1,5 horas	3 tazas
LENTEJAS MARRONES O VERDES	2:1	30 minutos	3 tazas
LENTEJAS ROJAS	2:1	Entre 15 y 20 minutos	3 tazas
ALUBIAS MUNG	3:1	45 minutos	3 tazas
ALUBIAS NEGRAS	4:1	1 hora	3 tazas
GUISANTES SECOS	3:1	45 minutos	2,5 tazas

VERDURAS ASADAS

Este método va bien para casi cualquier tipo de verdura. Cuanto más pequeños sean los trozos, más rápido se harán. En el frigorífico se conservan un máximo de 5 días.

3 tazas de verduras picadas (las que tienen una piel exterior más dura, como la calabaza, deben pelarse)

1-2 cucharadas soperas de aceite de sésamo, coco, pepita de uva o aguacate

1. Precalienta el horno a 200 ºC (400 ºF). Reboza las verduras con el aceite en un bol mediano removiéndolas hasta que se hayan recubierto bien.

2. Extiéndelas sobre una bandeja de horno en una sola capa y ásalas entre 20 y 35 minutos o hasta que estén blandas y empezando a dorarse por los bordes.

CALABAZA CARRUCHA ASADA

Aquí tienes un método rápido de preparar la calabaza si no quieres tomarte la molestia de pelarla y picarla. En el frigorífico se conserva un máximo de 5 días.

1 calabaza carrucha cortada por la mitad y sin pepitas

1 cucharada sopera de aceite de sésamo, coco, pepita de uva o aguacate (opcional)

Sal marina y pimienta negra recién molida

1. Precalienta el horno a 200 ºC (400 ºF). Coloca la calabaza con los lados cortados hacia abajo en una fuente de horno de 22 x 33 cm (9 x 13 pulgadas). Vierte agua en la fuente alrededor de las mitades de calabaza.

2. Hornea hasta que esté blanda y se pinche fácilmente con un tenedor (entre 25 y 30 minutos). Retira cuidadosamente la piel con un tenedor. Si lo deseas, puedes rociarla con aceite. Salpimenta al gusto.

BATATA ASADA

Utiliza este método para asar una batata entera o para hacer puré de batata. En el frigorífico se conserva un máximo de 5 días.

2 batatas grandes

1. Precalienta el horno a 220 ºC (425 ºF). Lava bien las batatas y sécalas con un paño de cocina. Pincha la piel varias veces con un tenedor.

2. Coloca las batatas en una fuente de horno recubierta de papel vegetal y ásalas durante 45 minutos hasta que estén blandas y puedan pincharse fácilmente con un tenedor. Separa la pulpa de la piel para aquellas recetas en las que necesites puré de batata.

CEREALES

Compra la quinua y el arroz a granel para que te salgan más baratos. Los cereales cocidos refrigerados en un recipiente hermético se conservan entre 4 y 6 días, y congelados, hasta 6 meses.

1. Aclara bien el cereal en un colador. Pon el agua a calentar a fuego vivo (consulta la tabla).

2. Cuando rompa a hervir, añade el cereal removiendo y baja el fuego a lento. Deja que cueza despacio durante 15 minutos hasta que se haya absorbido todo el líquido.

3. Deja reposar tapado entre 5 y 10 minutos antes de servir. Espónjalo con un tenedor.

VARIEDAD	PROPORCIÓN AGUA:CEREAL	TIEMPO DE COCCIÓN	CANTIDAD COCIDA DE 1 TAZA
QUINUA	2:1	15 minutos	3 tazas
ARROZ INTEGRAL	3:1	30 minutos	2,5 tazas
CEBADA	3:1	30 minutos	2,5 tazas

COMER, SENTIR, SANAR
Aliños

Los aliños caseros resultan fáciles de hacer y no contienen los estabilizantes y edulcorantes de los que compras en las tiendas. Además, son una forma estupenda de incluir los sabores agrio, salado y picante en un cuenco de seis sabores.

ITALIANO
SE OBTIENEN 6 CUCHARADAS SOPERAS

- 1 cucharada sopera de aceite de oliva
- 2 cucharadas soperas de vinagre de sidra
- El zumo de 1 limón
- 1 cucharadita de mostaza de Dijon
- ½ cucharadita de condimento italiano (orégano, albahaca, tomillo)
- Un pellizco de sal marina y pimienta negra

Bate todos los ingredientes en un bol pequeño. Prueba y ajusta los condimentos al gusto. Refrigerado en un recipiente hermético se conserva un máximo de 5 días.

MEDITERRÁNEO
SE OBTIENEN 4 CUCHARADAS SOPERAS

- 2 cucharadas soperas de zumo de limón recién exprimido
- 1 cucharada sopera de melaza de granada (opcional)
- 1 cucharada sopera de aceite de oliva
- ¼ de cucharadita de comino en polvo
- Una pizca de pimienta de Jamaica molida
- Un pellizco de sal marina

Bate todos los ingredientes en un bol pequeño. Prueba y rectifica los condimentos al gusto. Refrigerado en un recipiente hermético se conserva un máximo de 5 días.

COMINO Y LIMA
SE OBTIENEN 6 CUCHARADAS SOPERAS

- ¼ de zumo de lima (aproximadamente 2 limas)
- ¼ de cucharadita de sal marina
- 1 cucharada sopera de aceite de oliva virgen extra
- 1 cucharadita de comino en polvo
- 1 diente de ajo
- 1 cucharada sopera de jalapeño picado
- ¼ de cucharadita de cayena en polvo

Omitir para pitta

Introduce todos los ingredientes en un tarro que cierre bien y agítalos con fuerza hasta que estén bien mezclados. Refrigerado en un recipiente hermético se conserva un máximo de 5 días.

ALMENDRAS Y JENGIBRE
SE OBTIENE ½ TAZA

- 2 cucharadas soperas de manteca de almendras
- 2 cucharadas soperas de agua
- 1 cucharada sopera de salsa coco aminos*
- 1 cucharada sopera de vinagre de sidra
- 2 cucharaditas de aceite de sésamo tostado
- 2 gotas de edulcorante líquido de fruta del monje
- El zumo de ½ lima
- 1 diente de ajo ← *Omitir para pitta*
- 1 cucharadita de jengibre recién rallado, o bien ½ cucharadita de jengibre molido
- Una pizca de sal marina

Introduce todos los ingredientes en el vaso de la batidora o en el robot de cocina y bátelos hasta obtener una mezcla fina. Refrigerado en un recipiente hermético se conserva un máximo de 5 días.

---

* Coco aminos es una salsa elaborada mediante fermentación de la savia de la flor del coco. Es oscura, rica, salada y de sabor ligeramente dulce. Se asemeja a una salsa de soja ligera o tamari (salsa de soja sin trigo), pero no contiene soja ni gluten. Es muy habitual en Estados Unidos. *(N. de la T.)*

MISO DE SÉSAMO Y JENGIBRE

SE OBTIENE ½ TAZA

- 1 cucharada sopera de jengibre recién rallado
- 1 cucharada sopera de miso blanco
- 1 cucharada sopera de aceite de sésamo tostado
- 2 cucharadas soperas de tahini
- El zumo de ½ lima
- 1 cucharada sopera de vinagre de sidra o de coco
- 1-2 dientes de ajo pequeños picados *(Omitir para pitta)*
- 2 cucharaditas de salsa coco aminos o tamari
- 1 gota de fruta del monje líquida o ¼ de cucharadita de azúcar de coco (opcional)
- 2 cucharadas soperas de agua templada

Mezcla todos los ingredientes en el vaso de la batidora o del robot de cocina y bátelos hasta obtener una mezcla fina. Refrigerado en un recipiente hermético se conserva un máximo de 5 días.

SALSA SIN CACAHUETES

SE OBTIENE ½ TAZA

- ¼ de taza de leche de coco sin endulzar
- 2 cucharadas soperas de manteca de pipas de girasol o de almendras
- 1 cucharadita de jengibre molido
- 1 gota de edulcorante líquido de fruta del monje o ¼ de cucharadita de azúcar de coco
- 1 cucharadita de vinagre de sidra
- El zumo de ½ lima
- 2 cucharaditas de salsa coco aminos
- ¼ de cucharadita de cúrcuma

1. Introduce todos los ingredientes en un cazo pequeño y pon a calentar. Cuando rompa a hervir, baja el fuego y deja que hierva lentamente durante 5 minutos removiendo frecuentemente hasta que haya espesado.

2. Retira del fuego y deja enfriar ligeramente. Refrigerado en un recipiente hermético se conserva un máximo de 5 días.

TAHINI DE CÚRCUMA

SE OBTIENE ½ TAZA

- ¼ de taza de tahini
- 1 cucharada sopera de aceite de oliva virgen extra
- El zumo de ½ limón
- ¼ de cucharadita de cúrcuma molida
- ¼ de cucharadita de sal marina
- 2-6 cucharadas soperas de agua caliente
- ¼ de cucharadita de comino en polvo (opcional)
- ¼ de cucharadita de cilantro molido (opcional)
- ¼ de cucharadita de cayena *(Omitir para pitta)*
- Pimienta negra recién molida al gusto
- 1 cucharada sopera de perejil fresco picado

1. Bate el tahini, el aceite de oliva, el zumo de limón, la cúrcuma y la sal en un bol pequeño hasta que se hayan mezclado bien. Añade el agua caliente cucharada a cucharada batiendo bien después de cada una hasta que el aliño haya adquirido la consistencia deseada.

2. Incorpora las especias opcionales, la pimienta negra y el perejil. Prueba y rectifica los condimentos al gusto. Refrigerado en un recipiente hermético se conserva un máximo de 5 días.

La comida es el primer paso de tu camino espiritual.

COMER, SENTIR, SANAR

Salsas y productos básicos

Las salsas y los extras son los que dan forma a una comida. Seguir una dieta a base de plantas no significa que tengas que renunciar a los sabores del beicon crujiente y de la nata agria. Estos son mis complementos favoritos para transformar un cuenco de verduras en algo verdaderamente mágico.

CREMA AGRIA DE ANACARDOS

SE OBTIENEN 2 TAZAS

- 1,5 tazas de anacardos crudos dejados en remojo durante 2-4 horas, aclarados y escurridos
- ¾ de taza de agua
- 2 cucharadas soperas de vinagre de sidra
- 2 cucharadas soperas de zumo de limón
- ¼ de cucharadita de sal marina
- 1 cucharada sopera de levadura nutricional (opcional)

Introduce todos los ingredientes en el robot de cocina o en el vaso de una batidora de gran velocidad y bate a velocidad alta entre 5 y 7 minutos hasta obtener una salsa cremosa. Rebaña los lados del vaso o añade unas gotas de agua. Refrigerado en un recipiente hermético se conserva un máximo de 5 días.

TZATZIKI HERBAL DE ANACARDOS

SE OBTIENE 1 TAZA

- 1 pepino mediano pelado y rallado
- 1 taza de anacardos crudos dejados en remojo durante 2-4 horas, aclarados y escurridos
- 4 cucharadas soperas de zumo de limón
- 2 cucharadas soperas de tahini
- 2 dientes de ajo ← *Omitir para pitta*
- Sal marina y pimienta negra recién molida
- 5-7 cucharadas soperas de agua
- ⅓ de taza de eneldo fresco picado

1. Introduce el pepino rallado en un colador y espolvoréalo ligeramente con sal. Reserva para que escurra durante unos minutos mientras preparas la pasta de anacardos.

2. Introduce los anacardos, el zumo de limón, el tahini, el ajo y 5 cucharadas soperas de agua en el robot de cocina o en el vaso de la batidora. Bate hasta obtener una salsa fina y cremosa. Si lo necesitas, puedes añadir más agua. Prueba y salpimenta.

3. Pasa a un bol e incorpora el pepino rallado y el eneldo. Tapa y refrigera durante 2 horas antes de servir. Refrigerado se conserva hasta 4 días.

PESTO A BASE DE PLANTAS
SE OBTIENE 1 TAZA

2 tazas de hojas de albahaca frescas sin apretar
½ taza de pipas de girasol o nueces
½ cucharadita de sal marina
3 dientes de ajo picados ← *Omitir para pitta*
1 cucharada sopera de zumo de limón
¼ de taza de aceite de oliva (o más si fuese necesario)

Introduce la albahaca, el ajo, las pipas de girasol, la sal y el zumo de limón en el robot de cocina. Bate mientras vas echando el aceite de oliva poco a poco para que emulsione. Rebaña los lados del cuenco una o dos veces. Refrigerado en un recipiente hermético se conserva entre 2 y 3 días.

CARNE DE GARBANZOS
SE OBTIENE 1 TAZA

1 taza de garbanzos cocidos
½ taza de nueces
1 cucharada sopera de salsa coco aminos o tamari sin gluten

Introduce todos los ingredientes en el robot de cocina y bate hasta que la mezcla forme grumos gruesos con una consistencia parecida a la de la carne picada cocida. Refrigerado en un recipiente hermético se conserva un máximo de 5 días.

CHIMICHURRI
SE OBTIENE 1 TAZA

½ cucharada sopera de orégano seco
2 cucharadas soperas de agua caliente
¼ de cucharadita de sal marina
1 diente de ajo mediano (opcional para pitta)
1 cucharada sopera de vinagre de sidra
La cáscara y el zumo de ½ limón
½ taza de perejil fresco picado
½ taza de cilantro fresco picado
¼ de pimiento serrano picado sin nervaduras ni semillas (opcional para pitta)
⅓ cucharadita de pimiento rojo en escamas machacado (opcional para pitta)
1-2 cucharadas soperas de aceite de oliva

1. Mezcla el orégano, el agua caliente y la sal en un bol pequeño y deja reposar durante 5 minutos.

2. Échalo en el robot de cocina y añade el resto de los ingredientes, a excepción del aceite de oliva. Tritura hasta que estén bien mezclados. Con la máquina en funcionamiento, ve añadiendo el aceite de oliva poco a poco. Refrigerado en un recipiente hermético se conserva hasta 2 días.

BEICON DE COCO
SE OBTIENE 1 TAZA

1 cucharada sopera de salsa coco aminos o tamari
1 cucharada sopera de agua
½ cucharadita de humo líquido (opcional)
½ cucharadita de jarabe de fruta del monje y arce
½ cucharadita de pimentón (dulce o ahumado)
Un pellizco de sal marina
1 taza de escamas de coco grandes y sin endulzar (no coco rallado)

1. Precalienta el horno a 175 ºC (350 ºF). Introduce todos los ingredientes, a excepción de las escamas de coco, en un bol mediano y bátelos para mezclarlos. Añade las escamas de coco y remueve hasta que hayan absorbido todo el líquido.

2. Extiende las escamas en una sola capa sobre una bandeja de horno recubierta de papel vegetal. Cuece entre 12 y 14 minutos removiendo cada 5 hasta que se hayan oscurecido.

3. Deja enfriar el «beicon» para que se ponga crujiente y luego utilízalo inmediatamente o introdúcelo en una bolsa de congelación. Congelado se conserva bien varios meses.

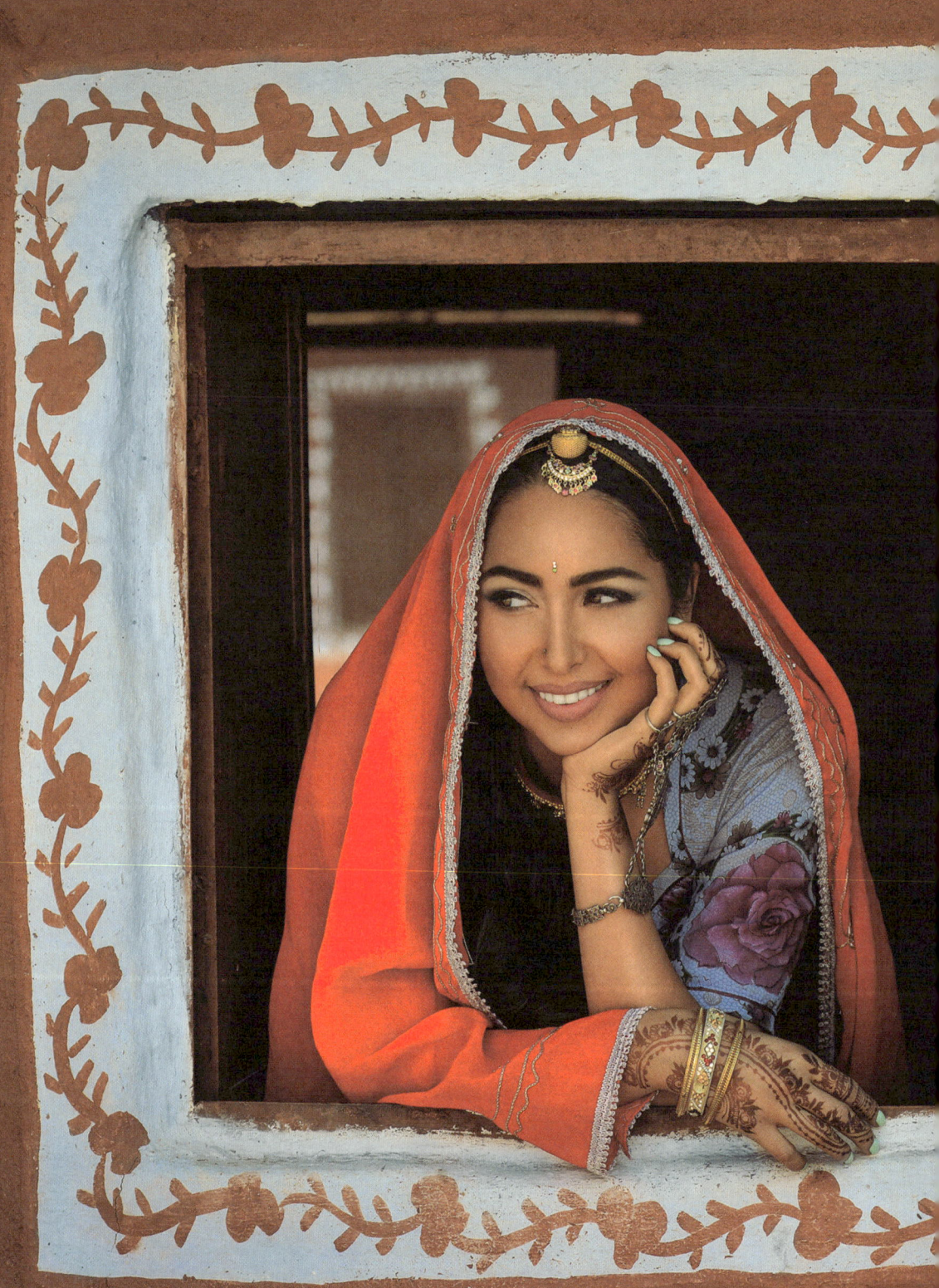

Desayunos para tu dosha

PARYAVASTHITA (CONTENTO)
Tortitas de chai

Para un domingo dedicado a cuidarnos a nosotros mismos, no hay nada como una montaña de tortitas saludables, sobre todo cuando cuidan tu dosha. Estas tortitas calientan, pero son ligeras y no contienen trigo, azúcar ni huevos. Lo ideal es combinarlas con una sesión matutina de yoga vinyasa y una mascarilla facial de cúrcuma.

— PARA 4 PERSONAS —

1 taza de harina de quinua
1 taza de leche vegetal sin endulzar
1 cucharada sopera de manteca de pipas de girasol o de almendras
1 cucharadita de levadura en polvo
1 cucharadita de canela
¼ de cucharadita de cardamomo
¼ de cucharadita de jengibre
Un pellizco de clavo molido
2 cucharadas soperas de jarabe de fruta del monje y arce o puro de arce
1 cucharadita de vinagre de sidra o de zumo de limón
½ cucharadita de sal marina
Aceite de coco para cocinar

Puedes sustituirlos por 1,5 cucharaditas de especias para tarta de calabaza

Vata
Ponles por encima manteca de almendras, bayas frescas y jarabe de fruta del monje y arce.

Pitta
Ponles por encima rodajas de plátano, nueces y jarabe de fruta del monje y arce.

Kapha
Ponles por encima granos de granada y trocitos de cacao.

1. Introduce todos los ingredientes, a excepción del aceite de coco, en un bol grande. Déjalos reposar 5 minutos para que espesen.

2. Calienta 1 cucharadita de aceite de coco en una sartén antiadherente a fuego medio. Pon 2 cucharadas soperas de masa en la sartén y presiona para darles forma de tortita. Deja que se hagan durante 2 minutos o hasta que estén firmes por abajo y empiecen a salir burbujas en la superficie.

3. Con mucho cuidado, da la vuelta con una espátula a la tortita y deja que se haga 1-2 minutos por el otro lado sin quemarse. Sigue haciendo tortitas hasta terminar la masa. Ve añadiendo más aceite de coco a la sartén a medida que lo vayas necesitando.

4. Sirve templado con la cobertura dosha que prefieras.

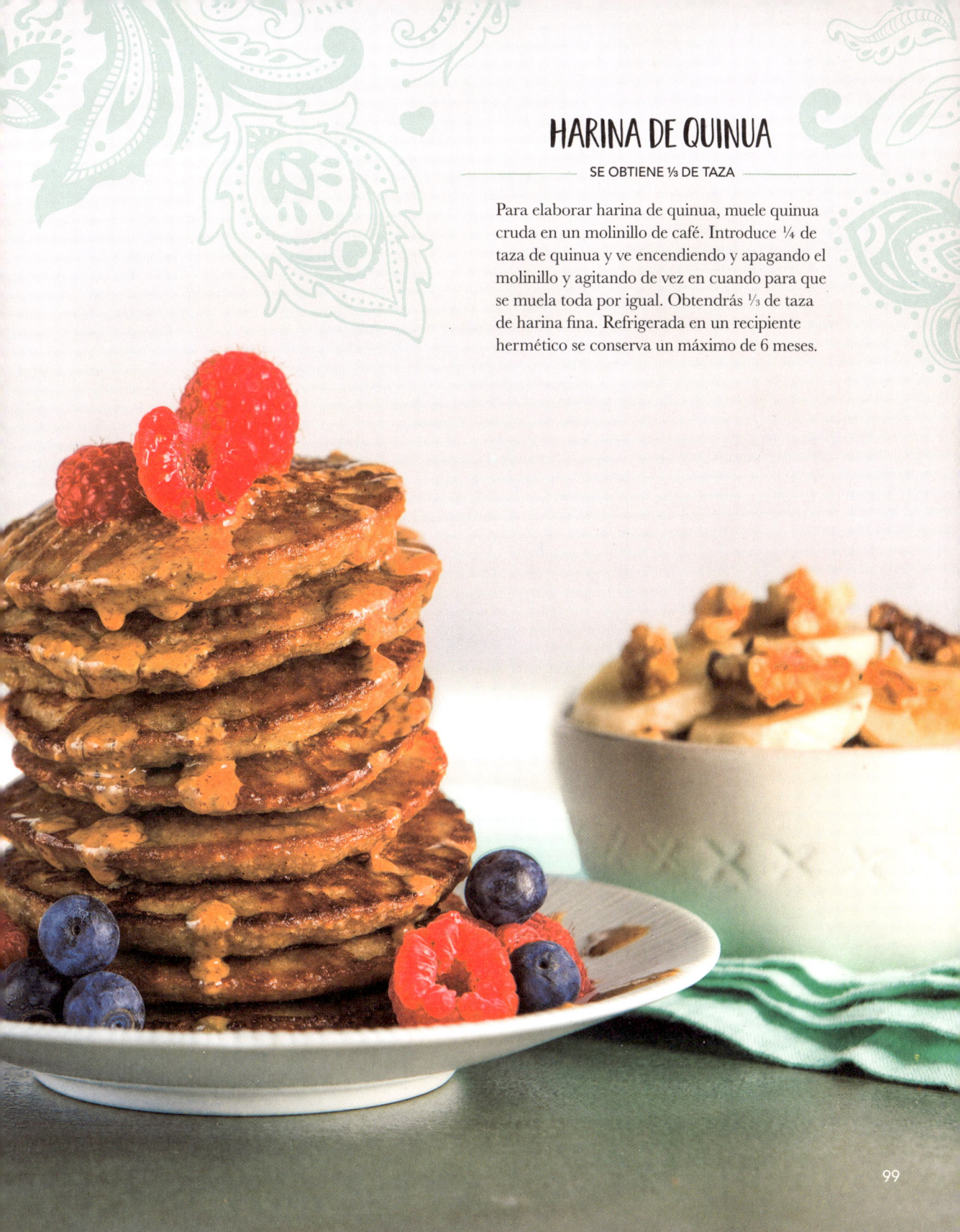

HARINA DE QUINUA
SE OBTIENE ⅓ DE TAZA

Para elaborar harina de quinua, muele quinua cruda en un molinillo de café. Introduce ¼ de taza de quinua y ve encendiendo y apagando el molinillo y agitando de vez en cuando para que se muela toda por igual. Obtendrás ⅓ de taza de harina fina. Refrigerada en un recipiente hermético se conserva un máximo de 6 meses.

SURYA (SOL) Batidos

Estos cuencos de batido tan estupendos pueden iluminar hasta la mañana más oscura. Son bonitos y equilibrantes y contienen especias caloríficas para vata, saciante manteca de coco para pitta y coliflor ligera para kapha.

BATIDO HOJA DE OTOÑO (VATA)

Un batido calorífico con jengibre, cúrcuma, canela y una base de verduras de raíz es lo mejor para atizar el fuego digestivo. Los vatas tienen frío por naturaleza, por eso es preferible que eviten las frutas congeladas y opten por las enraizantes verduras de raíz.

PARA 1 PERSONA

½ taza de calabaza o batata cocida
1 cucharadita de canela
¼ de cucharadita de cúrcuma molida
Un trozo de 1,5 cm (½ pulgada) de jengibre fresco pelado y rallado
1 cucharada sopera de manteca de almendra
1-2 tazas de leche vegetal sin endulzar
1 medida de proteína vegetal en polvo (opcional)
4 gotas de edulcorante líquido de fruta del monje o 1 dátil sin hueso (opcional)

PARA EL DIBUJO
⅛ de taza de calabaza o batata cocida
½ cucharadita de espirulina
½ puñado de espinacas
¼ de taza de leche vegetal

PARA ADORNAR
Granos de granada, pipas de calabaza

1. Introduce todos los ingredientes del batido en el vaso de la batidora y bátelos hasta obtener una crema fina. Vierte en un bol.

2. Aclara la batidora, introduce todos los ingredientes para el dibujo y bátelos hasta obtener una crema fina. Coloca con cuidado varias cucharadas de la mezcla sobre la superficie del batido y ve haciendo dibujos con un palillo moviendo la mano hacia atrás y hacia delante. Adorna con granos de granada y pipas de calabaza.

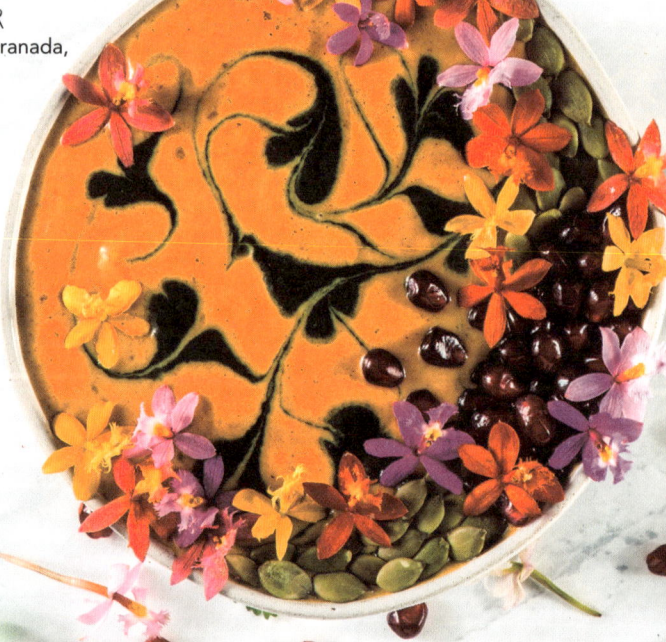

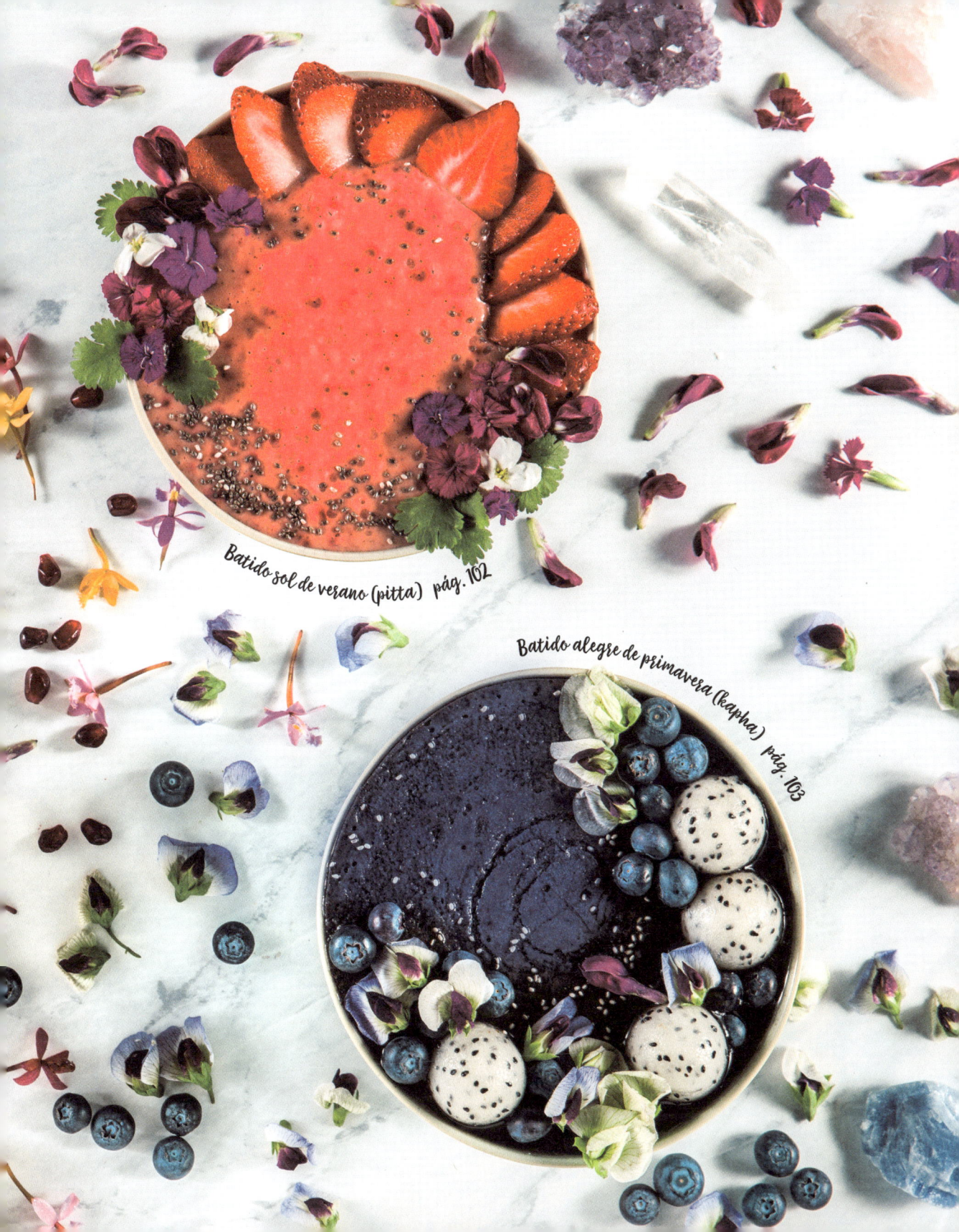

Batido sol de verano (pitta) pág. 102

Batido alegre de primavera (kapha) pág. 103

BATIDO SOL DE VERANO (Pitta)

Si eres pitta, probablemente estés pensando: «¿Un batido para desayunar? ¡Dentro de cinco minutos volveré a tener hambre!». No te preocupes, lo único que necesitas para sentirte saciado es que contenga grasas saludables. Añade un poco de manteca de coco o de aguacate y comprobarás que tu hambre y tu enfado desaparecen.

PARA 1 PERSONA

½ taza de fresas picadas
1 plátano pequeño (si quieres que tenga un índice glucémico bajo, sustitúyelo por un calabacín pequeño pelado y picado)
1 taza de infusión de hibisco, té de jazmín o leche de coco
2 cucharadas soperas de cilantro fresco picado
El zumo de 1 lima
1 cucharada sopera de manteca de coco fundida o ½ aguacate
1 medida de proteína vegetal en polvo (opcional)
4 gotas de edulcorante líquido de fruta del monje o 1 dátil sin hueso (opcional)

PARA ADORNAR: fresas en rodajas, cilantro, semillas de chía

1. Introduce todos los ingredientes en el vaso de la batidora y bátelos hasta obtener una crema fina.

2. Sirve en un bol y adorna con fresas, semillas de chía y cilantro.

Las doshas y el apetito

¿Cuánto comen las doshas? Vamos a averiguarlo.

VATA   Irregular e impredecible. Algunos días tienen muchísima hambre y otros, ninguna. Comen de forma aleatoria y les cuesta seguir un horario. Prefieren el picoteo a las comidas sentadas.

PITTA   Regular y de lobo. Necesitan comer y a su hora. Si se saltan una comida, se sienten extremadamente iracundos y hambrientos y se irritan fácilmente con los demás.

KAPHA   Tienen poco apetito, pero luego comen en exceso. A menudo comen muy poco durante el día y se dan atracones por la noche. Pueden comer por motivos emocionales si se sienten solos, aburridos, insatisfechos o deprimidos.

BATIDO ALEGRE DE PRIMAVERA (Kapha)

Ya sé lo que estás pensando: «¿Coliflor en un batido? Este libro se acaba de volver demasiado *fresco* para mí». La coliflor es cremosa, tiene un índice glucémico bajo y pocas calorías, por lo que constituye un buen sustituto del clásico plátano, y al estar unida al resto de ingredientes estupendos, ni siquiera la notarás.

PARA 1 PERSONA

1 taza de arándanos
½ taza de ramilletes de coliflor al vapor
1-2 tazas de leche vegetal sin endulzar
1 medida de proteína vegetal en polvo (opcional)
½ cucharadita de canela
¼ de cucharadita de jengibre rallado
4 gotas de edulcorante líquido de fruta del monje o 1 dátil sin hueso (opcional)

PARA ADORNAR: arándanos, semillas de chía, bolas de pitaya

1. Introduce todos los ingredientes en el vaso de la batidora y bátelos hasta obtener una crema fina.

2. Sirve en un bol y adorna con arándanos, semillas de chía y bolas de pitaya.

LAGHU (FÁCIL)
Gachas de lentejas

Una de las primeras mañanas que pasé en Bali, me sirvieron lentejas dulces para desayunar. «Esto sí que es raro —pensé—. Las lentejas no son un desayuno». Tomé un bocado y al momento me di cuenta de lo equivocada que estaba. Estas gachas son tan fáciles de hacer como las de avena, pero tienen más proteínas y son más curativas.

PARA 3 PERSONAS

1 taza de lentejas rojas
2 tazas de leche de coco sin endulzar
1,5 tazas de agua
4 gotas de edulcorante líquido de fruta del monje o 2 cucharaditas de azúcar de coco
1 cucharadita de canela
Un pellizco de sal marina

Vata
½ taza de puré de calabaza
1 cucharadita de especias para pastel de calabaza

Pitta
1 manzana pequeña picada
½ cucharadita de extracto de vainilla sin alcohol

Kapha
1 cucharadita de jengibre finamente rallado
½ cucharadita de cardamomo molido
¼ de cucharadita de cúrcuma
Una pizca de pimienta negra recién molida

1. Aclara bien las lentejas hasta que el agua salga limpia. Introdúcelas en un bol, cúbrelas con agua y déjalas en remojo toda la noche para que después se digieran bien.

2. Escúrrelas e introdúcelas en una cazuela grande. Añade la leche de coco, el agua, el edulcorante, la canela, la sal y los ingredientes de tu dosha.

3. Pon a fuego medio-alto. Cuando rompa a hervir, reduce el fuego y deja cocer sin tapar durante 20 minutos o hasta que se haya absorbido la mayor parte del líquido.

4. Retira del fuego y deja reposar durante varios minutos para que sigan absorbiendo líquido. Vierte en un bol y disfrútalas templadas.

Robot de cocina: Introduce todos los ingredientes y cuécelos a presión a temperatura elevada durante 20 minutos. Suelta la presión manualmente.

ZAIZAVA (INFANCIA)
Cereales de batata

Hay pocas cosas tan estupendas como la leche con cereales. Pero hay algunas todavía mejores, cuando la leche es vegetal y los cereales no contienen azúcar, trigo, gluten ni sustancias químicas. Sí, vivimos en un mundo en el que todo es posible y que empieza con los cereales de batata (¡ojalá pudiera viajar hacia atrás en el tiempo y cambiar mis cereales por estos otros!).

PARA 1 PERSONA

1 batata pequeña cortada en dados pequeños

Vata
1-2 tazas de leche de almendras
2 cucharadas soperas de manteca de almendras
2 cucharadas soperas de semillas de chía
Un pellizco de canela

Pitta
1-2 tazas de leche de coco
2 cucharadas soperas de coco en escamas
½ taza de bayas picadas
2 cucharadas soperas de semillas de cáñamo
Un pellizco de cardamomo molido

Kapha
1-2 tazas de leche de lino
½ taza de fresas en láminas
2 cucharadas soperas de pipas de calabaza
Un pellizco de canela
Un pellizco de cardamomo molido
Un pellizco de jengibre molido

1. Precalienta el horno a 200 ºC (400 ºF). Extiende los trozos de batata formando una sola capa sobre una bandeja de horno recubierta con papel vegetal. Hornéalos durante 20 minutos hasta que estén blandos y empezando a tostarse. Deja enfriar a temperatura ambiente.

2. Introduce los trozos de batata fríos en un cuenco de cereales y vierte por encima la leche vegetal. Añade los condimentos de tu dosha y ¡tómalo a cucharadas!

ZANTA (SERENO)
Gachas om

La palabra sánscrita *om* es el mantra más curativo porque comprende todos los sonidos primigenios del universo. Lo mejor es combinar estas recetas de gachas om con una mañana consciente para obtener el equilibrio óptimo.

GACHAS DE AVENA Y PASTEL DE CALABAZA (Vata)

La calabaza ayuda a enraizar a los ansiosos vatas que tienden a abrumarse empezando el día sin estar centrados. Contiene un aminoácido llamado triptófano que es el responsable de ayudar al cuerpo a fabricar serotonina, la hormona del bienestar que hace que nos sintamos tranquilos y relajados.

—— PARA 1 PERSONA ——

- ½ taza de harina de avena gruesa
- 1,75 tazas de leche vegetal sin endulzar
- ¼ de taza de puré de calabaza
- ½ cucharadita de canela en polvo
- ¼ de cucharadita de nuez moscada molida
- ¼ de cucharadita de cardamomo molido
- Un pellizco de clavo molido

Pueden sustituirse por 1 cucharadita de especias para pastel de calabaza

- ½ cucharadita de vainilla molida
- 4 gotas de edulcorante líquido de fruta del monje o 1 cucharadita de azúcar de coco

PARA ADORNAR: pipas de calabaza, canela, higos

1. Introduce la harina de avena y la leche en una cazuela pequeña y ponlas a calentar a fuego medio. Cuando rompan a hervir, reduce el fuego y deja que cuezan lentamente entre 3 y 5 minutos. Remueve de vez en cuando.

2. Incorpora el puré de calabaza, la canela, la nuez moscada, el cardamomo y el clavo y cuece hasta que se hayan calentado bien (1-2 minutos). Añade el edulcorante y remueve.

3. Sirve caliente regado con leche vegetal y adornado con pipas de calabaza, canela e higos.

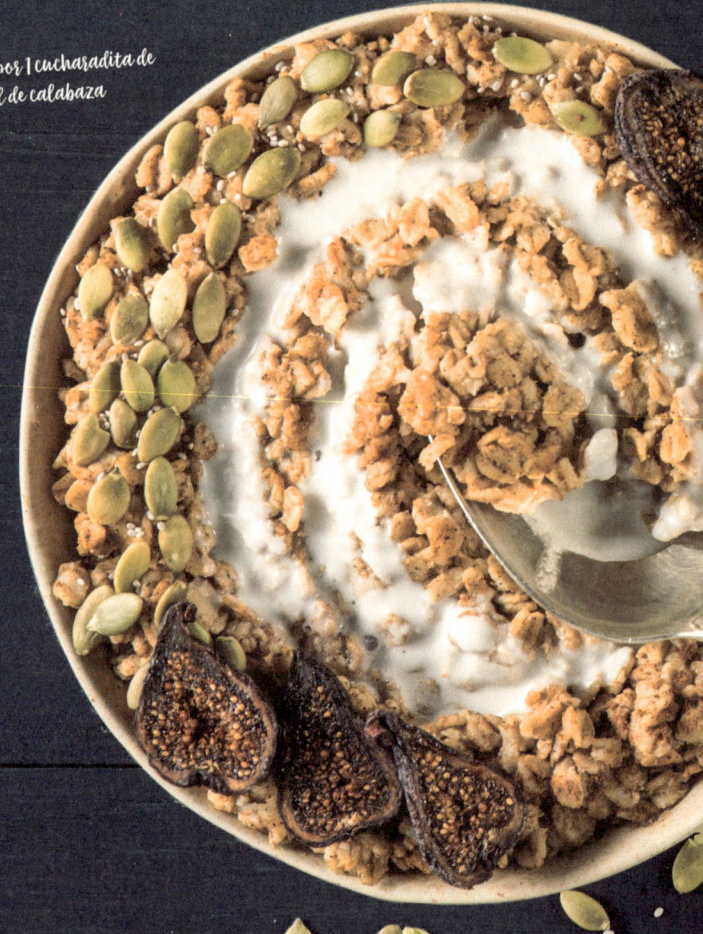

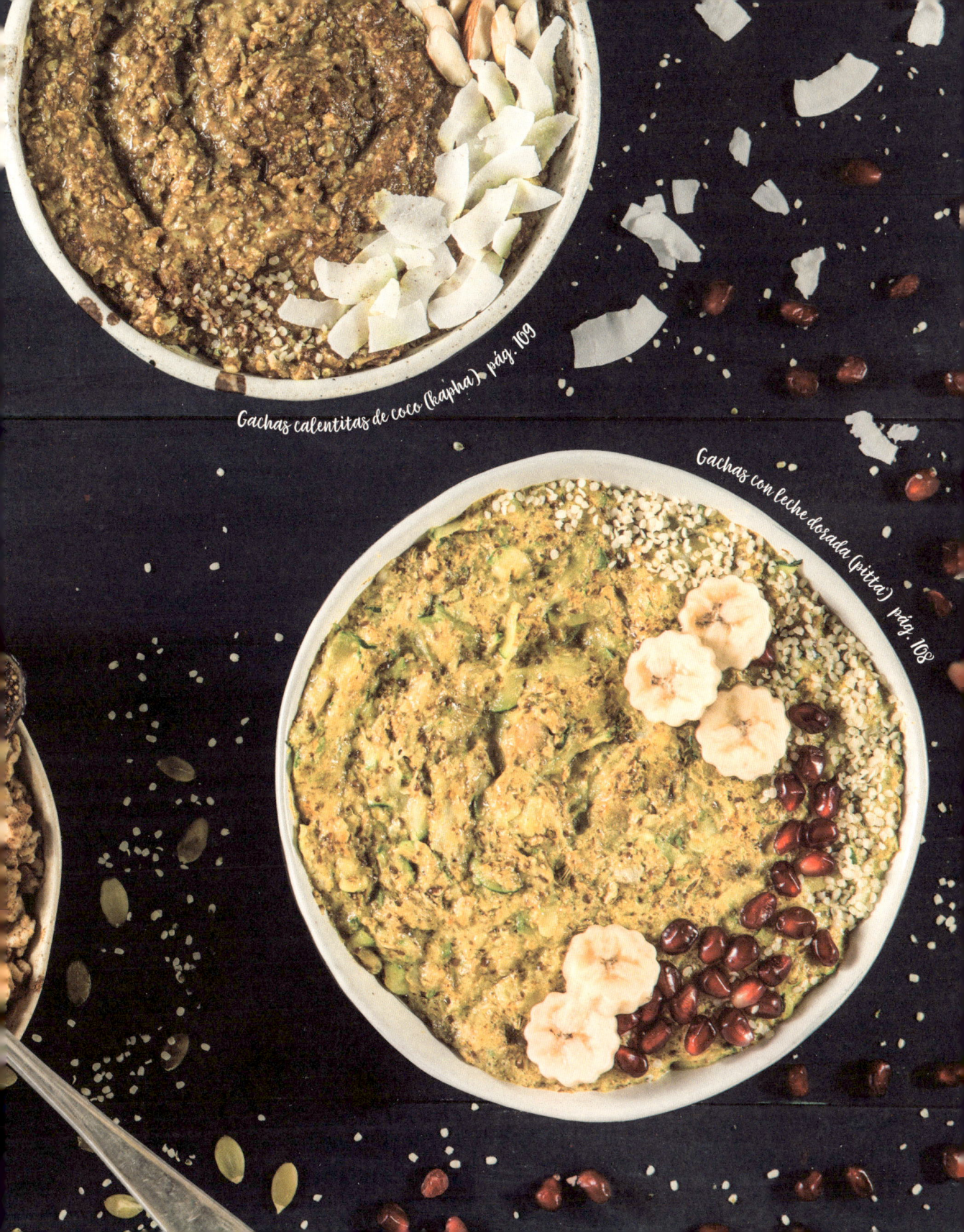

Gachas calentitas de coco (kapha) pág. 109

Gachas con leche dorada (pitta) pág. 108

Las doshas y el dharma

Tu dosha (constitución mente-cuerpo) está conectada con tu dharma (propósito vital).

VATA — Los vatas deben trabajar en campos creativos. Necesitan una gran cantidad de libertad.

PITTA — Los pittas deben trabajar en campos de gestión. Rinden más si tienen una estructura y un entorno de trabajo rápido.

KAPHA — Los kaphas deben trabajar ayudando a la gente o con las manos. Rinden más en entornos de relación personal y en puestos de poca presión.

GACHAS CON LECHE DORADA (Pitta)

En estas gachas sustituimos la avena por calabacín. Aportan toneladas de propiedades depurativas, refrescantes y equilibrantes para pitta. Son ligeras y fáciles de hacer y lo mejor de todo es que impedirán que tengas antojos de azúcar el resto del día. Pruébalas… Son increíbles.

PARA 1 PERSONA

- 2 cucharadas soperas de semillas de lino molidas
- ⅓ de taza de agua
- ¾ de taza de leche vegetal de vainilla sin endulzar
- ½ taza de calabacín rallado
- ½ taza de puré de manzana sin endulzar
- ½ cucharadita de canela
- ½ cucharadita de cúrcuma
- ½ cucharadita de jengibre recién rallado
- ¼ de cucharadita de semillas de hinojo

PARA ADORNAR: plátano, semillas de cáñamo, granos de granada

¿No tienes puré de manzana a mano? Puedes sustituirlo por medio plátano grande maduro machacado

1. Introduce en una cazuela mediana las semillas de lino molidas y el agua. Remueve y déjalo reposar durante 5 minutos para que espese.

2. Añade la leche vegetal mezcla bien. Pon a fuego medio-bajo y cuece sin dejar de remover durante 2 minutos hasta que haya espesado.

3. Reduce el fuego a bajo e incorpora el calabacín, el puré de manzana, la canela, la cúrcuma, el jengibre y las semillas de hinojo.

4. Retira del fuego y deja que espese hasta que haya adquirido la consistencia deseada. Sirve caliente adornado con rodajas de plátano, semillas de cáñamo y granos de granada.

GACHAS CALENTITAS DE COCO (KAPHA)

Si el nombre de gachas calentitas de coco no hace que te entren ganas de acurrucarte por la mañana con un cuenco entre las manos, no sé qué podría hacerlo. De todas formas, a pesar de lo mucho que te evoquen el pijama y el frío, su secreto es que no contienen cereales, aunque jamás lo habrías imaginado con un nombre tan sugerente. Es perfecto para que los kaphas, los Hufflepuffs del Ayurveda, se suban a bordo.

PARA 1 PERSONA

- 1 cucharada sopera de aceite de coco
- 1 taza de arroz de coliflor crudo (coliflor rallada)
- 1 cucharadita de canela
- ½ cucharadita de cúrcuma
- ½ taza de leche de coco entera
- 1 cucharada sopera de semillas de lino molidas
- ½ cucharada sopera de agua
- 4 gotas de edulcorante líquido de fruta del monje o 1 cucharadita de azúcar de coco

PARA ADORNAR: coco rallado sin endulzar, almendras laminadas, canela

1. Funde el aceite de coco en una cazuela pequeña a fuego medio. Añade el arroz de coliflor y cuece durante 2 minutos. Espolvorea la canela y la cúrcuma y deja cocer 1 minuto más. Añade la leche de coco y deja que hierva lentamente durante 5 minutos.

2. Mientras tanto, con las semillas de lino molidas y el agua en un bol pequeño. Deja reposar durante 5 minutos para que espese.

3. Retira la cazuela del fuego. Añade batiendo la papilla de lino y el edulcorante de fruta del monje. No dejes de remover hasta que la mezcla haya espesado (alrededor de un minuto).

4. Sirve caliente adornado con coco rallado, almendras y canela.

SUNDARI (DULCE)
Tostada de batata

Pasa del pan... ¡Las batatas son el nuevo hidrato de carbono vegetal de preferencia! Están repletas de vitaminas y minerales y constituyen el recipiente perfecto para tus complementos dulces y salados favoritos. A diferencia del pan, mantienen estable el nivel de azúcar en sangre, así que no sentirás el impulso de coger otra rebanada (bueno, a lo mejor sí, pero solo por lo ricas que están).

PARA 1 PERSONA

1 batata grande lavada y sin las puntas

Vata
DULCE: rodajas de plátano, manteca de almendras, canela, bayas de goji secas
SALADO: rodajas de aguacate, tahini, zumo de limón, comino, sal marina, perejil

Pitta
DULCE: yogur de coco, bayas, semillas de cáñamo, un chorreón de manteca de almendras
SALADO: **Beicon de coco** (véase pág. 95), puré de alubias negras, perejil, cilantro

Kapha
DULCE: manteca de pipas de girasol, canela, rodajas de fresas, granos de granada
SALADO: hummus, rodajas de pepino, zumo de lima, perejil

1. Precalienta el horno a 175 °C (350 °F) y recubre una bandeja de horno con papel vegetal. Corta la batata a lo largo en rodajas finas de medio centímetro (¼ de pulgada).

2. Coloca las rodajas de batata sobre la bandeja de horno forrada. Hornea entre 15 y 20 minutos hasta que estén tiernas, pero no totalmente cocidas.

3. Retira del horno y déjalas enfriar completamente. Una vez frías, refrigéralas en un recipiente hermético hasta el momento de tomarlas.

4. Cuando vayas a servirlas, pon una rebanada en el tostador y tuéstala a temperatura máxima (se calentará, burbujeará y se pondrá crujiente por los bordes).

5. Añade la cobertura dulce o salada de tu dosha y ¡a disfrutar!

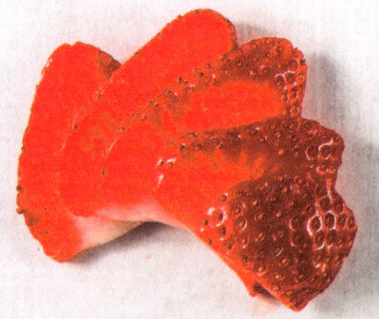

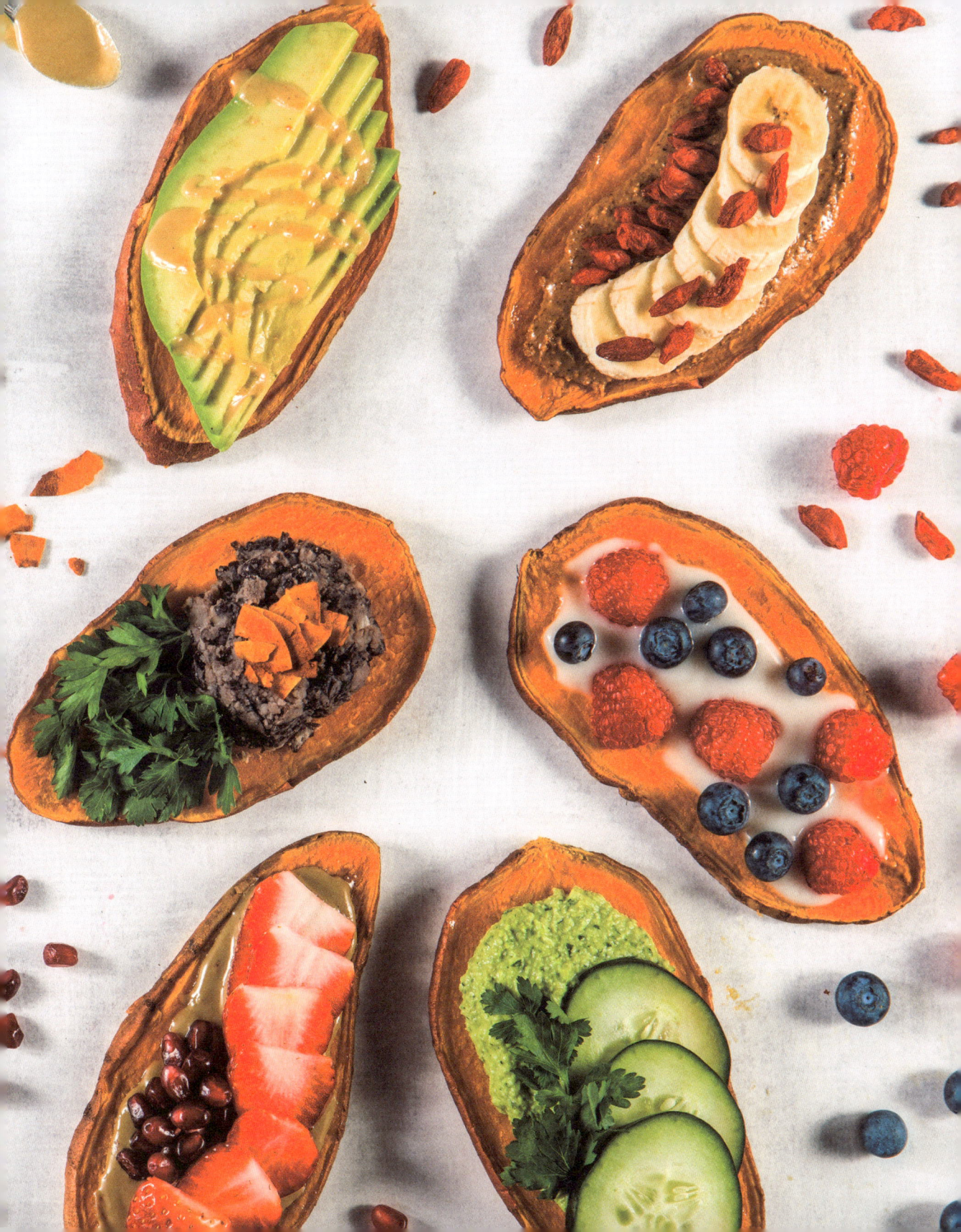

SURAMAN (DE LO MÁS DELICIOSO)
Gachas saladas

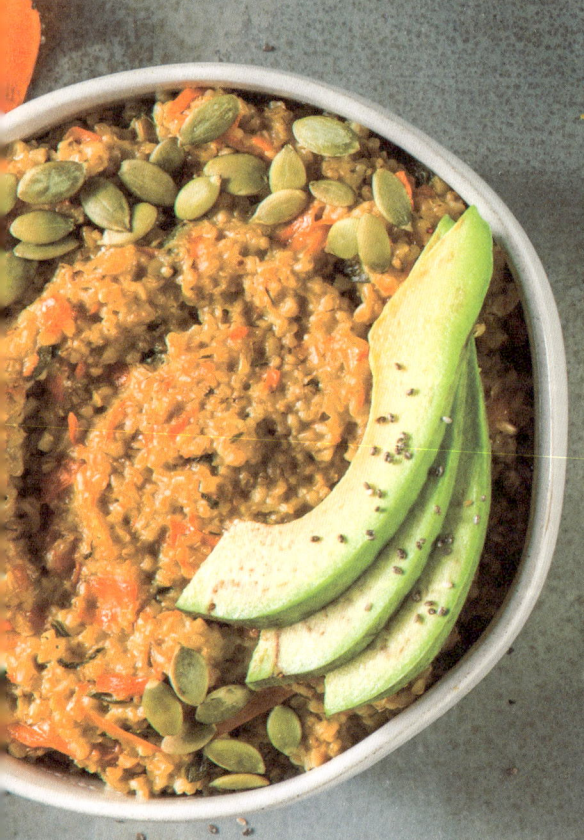

¿Quién dice que las gachas tengan que ser dulces? Sustituimos la harina de avena fina por otra más gruesa, la fruta seca por verduras fibrosas y el azúcar por especias, para que te sientas lleno y satisfecho.

GACHAS CALORÍFICAS DE AVENA CON ZANAHORIA (Vata)

Estas gachas se parecen a tu sopa favorita; contienen tomillo sabroso, espinacas alcalinizantes, trozos de aguacate y pipas de calabaza crujientes. A muchos vatas les encanta lo enraizados que se sienten después de un desayuno salado; pruébalas y observa cómo afectan a tus niveles de energía.

PARA 1 PERSONA

- ⅔ de taza de harina de avena gruesa
- 2 tazas de caldo de verduras
- ½ taza de zanahoria rallada
- ½ cucharadita de tomillo seco
- 1 taza de espinacas picadas
- Sal marina y pimienta negra recién molida al gusto

PARA ADORNAR: rodajas de aguacate, pipas de calabaza

1. Introduce la avena, el caldo, la zanahoria y el tomillo en una cazuela pequeña. Pon a calentar a fuego medio-alto y, cuando rompa a hervir, reduce a medio-bajo para que siga cociendo lentamente durante 20 minutos. Incorpora las espinacas picadas y deja que cuezan 3 minutos más hasta que se hayan reducido y la avena esté totalmente cocida.

2. Retira del fuego y escurre el líquido que pueda quedar. Salpimenta al gusto y sirve con el aguacate y las pipas de calabaza por encima.

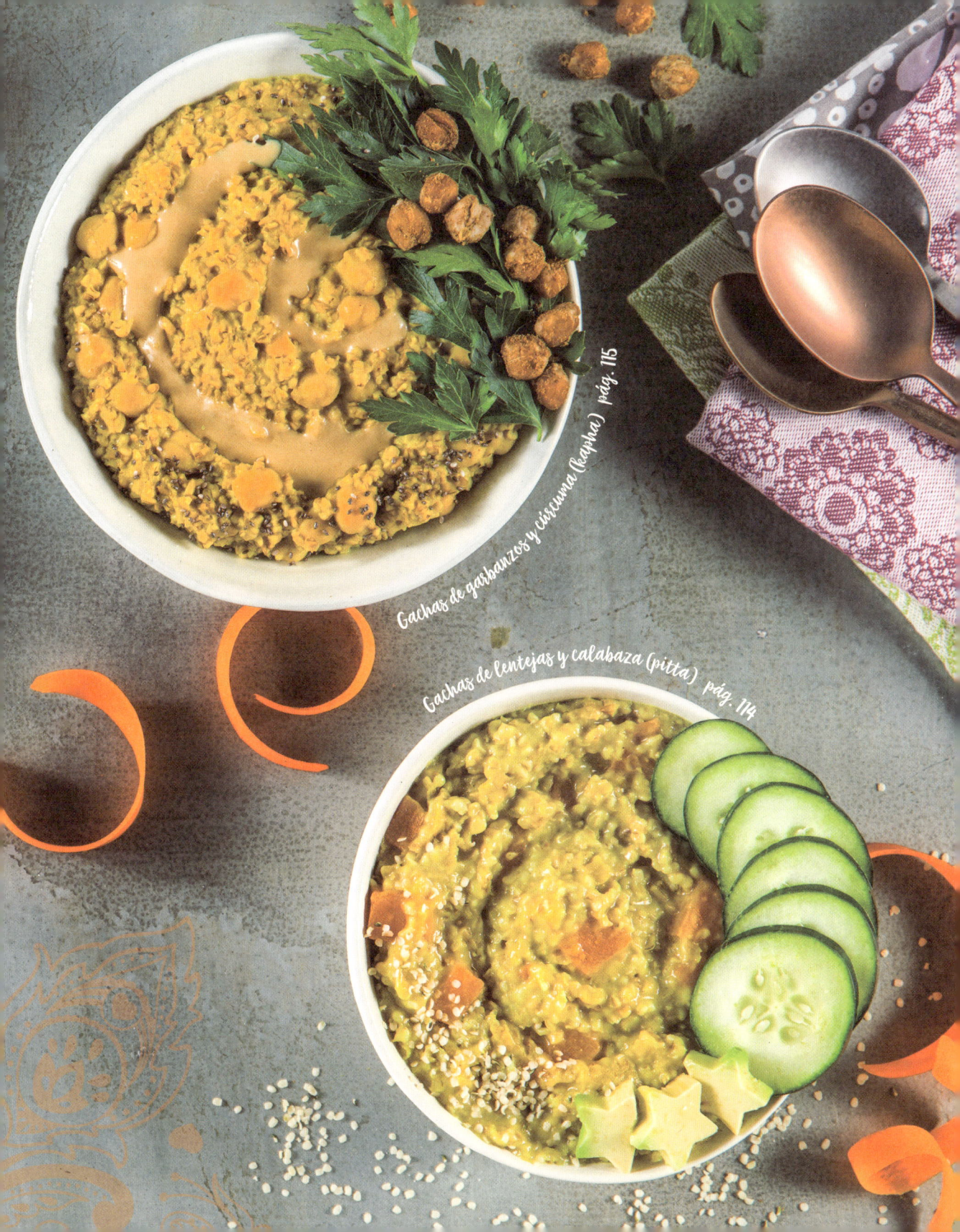

Gachas de garbanzos y cúrcuma (kapha) pág. 115

Gachas de lentejas y calabaza (pitta) pág. 114

GACHAS DE LENTEJAS Y CALABAZA (Pitta)

Los pittas necesitan un desayuno contundente o, de lo contrario, se sentirán de lo más hambrientos y enfadados. La harina gruesa de avena y la calabaza aportan energía, las lentejas son ricas en proteínas y la leche de coco y el aguacate contienen grasas saludables, y todo junto consigue que el estado de ánimo, la mente y los músculos de un pitta estén como deben estar.

PARA 1 PERSONA

¼ de taza de lentejas rojas cocidas
⅓ de taza de harina gruesa de avena
1,5 tazas de leche de coco
¼ de taza de calabaza carrucha
1 cucharadita de curri en polvo o ½ cucharadita de tomillo seco
Un pellizco de sal

PARA ADORNAR: rodajas de aguacate, pepino, semillas de cáñamo

1. Introduce en una cazuela las lentejas, la avena, la leche de coco, la calabaza, el curri en polvo o el tomillo y la sal. Pon a calentar a fuego medio-alto y, cuando rompa a hervir, redúcelo a medio-bajo y deja que cueza lentamente durante 20-25 minutos hasta que la avena esté totalmente hecha.

2. Retira del fuego y deja reposar durante 5 minutos para que espese y se enfríe lo suficiente para poder tomarlo. Sirve con rodajas de aguacate, pepino y semillas de cáñamo por encima.

Las doshas y los sueños

¿Sabías que tus sueños están conectados con tu dosha?

SUEÑOS VATA — Fugaces, de volar, de flotar, de caer, de plenitud, de otoño. Por lo general, son muy activos.

SUEÑOS PITTA — Resolución de problemas, situaciones de la vida real, llegar demasiado tarde a un lugar, verano. Por lo general, son muy realistas.

SUEÑOS KAPHA — No sueñan o los recuerdan muy poco. Encontrar dinero, comer dulces, el sexo, la nieve, primavera. Por lo general, son muy dulces.

GACHAS DE GARBANZOS Y CÚRCUMA (Kapha)

La harina gruesa de avena y los garbanzos aportan la fibra y la proteína que necesitan los kaphas para sentirse llenos durante mucho tiempo. Incorpora unas cuantas especias quemagrasas y una buena cantidad de verduras con fibra y obtendrás un desayuno caliente, pero también depurativo, que recuerda a los macarrones con queso.

PARA 1 PERSONA

- ½ taza de harina gruesa de avena
- ⅓ de taza de garbanzos cocidos
- ½ taza de agua
- ½ taza de leche vegetal sin endulzar
- 1 cucharada sopera de levadura nutricional
- ½ cucharadita de cúrcuma
- 2 cucharaditas de jengibre recién rallado o ½ cucharadita de jengibre molido
- Un pellizco de sal marina y pimienta negra recién molida
- 1 taza de brotes de espinacas

PARA ADORNAR: tahini, perejil, garbanzos asados

1. Introduce la harina de avena, los garbanzos, el agua, la leche vegetal, la levadura nutricional, la cúrcuma, el jengibre, la sal y la pimienta en una cazuela y ponla a fuego medio-alto. Cuando rompa a hervir, reduce a medio-bajo, añade las espinacas y deja que cueza lentamente durante 20-25 minutos.

2. Cuando esté cremoso, retira del fuego y deja reposar durante 5 minutos para que espese y se enfríe lo suficiente como para poder tomarlo. Sirve con un chorreón de tahini y un poco de perejil y semillas de chía espolvoreadas por encima.

CHANDRA (LUNA)
Budín de chía

Prepara este budín de «luna» por la noche y, cuando te despiertes a la mañana siguiente, tendrás un desayuno cremoso y de capricho. Las semillas de chía son ricas en omega-3 y obligatorias para cualquier persona que siga una dieta a base de plantas. Al dejarlas en remojo durante toda la noche, se transforman en un budín de lujo.

PARA 1 PERSONA

1 taza de leche vegetal sin endulzar
3 cucharadas soperas de semillas de chía

Vata
¼ de cucharadita de canela en polvo
⅛-¼ de cucharadita de jengibre molido
Un pellizco de clavo molido
¼ de cucharadita de extracto de vainilla sin alcohol
1 gota de edulcorante líquido de fruta del monje

PARA ADORNAR: rodajas de plátano, miel cruda, pistachos picados

Pitta
¼ de cucharadita de extracto de vainilla sin alcohol
2 cucharadas soperas de coco en escamas sin endulzar
4 gotas de edulcorante líquido de fruta del monje

PARA ADORNAR: trozos de mango, escamas de coco

Kapha
¼ de cucharadita de extracto de vainilla sin alcohol
½ taza de frambuesas
1 cucharada sopera de zumo de limón
1 cucharada sopera de cáscara de limón
Una pizca de cardamomo molido
4 gotas de edulcorante líquido de fruta del monje

PARA ADORNAR: frambuesas, cáscara de limón

1. Introduce la leche vegetal, las semillas de chía y los ingredientes para tu dosha (excepto los de adornar) en un cuenco pequeño.

2. Tapa y refrigera durante al menos 30 minutos o toda la noche (las semillas de chía se vuelven más gelatinosas cuanto más tiempo estén a remojo).

3. Antes de servir, remueve bien. Adorna con los elementos de tu dosha y… ¡a disfrutar!

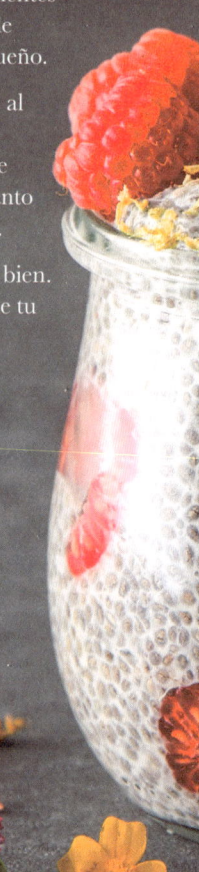

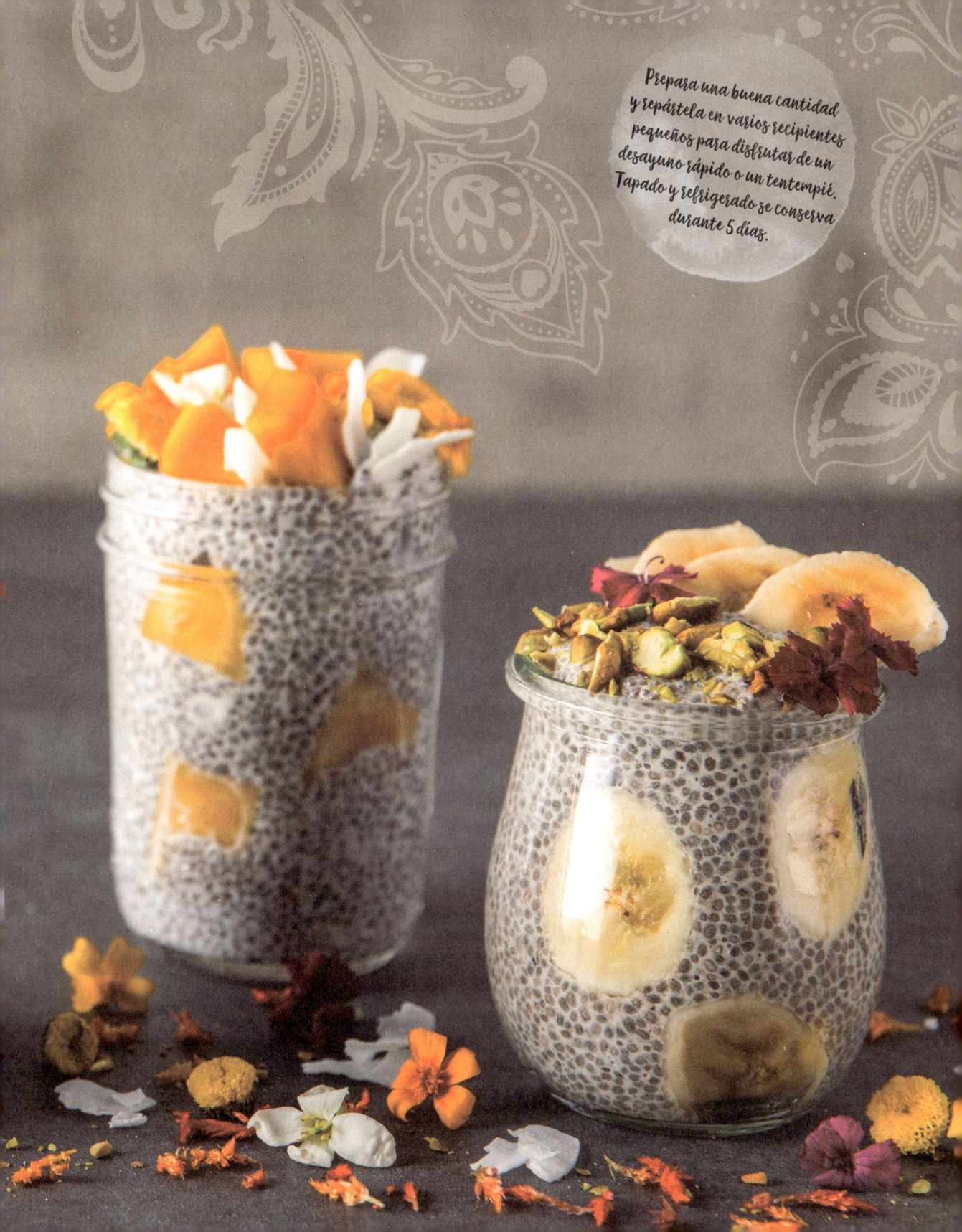

Prepara una buena cantidad y repártela en varios recipientes pequeños para disfrutar de un desayuno rápido o un tentempié. Tapado y refrigerado se conserva durante 5 días.

SHANTI (APACIBLE)
Gachas de quinua

Las gachas de quinua son el desayuno ayurvédico contemporáneo perfecto: buenas para el aparato digestivo y facilísimas de hacer. Están personalizadas para tu dosha con más especias caloríficas para vata, bayas y menta refrescantes para pitta y cualidades estimulantes para kapha.

PARA 1 PERSONA

½ taza de quinua cocida
1 taza de leche vegetal de vainilla sin endulzar

Vata
½ manzana ecológica picada
1 cucharadita de canela
¼ de cucharadita de jengibre recién rallado
¼ de cucharadita de cardamomo molido
4 gotas de edulcorante líquido de fruta del monje
Un pellizco de sal marina

PARA ADORNAR: manteca de almendras, canela, semillas de chía

Pitta
½ taza de rodajas de fresa
2 cucharadas soperas de semillas de cáñamo
½ cucharadita de canela
4 gotas de edulcorante líquido de fruta del monje

PARA ADORNAR: hojas de menta, bayas frescas, semillas de cáñamo

Kapha
1 cucharadita de canela
½ cucharadita de jengibre molido
1 cucharadita de cardamomo molido
1 cucharadita de clavo molido
½ cucharadita de pimienta blanca o negra recién molida
Un pellizco de sal marina
2 cucharadas soperas de semillas de lino
2 cucharadas soperas de café instantáneo ecológico o un chupito de café expreso (opcional)
4 gotas de edulcorante líquido de fruta del monje

PARA ADORNAR: canela, semillas de lino, trocitos de cacao, jengibre rallado

1. Introduce la quinua cocida, la leche vegetal y los ingredientes para tu dosha (excepto los de adornar) en una cazuela pequeña. Pon a hervir y deja cocer tapado unos 10 minutos.

2. Retira del fuego y sirve con los complementos para tu dosha.

Estas gachas se pueden recalentar muy bien, así que, si las dejas preparadas la noche anterior, tendrás menos trabajo por la mañana.

CHINMAYA (LLENO DE CONSCIENCIA)
Frittatas de harina de garbanzos

No tienes por qué dejar de disfrutar de las frittatas solo porque sigas una dieta a base de plantas. Las volvemos a introducir en el menú gracias a un pequeño ingrediente furtivo: los garbanzos. Efectivamente, estas legumbres tan cremosas pueden sustituir a los huevos. Prueba esta receta con tu familia y mira a ver si son capaces de notar la diferencia.

—— PARA 2 PERSONAS ——

1,75 tazas de agua
1,25 tazas de harina de garbanzos
¼ de cucharadita de cúrcuma
1 cucharadita de sal marina
Rodajas de aguacate para servir
Perejil fresco picado para adornar

Vata
1 cucharada sopera de aceite de sésamo
1 taza de batata pelada y picada
1 taza de brotes de espinacas
1 diente de ajo picado
1 cebolla amarilla mediana picada

Pitta
1 cucharada sopera de aceite de coco
2 calabacines medianos en rodajas finas
2 cucharadas soperas de tahini
2 cucharadas soperas de levadura nutricional
1 cucharadita de curri en polvo

Kapha
1 cucharada sopera de aceite de pepita de uva
2 tazas de col crespa (kale) muy picada
2 tazas de champiñón en láminas
1 cebolla amarilla mediana picada

1. Precalienta el horno a 200 ºC (400 ºF). Bate el agua, la harina de garbanzos, la cúrcuma y la sal en un bol mediano. Deja reposar durante 5 minutos mientras preparas las verduras.

2. Calienta el aceite de tu dosha en una sartén mediana de hierro fundido a fuego medio. Introduce las verduras y los condimentos de tu dosha y rehógalas hasta que estén blandas o se haya reducido su volumen.

3. Vierte la masa de garbanzos en la sartén y cuécela durante 5 minutos hasta que los bordes empiecen a tostarse. Introduce la sartén en el horno precalentado y hornea durante 35 minutos.

4. Retira del horno y deja enfriar durante al menos 10 minutos (esto es crucial para obtener una buena consistencia; de lo contrario quedará demasiado blanda y se deshará). Sirve caliente, a temperatura ambiente o fría. Reparte por encima las rodajas de aguacate y el perejil.

Si no tienes una sartén de hierro fundido, pasa la mezcla a una fuente de horno engrasada antes de meterla en el horno.

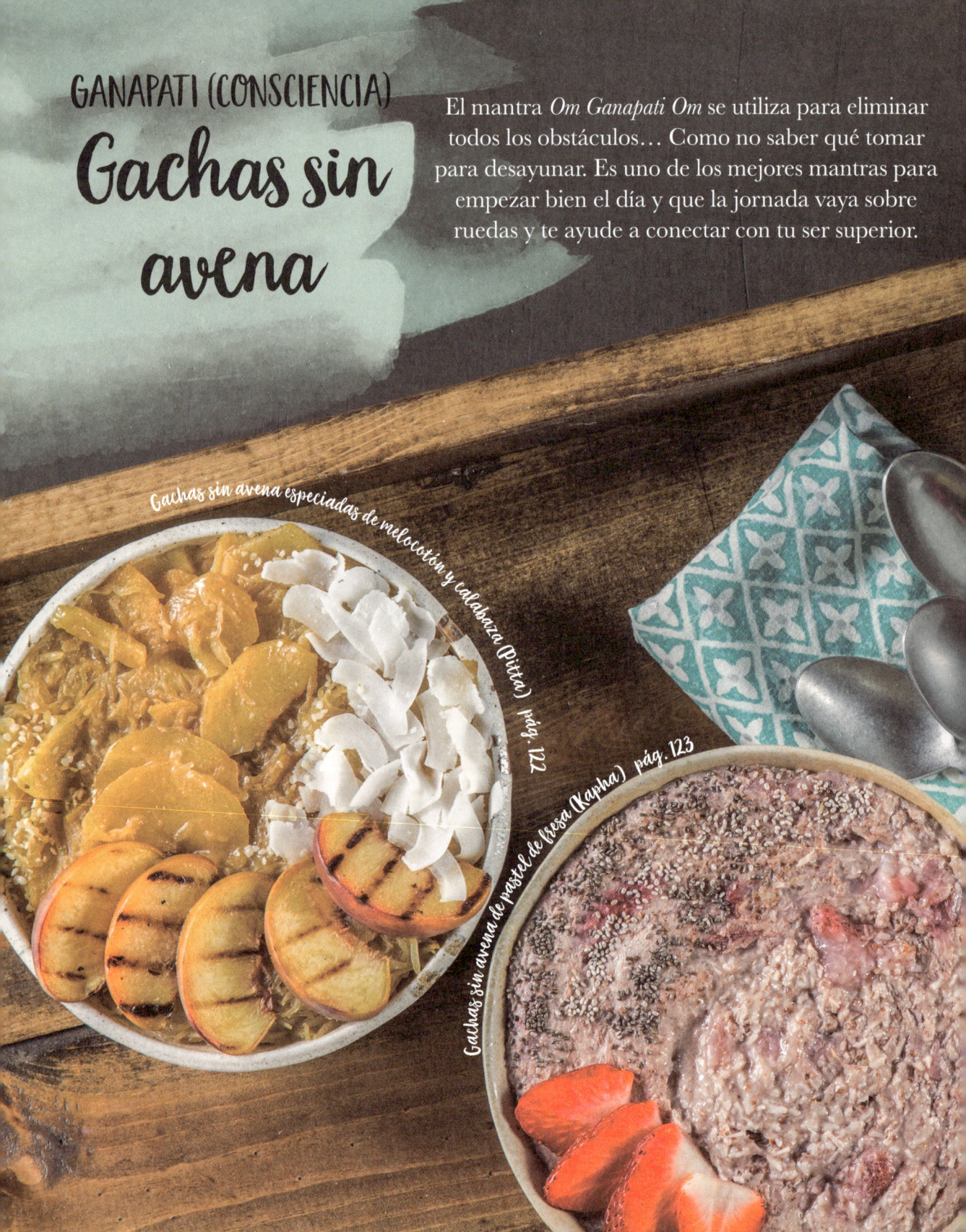

GANAPATI (CONSCIENCIA)
Gachas sin avena

El mantra *Om Ganapati Om* se utiliza para eliminar todos los obstáculos… Como no saber qué tomar para desayunar. Es uno de los mejores mantras para empezar bien el día y que la jornada vaya sobre ruedas y te ayude a conectar con tu ser superior.

Gachas sin avena especiadas de melocotón y calabaza (Pitta) pág. 122

Gachas sin avena de pastel de fresa (Kapha) pág. 123

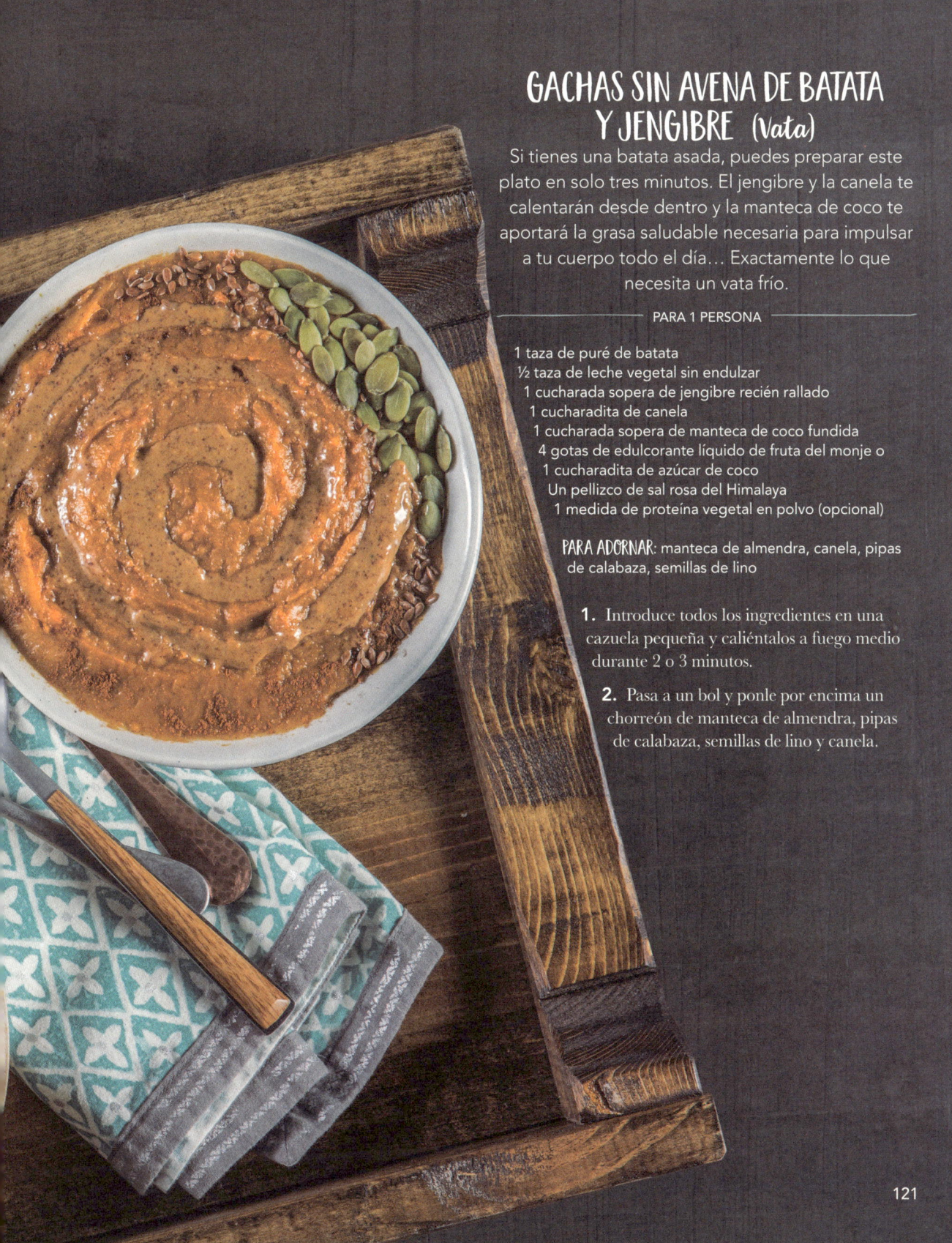

GACHAS SIN AVENA DE BATATA Y JENGIBRE (Vata)

Si tienes una batata asada, puedes preparar este plato en solo tres minutos. El jengibre y la canela te calentarán desde dentro y la manteca de coco te aportará la grasa saludable necesaria para impulsar a tu cuerpo todo el día… Exactamente lo que necesita un vata frío.

PARA 1 PERSONA

1 taza de puré de batata
½ taza de leche vegetal sin endulzar
1 cucharada sopera de jengibre recién rallado
1 cucharadita de canela
1 cucharada sopera de manteca de coco fundida
4 gotas de edulcorante líquido de fruta del monje o
1 cucharadita de azúcar de coco
Un pellizco de sal rosa del Himalaya
1 medida de proteína vegetal en polvo (opcional)

PARA ADORNAR: manteca de almendra, canela, pipas de calabaza, semillas de lino

1. Introduce todos los ingredientes en una cazuela pequeña y caliéntalos a fuego medio durante 2 o 3 minutos.

2. Pasa a un bol y ponle por encima un chorreón de manteca de almendra, pipas de calabaza, semillas de lino y canela.

GACHAS SIN AVENA ESPECIADAS CON MELOCOTÓN Y CALABAZA (Pitta)

Este desayuno ligero pero nutritivo es justo lo que necesita un pitta hambriento. La calabaza espagueti aporta combustible, y el coco y el melocotón, que son refrescantes, emparejan bien con el jengibre, que refuerza el aparato digestivo. La proteína vegetal y las semillas de cáñamo resultan saciantes, para que la jornada pitta resulte productiva.

PARA 1 PERSONA

- 1,5 tazas de calabaza espagueti cocida
- 1 taza de leche de coco sin endulzar
- 1 melocotón maduro grande picado u 8 rodajas de melocotón congeladas descongeladas y picadas
- ½ cucharada sopera de jengibre recién rallado o 1 cucharadita de jengibre en polvo
- 1 cucharadita de canela
- Un pellizco de sal rosa del Himalaya
- 4 gotas de edulcorante líquido de fruta del monje o 1 cucharadita de azúcar de coco
- 1 medida de proteína vegetal en polvo (opcional)

PARA ADORNAR: semillas de cáñamo, coco tostado, melocotones a la plancha

1. Introduce todos los ingredientes en una cazuela grande, a excepción de la proteína en polvo opcional, y pón a calentar a fuego vivo. Cuando rompa a hervir, baja el fuego y deja que cueza lentamente entre 6 y 8 minutos. Remueve con frecuencia separando las fibras de la calabaza.

2. Incorpora la proteína en polvo, si quieres utilizarla, y retira del fuego. Deja enfriar unos minutos antes de servir y adorna con semillas de cáñamo, coco asado y melocotones a la plancha si lo deseas.

Las gachas sin avena pueden parecer secas al principio, pero el melocotón suelta jugo al cocer, lo que hará que queden más líquidas. Si al final siguen estando secas, añádeles un poco más de leche.

Afirmaciones equilibrantes

VATA — Merezco tener tiempo para sentarme y disfrutar de una comida. Con cada comida me siento pleno.

PITTA — La comida no se va a ir. Disfruto en paz de mis comidas. Las horas de la comida son un descanso muy agradable en mi jornada.

KAPHA — Como cuando tengo hambre, paro cuando estoy lleno. La comida es mi alimentación, ya estoy completo. Dejo atrás las culpas y las vergüenzas que rodeaban mis comidas.

GACHAS SIN AVENA DE PASTEL DE FRESA (Kapha)

Has leído bien, dulce kapha: ¡lo que estás preparando para desayunar es un pastel de fresa! El secreto es que este pastel tiene un compañerito oculto: la coliflor. Efectivamente, esta verdura suave y cremosa ha regresado para hacer que tus sueños con tartas de frutas se hagan realidad.

PARA 1 PERSONA

- 1 taza de leche vegetal
- ¼ de taza de arroz de coliflor crudo (coliflor rallada)
- ¼ de taza de coco rallado sin endulzar
- 1 taza de fresas picadas
- 2 cucharadas soperas de semillas de lino o de chía molidas
- ½ cucharadita de extracto de vainilla sin alcohol
- ½ cucharadita de canela
- 4 gotas de edulcorante líquido de fruta del monje o 1 cucharadita de azúcar de coco

PARA ADORNAR: rodajas de fresas, canela, semillas de chía

1. Introduce todos los ingredientes en una cazuela pequeña y pon a calentar a fuego medio, justo hasta que empiece a burbujear. Deja que cueza lentamente durante 1 o 2 minutos removiendo con suavidad.

2. Retira del fuego y deja enfriar unos minutos antes de servir. Sirve adornado con rodajas de fresa, canela y semillas de chía.

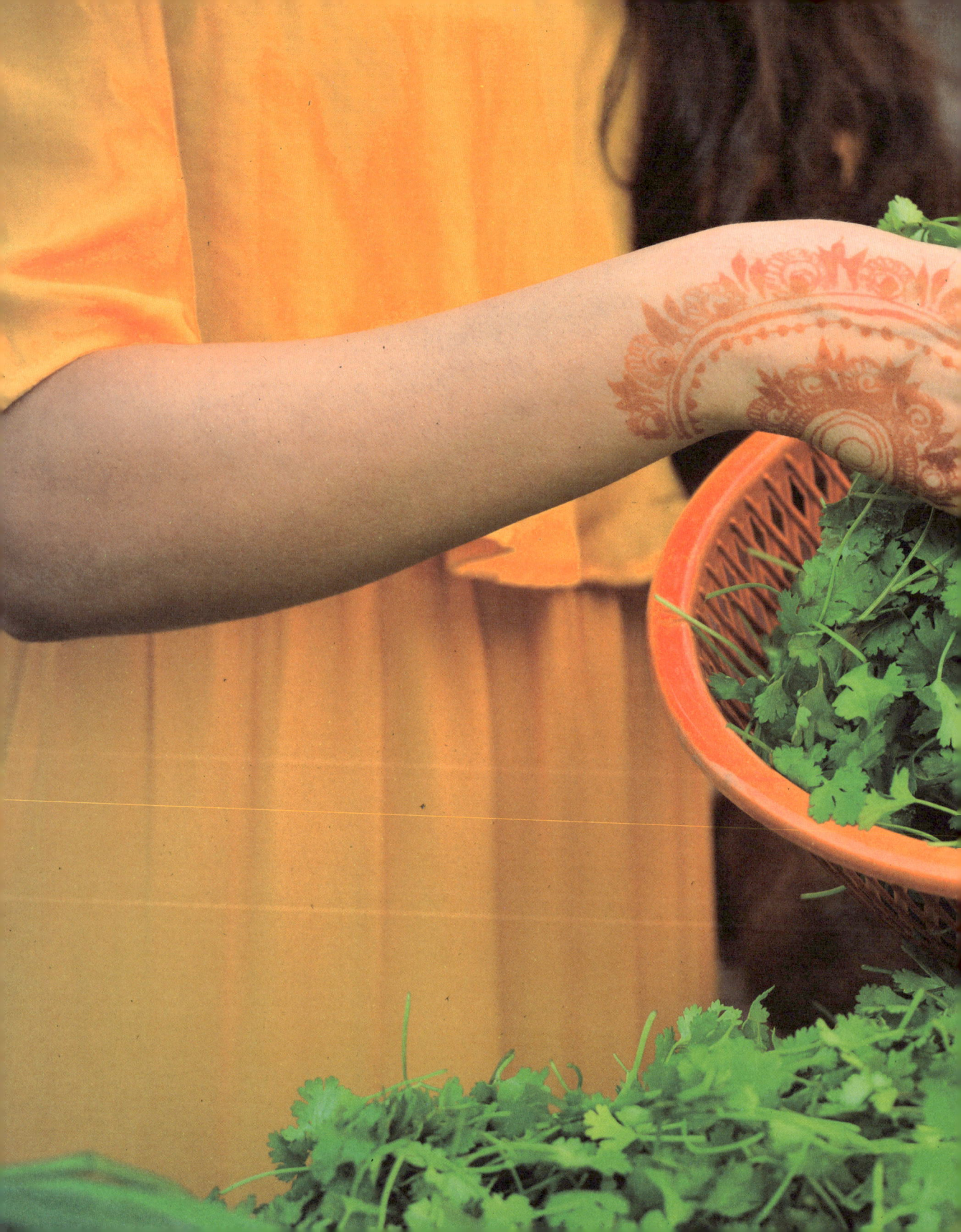

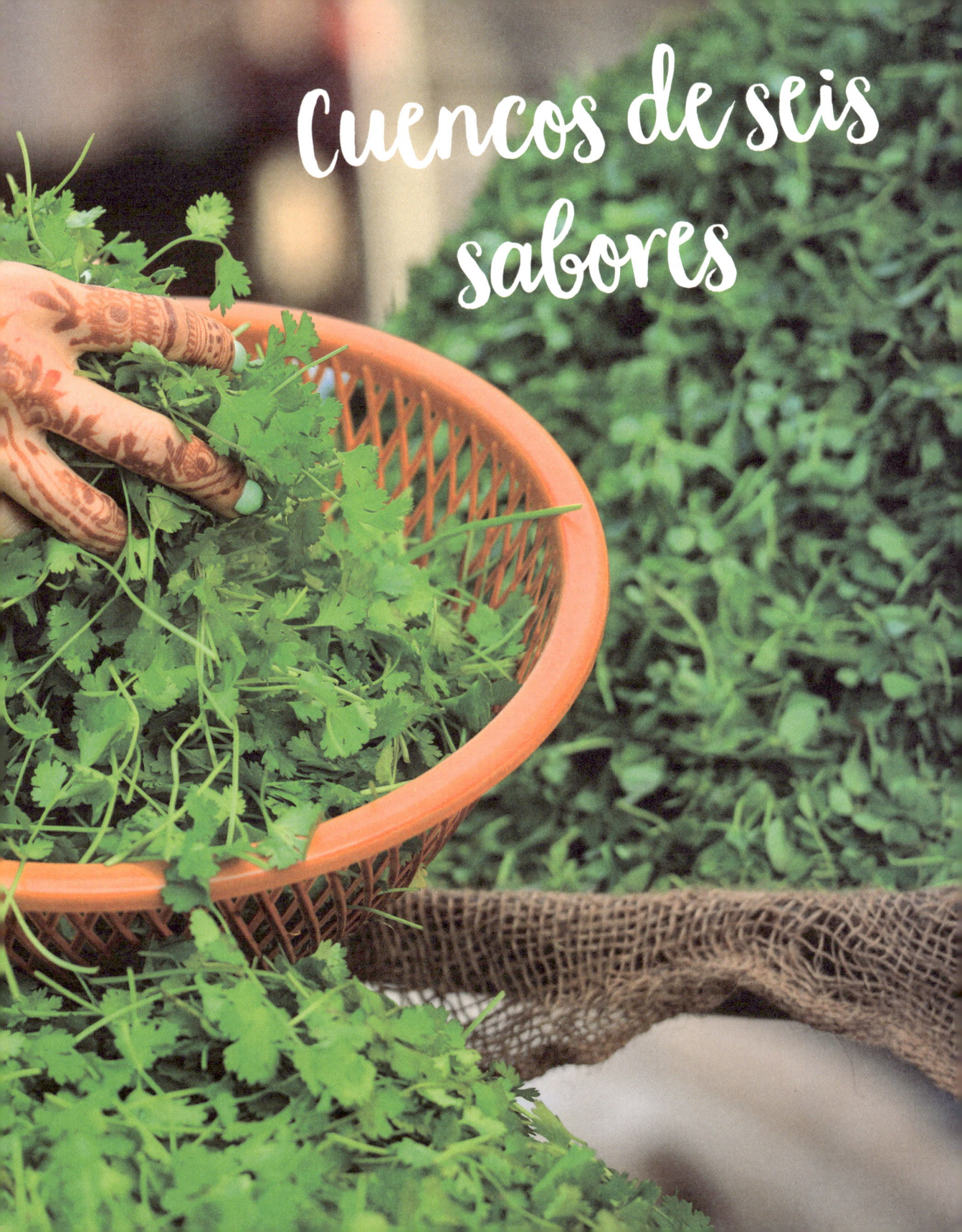
Cuencos de seis sabores

CÓMO ELABORAR UN
Cuenco de seis sabores

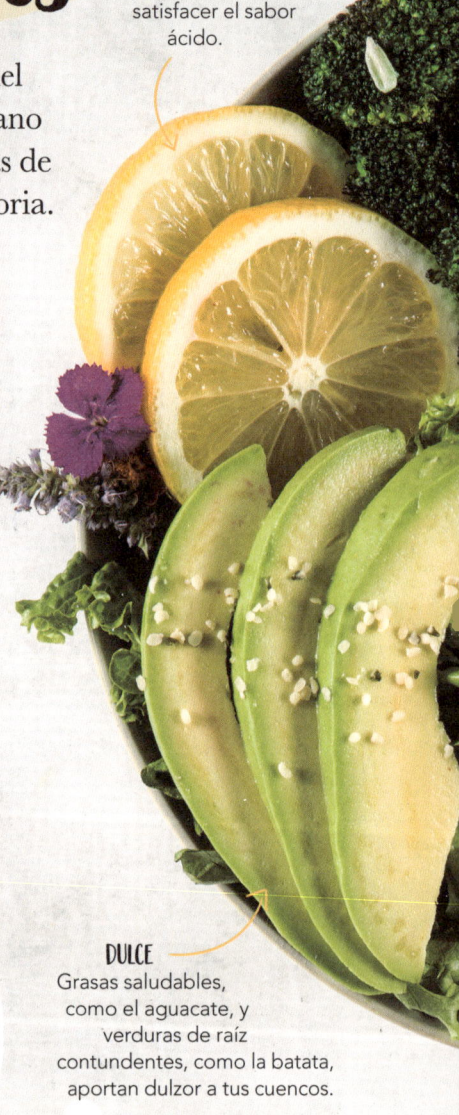

ÁCIDO
Exprime un limón o una lima sobre el plato para satisfacer el sabor ácido.

Los cuencos de seis sabores contienen todos los sabores del Ayurveda y te nutren a nivel celular. Si tienes siempre a mano cereales, legumbres y batatas precocinados, no tardarás más de unos minutos en preparar una comida sana y muy satisfactoria.

COMPONENTES DEL CUENCO DE SEIS SABORES

Las recetas de cuencos de seis sabores de este capítulo incluyen los mismos componentes básicos para incorporar todos los sabores: salado, dulce, ácido, amargo, picante y astringente. ¡Mézclalos y combínalos con otros ingredientes para crear tus propios platos!

BASE CONTUNDENTE (DULCE)
Cereales saludables: quinua, cebada, arroz integral.
Verduras feculentas: batata, calabaza, zanahoria, remolacha.

GRASAS SALUDABLES (DULCE)
Aguacate, coco, quesos de frutos secos, almendras, anacardos.
Aceites vegetales: oliva, sésamo, coco, aguacate, pepita de uva.

VERDURAS MULTICOLORES (AMARGO)
Verduras de hoja: espinacas, rúcula, berza, col crespa (kale).
Verduras crucíferas: coliflor, brócoli, repollo, coles de Bruselas.
Calabacines, tirabeques, pimientos morrones, pepinos.

ESPECIAS Y HIERBAS AROMÁTICAS (PICANTE)
Comino, cúrcuma, jengibre, asafétida, pimienta negra.
Verduras de la familia del ajo: ajo, cebolla, puerro, cebolleta, chalota.

PROTEÍNA VEGETAL (ASTRINGENTE)
Legumbres: lentejas, alubias negras, garbanzos, alubias adzuki, edamame.
Frutos secos y semillas: almendras, pipas de girasol, semillas de chía, semillas de lino, nueces, tahini.

CONDIMENTOS (SALADO, ÁCIDO, ASTRINGENTE)
Sal marina, salsa coco aminos, algas, apio.
Limón, lima, vinagre de sidra o de coco.
Cilantro, eneldo, brotes germinados, microverduras, semillas de sésamo, semillas de chía.

DULCE
Grasas saludables, como el aguacate, y verduras de raíz contundentes, como la batata, aportan dulzor a tus cuencos.

AMARGO
Llena tu cuenco con brócoli y verduras de hoja para aportarle amargor.

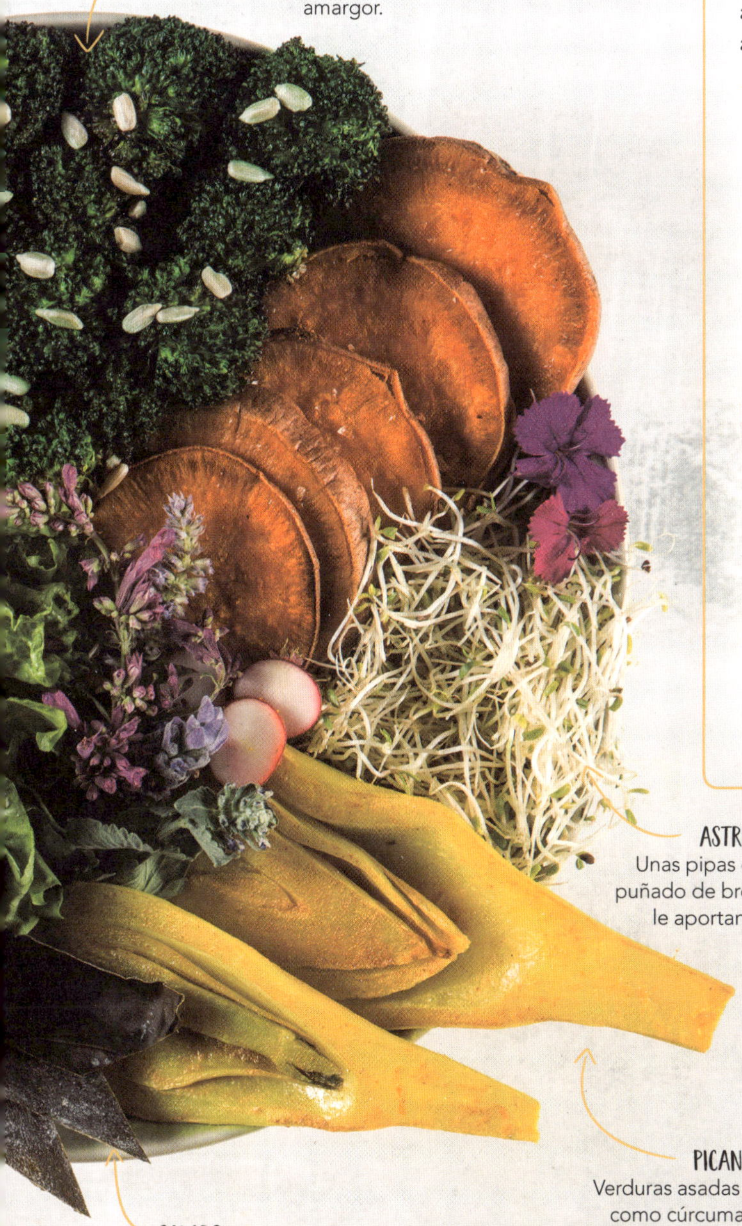

ALIMENTA TU DOSHA

Puedes adaptar cualquier cuenco a tu dosha incluyendo más cantidad de los sabores que la apaciguan y menos de los que la incrementan. Eso sí, asegúrate de que siguen estando presentes los seis.

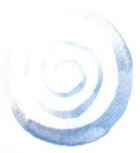

Vata
Incluye más sabores dulces, ácidos y salados. Disminuye los amargos, picantes y astringentes.

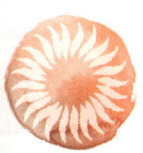

Pitta
Incluye más sabores dulces, amargos y astringentes. Disminuye los ácidos, salados y picantes.

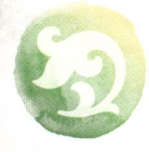

Kapha
Incluye más sabores amargos, picantes y astringentes. Disminuye los dulces, ácidos y salados.

ASTRINGENTE
Unas pipas de girasol y un puñado de brotes germinados le aportan astringencia.

PICANTE
Verduras asadas con especias como cúrcuma, jengibre y comino para darle picor.

SALADO
Unas tiras de algas son una forma estupenda de aportarle el sabor salado.

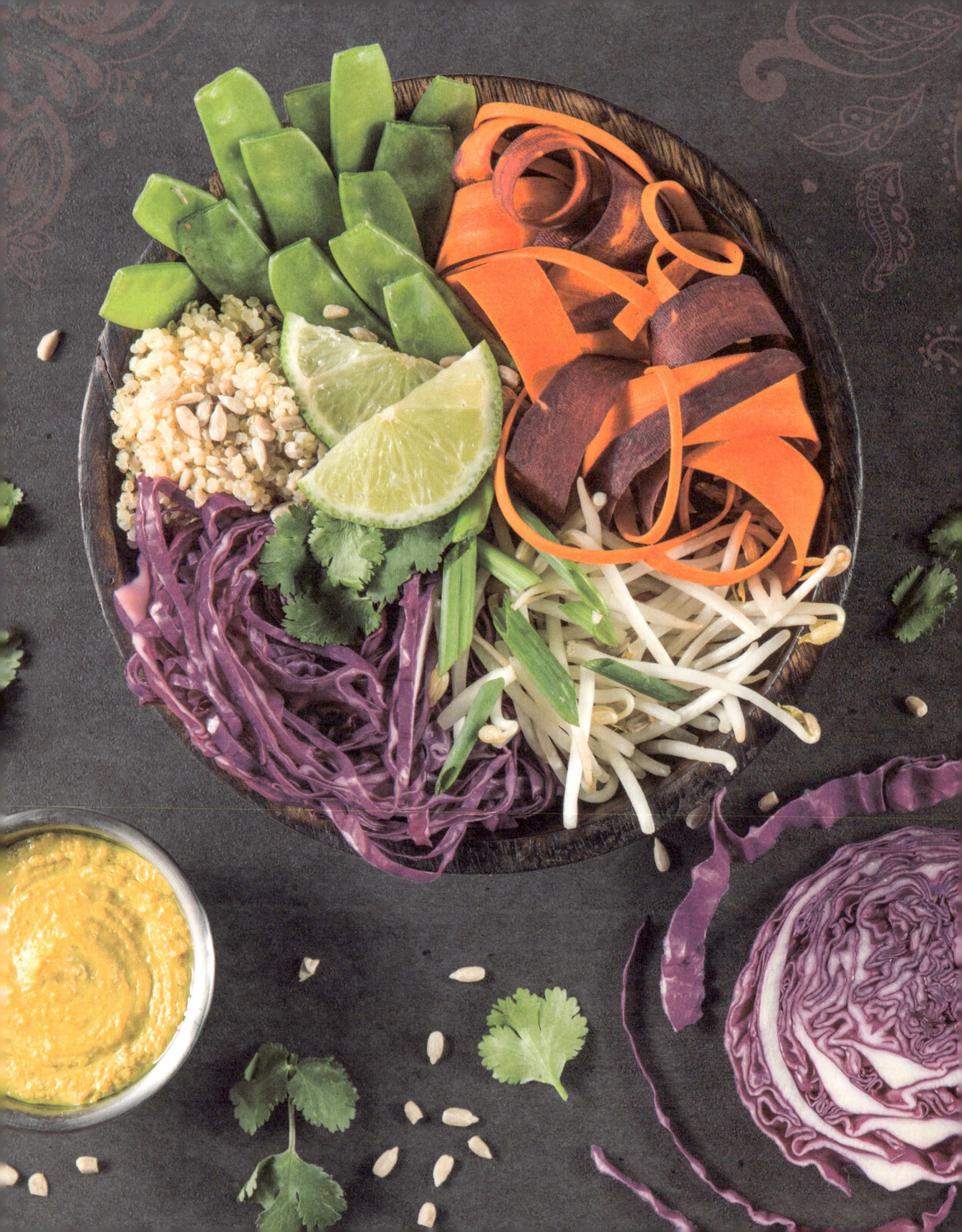

ASVADYA (DELICIOSO)
Cuenco tailandés de Buda

Yo solía poner manteca de cacahuete en todo: en las salsas, en los batidos y directamente en la boca. Luego aprendí que los cacahuetes no son en realidad frutos secos, sino legumbres superacidificantes que pueden tener un moho carcinógeno llamado aflatoxina que también alimenta a la cándida, y ya no me resultaron tan apetecibles. Me pasé a la manteca de pipas de girasol y mi vida (y mi nivel de pH) nunca han estado mejor.

PARA 1 PERSONA

1 taza de quinua cocida
½ taza de germinado de alubias
½ taza de tirabeques
½ taza de zanahoria rallada
½ taza de lombarda en tiras ← *Opción al vapor para vata y kapha*
2-4 cucharadas soperas de **salsa sin cacahuetes** (véase pág. 93)

PARA ADORNAR: pipas de girasol, cilantro fresco, rodajas de cebolleta, gajos de lima

1. Extiende la quinua en un bol grande y añade el germinado de alubias, los tirabeques, las zanahorias y la lombarda.

2. Riega con salsa sin cacahuetes templada, distribuye por encima las pipas de girasol, el cilantro y la cebolleta y echa un chorreón de lima.

Seis sabores

DULCE	ÁCIDO	SALADO	AMARGO	PICANTE	ASTRINGENTE
Quinua, zanahoria, manteca de pipas de girasol (salsa)	Lima, vinagre (salsa)	Salsa coco aminos (salsa)	Tirabeques, cilantro, lombarda	Cebolleta, jengibre (salsa), cúrcuma (salsa)	Brotes germinados, cúrcuma (salsa)

VISAPAGAMA (DEPURATIVO)
Cuenco de chile chipotle

¿Acabas de leer las palabras «depurativo» y «chile chipotle» en el mismo título (y no «tengo que hacer una cura depurativa porque he tomado demasiado chile chipotle»)? Efectivamente, la vida es estupenda. En el Ayurveda, las especias se consideran los alimentos más depurativos que existen porque aceleran el metabolismo y ayudan con ello a mover las toxinas por todo el organismo.

PARA 1 PERSONA

- 1 cucharada sopera de aceite de aguacate o de pepita de uva *(Reduce u omite para pitta)*
- 2 dientes de ajo picados
- 1 cebolla blanca pequeña picada *(Para pitta, sustitúyela por 1 bulbo de hinojo)*
- 1 pimiento morrón rojo en rodajas
- ½ cucharadita de chile chipotle en polvo *(Para pitta, sustitúyelo por 1 taza de brócoli picado)*
- ½ cucharadita de sal marina
- 1 taza de **arroz de coliflor con cilantro y lima** (véase pág. 192)
- ½ taza de calabaza carrucha picada y asada con una cucharadita de pimentón
- ¼ de taza de **salsa baja en FODMAP** (véase pág. 198)
- ½ taza de **garbanzos asados a la mexicana con chile chipotle** (véase pág. 196)
- ½ aguacate en rodajas

PARA ADORNAR: tiras de lechuga, cilantro fresco, gajos de lima *(Puede omitirse para vata)* *(Puede omitirse para pitta)*

1. Calienta el aceite en una sartén grande a fuego medio-alto. Añade el ajo, la cebolla, el pimiento, el chile chipotle en polvo y la sal. Rehoga durante 5-7 minutos o hasta que las verduras estén blandas. Retira del fuego.

2. Extiende el arroz en un cuenco y agrega las verduras rehogadas, la calabaza asada, la salsa, los garbanzos con chipotle y el aguacate. Adorna con lechuga, cilantro y un chorreón de lima.

Seis sabores

DULCE	ÁCIDO	SALADO	AMARGO	PICANTE	ASTRINGENTE
Calabaza carrucha, aguacate	Lima	Sal marina	Cilantro, coliflor	Pimiento morrón rojo, chile chipotle, ajo, cebolla	Garbanzos

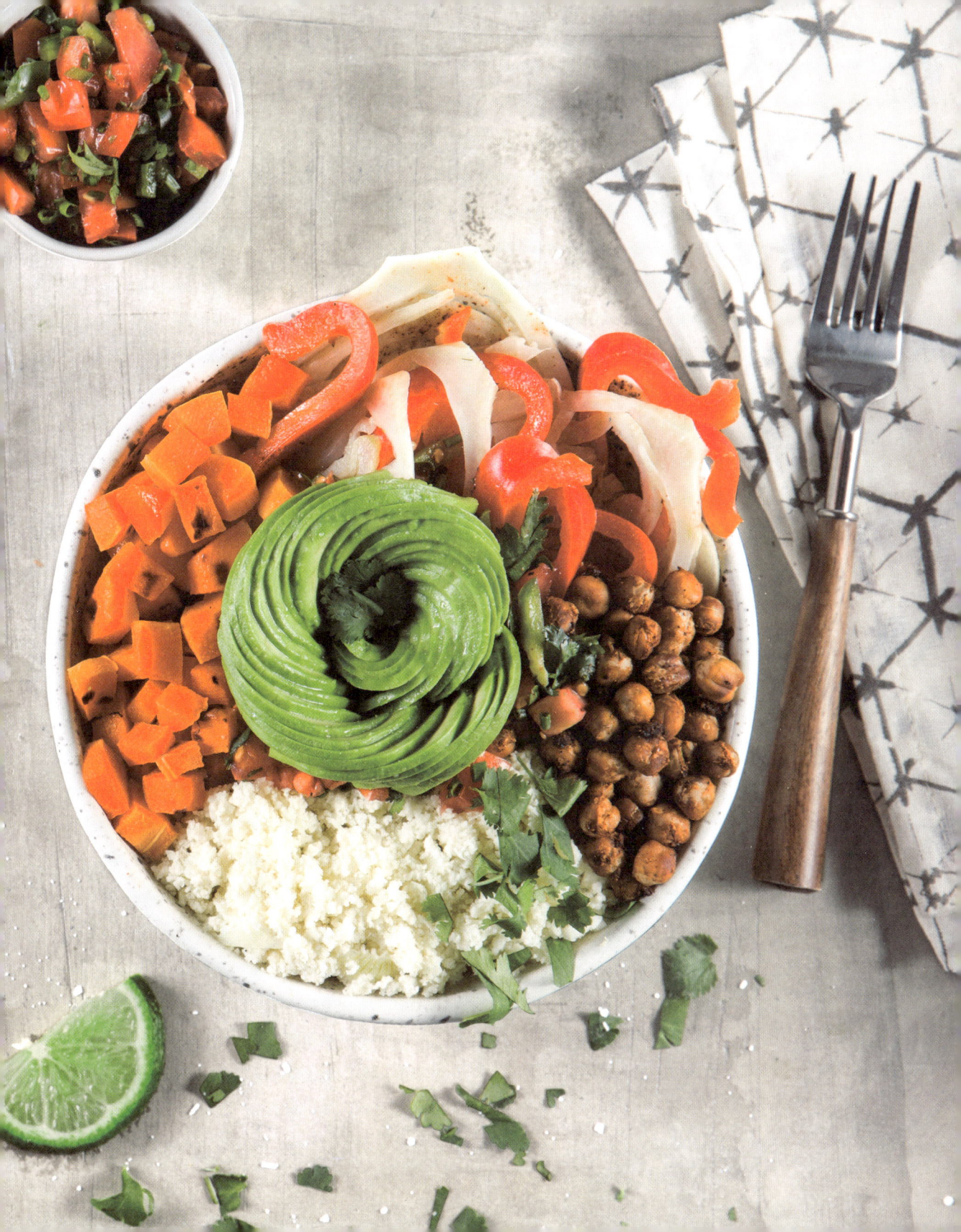

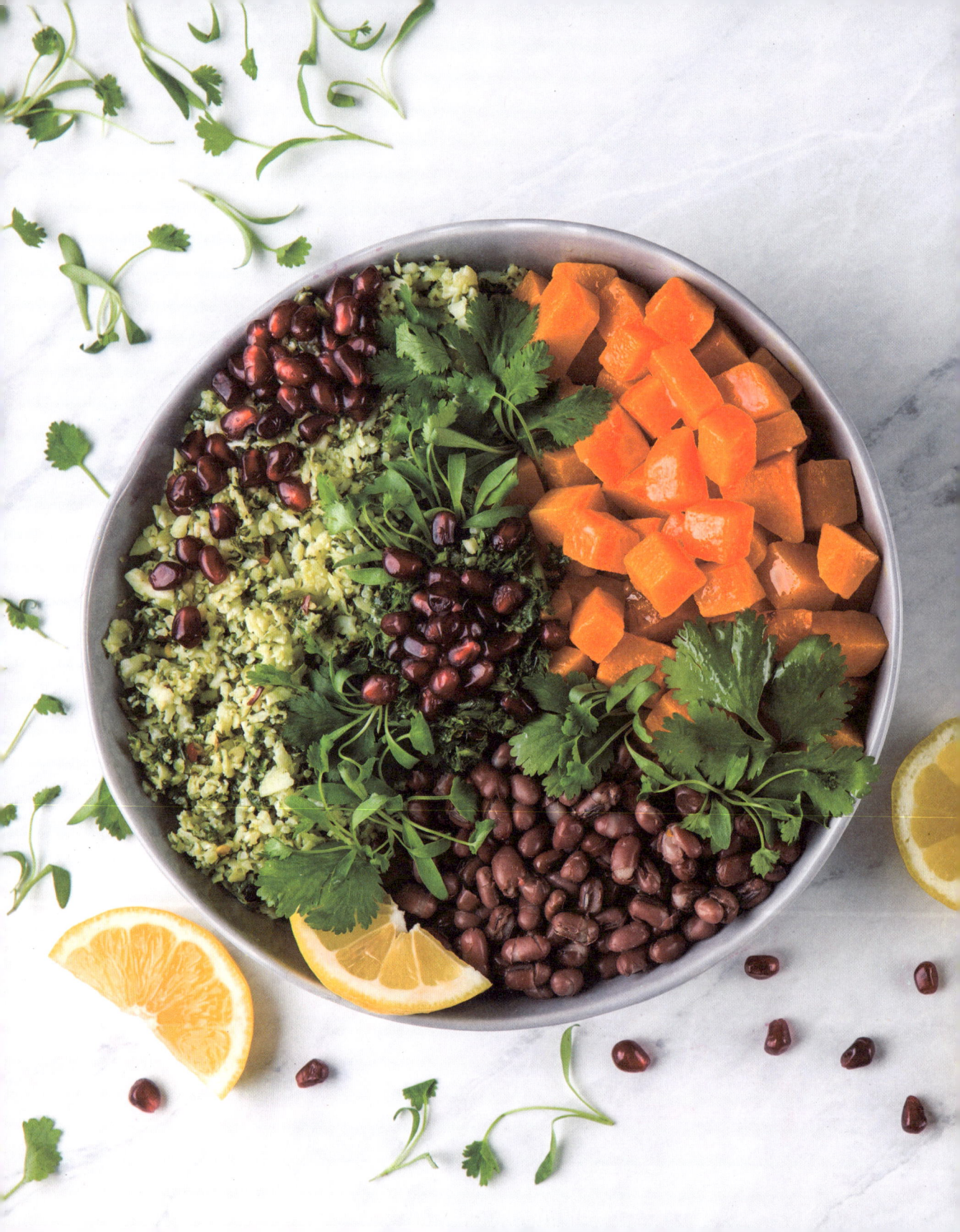

NAVINA (FRESCO)
Cuenco de arroz de coliflor con chimichurri

El chimichurri es una ligera salsa argentina a base de hierbas, una refrescante mezcla de perejil, cilantro, orégano y aceite de oliva. Es como un pesto latinoamericano sin queso y con un beso de pimiento rojo. Aporta un sabor vibrante y mucho color al arroz de coliflor.

PARA 2 PERSONAS

- 1 cucharada sopera de aceite de oliva
- 2 dientes de ajo picados *(Puede omitirse para pitta)*
- 3-4 tazas de arroz de coliflor crudo (de 1 coliflor)
- ½ cucharadita de sal marina
- ½ taza de **chimichurri** (véase pág. 95)
- 1 taza de calabaza carrucha picada y asada
- 1 taza de alubias adzuki cocidas

PARA ADORNAR: cilantro fresco, granos de granada, gajos de limón

1. Calienta el aceite en una sartén grande a fuego medio-alto. Añade el ajo y rehoga durante 30 segundos. Agrega el arroz de coliflor y la sal y deja cocer durante 5-7 minutos, removiendo frecuentemente hasta que la coliflor esté ligeramente crujiente por fuera y tierna por dentro. Retira del fuego e incorpora la salsa chimichurri.

2. Extiende 1 taza de arroz con chimichurri en un bol grande y reparte por encima ½ taza de calabaza asada y ½ taza de alubias adzuki. Adorna con cilantro fresco y granada y échale un chorreón de limón.

Seis sabores

DULCE	ÁCIDO	SALADO	AMARGO	PICANTE	ASTRINGENTE
Calabaza carrucha, granada	Limón, vinagre (salsa)	Sal marina	Cilantro, aceite de oliva, coliflor	Ajo	Alubias adzuki

PRACINA (CLÁSICO)
Cuenco deconstruido de bruschetta

¿Quieres saber lo que más echaba de menos cuando vivía en la India? La comida sencilla. No me malinterpretes, me encantan las especias, pero hay veces en las que a una chica le apetecen unas simples verduritas sin salsa de curri. La cocina italiana pone las verduras en primer plano con unos condimentos sencillos que permiten percibir todo su sabor.

PARA 2 PERSONAS

Al vapor para vata y kapha →
Sustitúyelo por brócoli al vapor para pitta →
Puede omitirse para pitta →

- 1 taza de cebada cocida
- 2 tazas de brotes de espinacas
- ¼ de taza de pimiento rojo asado
- 1 calabacín pequeño en rodajas
- 1 taza de corazones de alcachofas de lata en rodajas
- 8 tomates cherry
- 4 aceitunas verdes sin hueso

- 4 cucharadas soperas de **queso vegetal de cabra** (véase pág. 135)
- 2 cucharadas soperas de **pesto a base de plantas** (véase pág. 95)
- 2 cucharadas soperas de **aliño italiano** (véase pág. 92)

PARA ADORNAR: albahaca fresca, almendras laminadas

1. Extiende la cebada en un bol grande y reparte por encima las espinacas, el pimiento, el calabacín, los corazones de alcachofa, los tomates, las aceitunas, el queso vegetal de cabra y el pesto.

2. Riega con el aliño y adorna con albahaca fresca y almendras laminadas.

Seis sabores

DULCE	ÁCIDO	SALADO	AMARGO	PICANTE	ASTRINGENTE
Cebada, queso vegetal de cabra, almendras	Tomate, limón (aliño), vinagre (aliño)	Sal marina (aliño)	Albahaca, espinacas, calabacín, aceitunas, pesto	Pimiento asado, pimienta negra	Alcachofas

QUESO VEGETAL DE CABRA

La primera vez que probé un queso de frutos secos en un restaurante crudivegano de Nueva York, me quedé anonadada. ¿Cómo es que la posibilidad de hacer queso con frutos secos no ocupaba las primeras páginas de los periódicos? Acabé yendo a una escuela de cocina vegetal para aprender a preparar queso crudivegano. Este es al que recurro siempre que me apetece tomar un queso delicioso que no necesita fermentación ni te hace dudar.

SE OBTIENEN 110 GRAMOS (4 OZ)

1 taza de anacardos crudos dejados a remojo toda la noche y escurridos
El zumo de 1 limón
½ taza de agua
1 cucharada sopera de aceite de oliva
¼ de cucharadita de sal marina
¼ de taza de hierbas frescas picadas, como eneldo o perejil, para recubrir (opcional)

1. Introduce todos los ingredientes, excepto las hierbas, en el robot de cocina. Bate hasta obtener una crema suave. Rebaña el bol siempre que sea necesario.

2. Coloca dos capas de gasa de quesero sobre un colador y ve echando la mezcla sobre ellas. Recoge las esquinas por arriba y gira para formar un disco. Asegura con una goma (no hace falta apretar).

3. Coloca el colador sobre un bol y refrigera durante 12 horas o toda la noche hasta que el queso coja forma dentro de la gasa.

4. Si lo deseas, puedes rebozarlo con hierbas frescas. Colócalas sobre un papel encerado y haz rodar el queso sobre ellas para que se recubra por todas partes. Presiona con algo de fuerza para que se queden pegadas en la parte exterior del queso.

5. Introdúcelo en un recipiente hermético o envuélvelo bien en film plástico y refrigéralo hasta que vayas a utilizarlo. Se conserva un máximo de 5 días.

DURGA (DIOSA GUERRERA)
Cuenco de la diosa

Durga es una feroz diosa guerrera cuyo nombre significa «la invencible». Después de tomar este cuenco, es posible que empieces a canalizarla. La quinua, las semillas de cáñamo y el hummus, todos ellos repletos de proteínas, se equilibran con las espinacas, el pepino y el perejil refrescantes. Añade las grasas saludables del aguacate, los anacardos y el tahini para que aporten resistencia y estarás listo para la guerra.

PARA 1 PERSONA

Al vapor para vata y kapha →
- ½ taza de quinua cocida
- 2 tazas de brotes de espinaca
- 4 remolachas pequeñas al vapor cortadas en rodajas

Puede omitirse para pitta →
- 4 tomates cherry en rodajas
- ½ taza de pepino en rodajas
- ½ aguacate en rodajas finas

- 2 cucharadas soperas de **hummus de edamame** (véase pág. 201) o de **carne de garbanzos** (véase pág. 95)
- 2 cucharadas soperas de perejil muy picado
- 1 cucharada sopera de semillas de cáñamo
- 2 cucharadas soperas de **tzatziki herbal de anacardos** (véase pág. 94)

1. Extiende la quinua en un bol grande y cúbrela con las espinacas, las remolachas, los tomates, el pepino, el aguacate y el hummus o la carne de garbanzos.

2. Espolvorea por encima el perejil y las semillas de cáñamo y sirve con la salsa tzatziki.

Seis sabores

DULCE	ÁCIDO	SALADO	AMARGO	PICANTE	ASTRINGENTE
Cebada, queso vegetal de cabra, almendras	Tomate, limón (aliño), vinagre (aliño)	Sal marina (aliño)	Albahaca, espinacas, calabacín, aceitunas, pesto	Pimiento asado, pimienta negra	Alcachofas

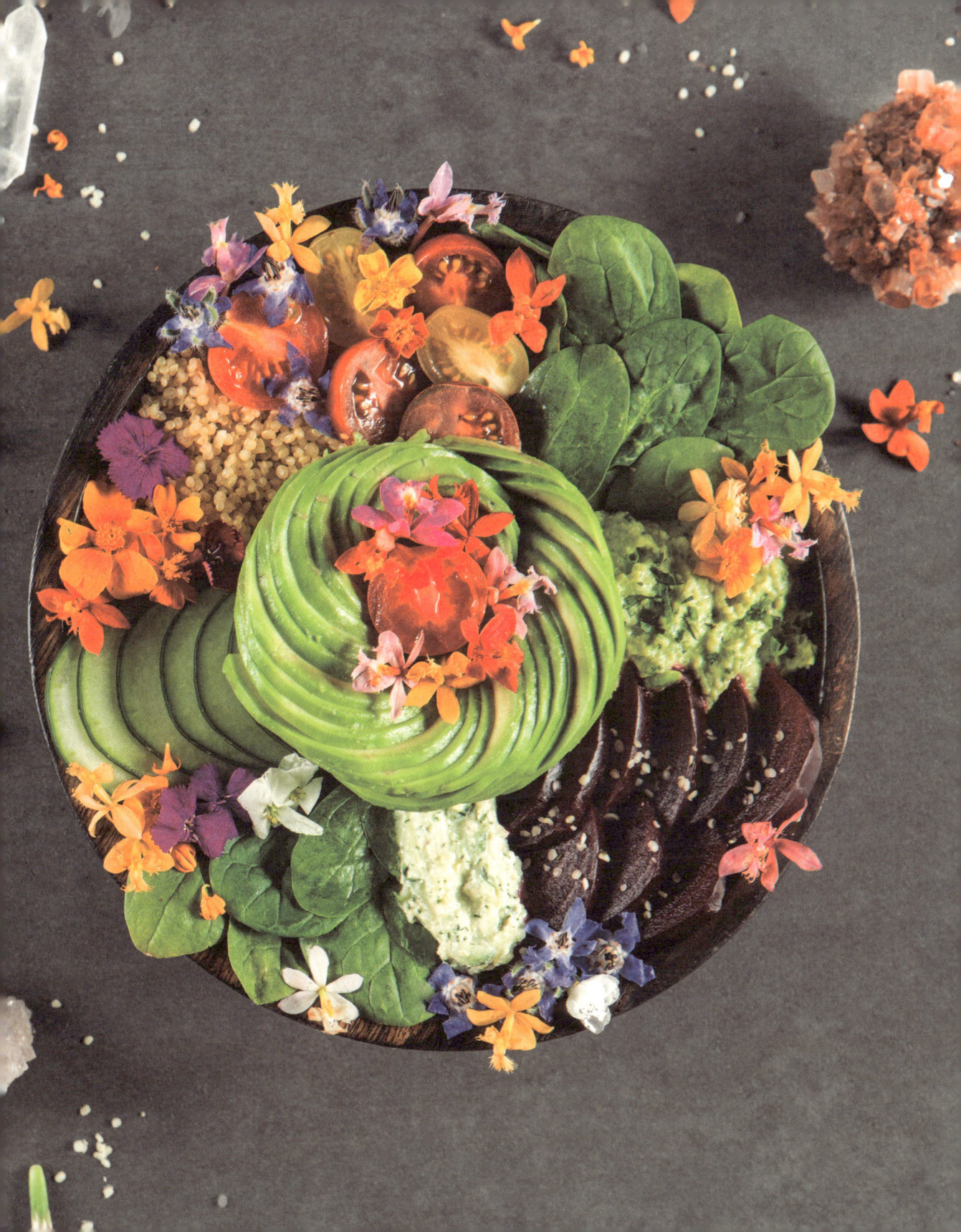

DIPIKA (LIGERO)

Cuenco libanés de lentejas

Me entusiasma la comida libanesa; es ligera, versátil y perfecta para cuando quieres un poco de variedad en el plato. Así es este cuenco. Las lentejas ricas en proteínas maridan a la perfección con la calabaza enraizante y las especias picantes animadas por las hierbas refrescantes y un bocado de feta de almendras salado. Lo único que le falta es una fiesta de bailes árabes al final.

PARA 1 PERSONA

- 1 cucharada sopera de aceite de oliva
- 1 diente de ajo muy picado *(Omitir para pitta)*
- ½ taza de lentejas verdes o marrones cocidas
- ½ taza de calabaza carrucha cortada en dados y asada
- 1 berenjena pequeña cortada en dados y asada
- 2 cucharadas soperas de **aliño mediterráneo** (véase pág. 92)
- 2 cucharadas soperas de **queso feta de almendras** (véase pág. 139)

PARA ADORNAR: zumo de limón, eneldo, menta, perejil

1. Calienta 1 cucharada sopera de aceite de oliva en una sartén mediana a fuego medio. Reduce el fuego a bajo, añade el ajo y rehoga durante 1-2 minutos hasta que desprenda aroma, pero no se haya tostado.

2. Agrega las lentejas, la calabaza, la berenjena y el aliño. Sube el fuego a medio y deja cocer durante 1-2 minutos removiendo suavemente hasta que todos los ingredientes se hayan calentado y mezclado bien.

3. Para servir, ponlo todo en un bol y reparte por encima el queso feta de almendras. Exprime un poco de zumo de limón por encima y espolvorea el eneldo, el perejil y la menta. Sirve templado para vata y kapha y templado o frío para pitta.

Seis sabores

DULCE	ÁCIDO	SALADO	AMARGO	PICANTE	ASTRINGENTE
Calabaza carrucha, queso feta de almendras	Limón	Sal marina (aliño)	Perejil, eneldo	Ajo, comino (aliño)	Lentejas

QUESO FETA DE ALMENDRAS

Cuando estudiaba secundaria, casi todos los días tomaba ensalada griega por lo mucho que me gustaba el queso feta. No era consciente de que un plato de ensalada iceberg con una montaña de feta no era lo que podríamos decir una comida muy nutritiva. Vaya por Dios. Diez años sin consumir productos lácteos más tarde seguía echando de menos ese sabor agrio y salado que solo podía proporcionarme este queso, así que creé una versión vegetal para satisfacer mis antojos… sin que tuviera que intervenir ninguna vaca.

PARA 4 PERSONAS

- 1 taza de almendras crudas (dejadas en remojo toda la noche y peladas) o de almendras escaldadas y peladas (dejadas en remojo toda la noche)
- ⅓ de taza de zumo de limón
- 3 cucharadas soperas de aceite de oliva virgen extra
- 1 diente de ajo pelado *(Omitir para pitta)*
- 1,5 cucharaditas de sal marina
- ½ taza de agua
- 2 cucharaditas de hierbas frescas o secas, como romero, tomillo y orégano, y un poco más para recubrir (opcional)

1. Escurre y aclara las almendras remojadas. Introduce las almendras, el zumo de limón, el aceite de oliva, el ajo, la sal y el agua en un robot de cocina o una batidora de gran potencia. Bate entre 3 y 6 minutos hasta obtener una pasta muy cremosa. Si vas a utilizar las hierbas, incorpóralas.

2. Vierte la mezcla en una bolsa especial para elaborar leche de frutos secos o en una gasa de quesero de tres capas y escurre el exceso de líquido. Colócala en un colador sobre un bol y ata los extremos para formar una bola. Refrigera durante varias horas o toda la noche.

3. Precalienta el horno a 110 °C (225 °F) y recubre una fuente de horno con papel vegetal. Retira el queso del paño y forma con él un cuadrado de unos 2 centímetros (¾ de pulgada) de grosor. Hornea durante 40 minutos hasta que esté ligeramente duro por arriba. Deja enfriar y refrigera.

4. Una vez frío, puedes recubrirlo con hierbas frescas o secas si lo deseas. Refrigerado en un recipiente hermético se conserva un máximo de 2 días.

Puedes usarlo como queso para untar tal cual está o hacer el siguiente paso para disfrutar de una experiencia feta completa

Si deseas una versión completamente cruda, seca el queso en un deshidratador durante 4-6 horas en lugar de hornearlo.

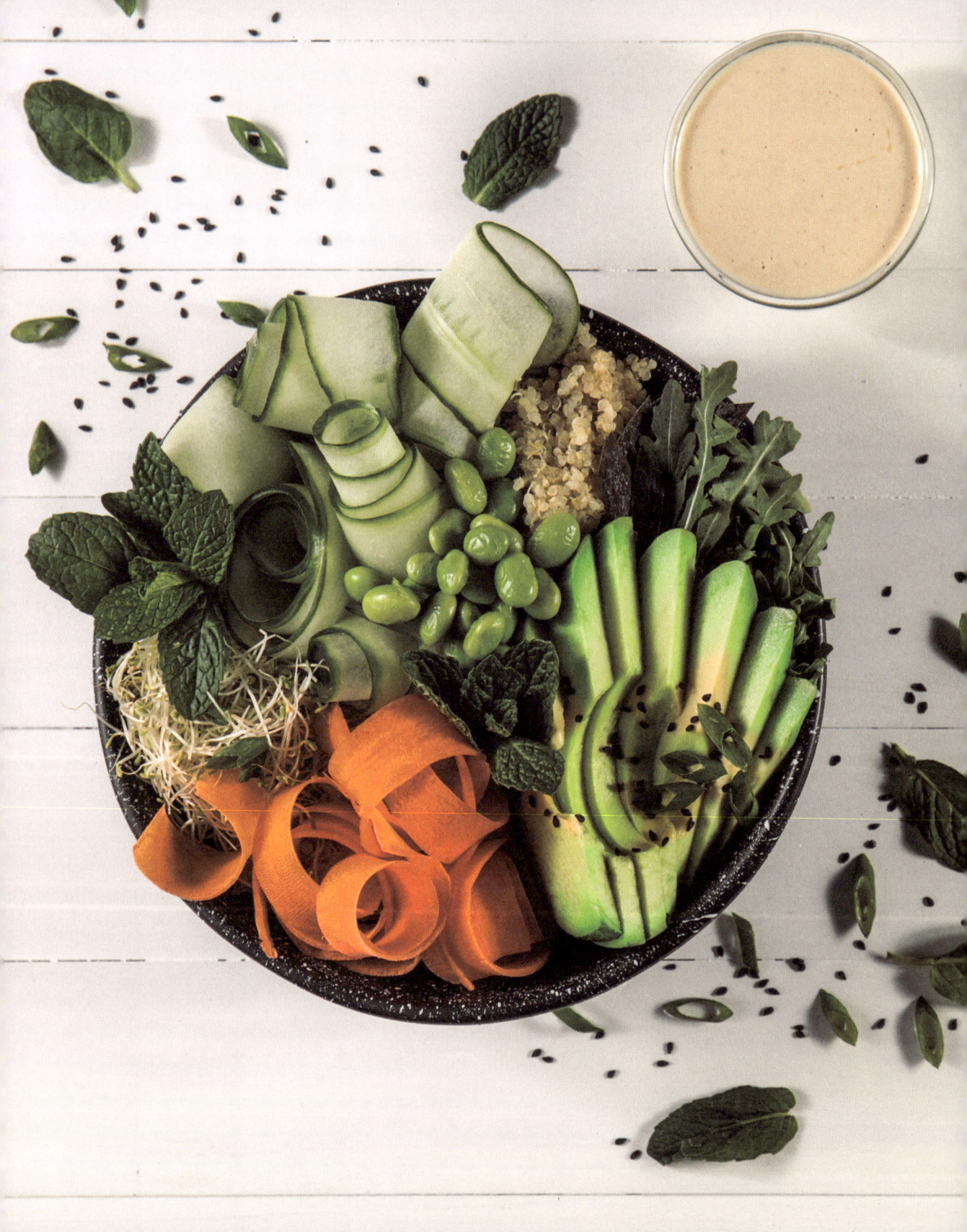

PAURASTYA (ORIENTAL)
Cuenco de sésamo, jengibre y miso

Cuando veo las palabras *sésamo*, *jengibre* o *miso* en un menú, ya sé lo que voy a pedir. Cuando están las tres juntas, sé que me voy a comer algo absolutamente maravilloso. Esta receta es mi comida ideal para tomar sobre la marcha, porque está riquísima a temperatura ambiente y resulta superfácil de guardar en un tarro de vidrio para los viajes.

PARA 1 PERSONA

½ taza de quinua o arroz integral cocidos
½ taza de edamame cocido
2 tazas de rúcula o brotes de espinacas *(Puede omitirse para pitta)*
1 lámina de nori cortada en ocho pedazos
½ taza de zanahoria rallada
½ aguacate en rodajas
½ pepino en rodajas finas
2 cucharadas soperas de brotes de alfalfa
2 cucharadas soperas de **miso de sésamo y jengibre** (véase pág. 93)

PARA ADORNAR: semillas de sésamo negro o cáñamo, menta fresca, rodajas de cebolleta

1. Introduce la quinua en un bol y añade la rúcula, la zanahoria, el edamame, el aguacate, el pepino, el nori y los brotes.

2. Riega con el aliño y distribuye por encima las semillas de sésamo o de cáñamo, la menta fresca y las rodajas de cebolleta.

Seis sabores

DULCE	ÁCIDO	SALADO	AMARGO	PICANTE	ASTRINGENTE
Quinua o arroz, zanahoria, aguacate	Lima (aliño)	Nori, miso (aliño)	Cebolleta, rúcula, espinacas, pepino	Ajo (aliño), jengibre (aliño)	Semillas de sésamo, edamame, brotes

VIVIKTA (PULCRO)
Cuenco bento de sushi

Las cajas bento son uno de los inventos más chulos de todos los tiempos. Están muy bien organizadas, son compactas y te ofrecen la seguridad de que los ingredientes no se van a mezclar cuando te las metes en el bolso. Este cuenco deconstruido satisfará tus antojos de sushi y es una forma estupenda de colar más sabores amargos en la dieta sin que te des cuenta.

PARA 1 PERSONA

½ taza de arroz de coliflor o de arroz integral cocidos
1 porción de **ensalada de zanahoria**
1 porción de **ensalada de algas**
2 cucharadas soperas de **hummus de edamame** (véase pág. 201)
½ aguacate en rodajas *(Al vapor para vata y kapha)*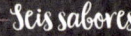
¼ de taza de lombarda en tiras
2 cucharadas soperas de **aliño de almendras y jengibre** (véase pág. 92)
Semillas de sésamo negro y blanco para adornar

1. Introduce el arroz en una caja bento o en un bol y cúbrelo con hummus de edamame. Añade una porción de ensalada de zanahoria y otra de ensalada de algas.

2. Coloca por encima las rodajas de aguacate y la lombarda. Riega con el aliño y adorna con unas semillas de sésamo.

Seis sabores

DULCE	ÁCIDO	SALADO	AMARGO	PICANTE	ASTRINGENTE
Aguacate, zanahoria, almendras (aliño)	Lima (ensalada de zanahorias), vinagre (ensalada de algas)	Sal marina (aliño), coco aminos (aliño), algas	Coliflor, pepino, repollo, algas	Rábano, jengibre (aliño)	Edamame (hummus), semillas de sésamo

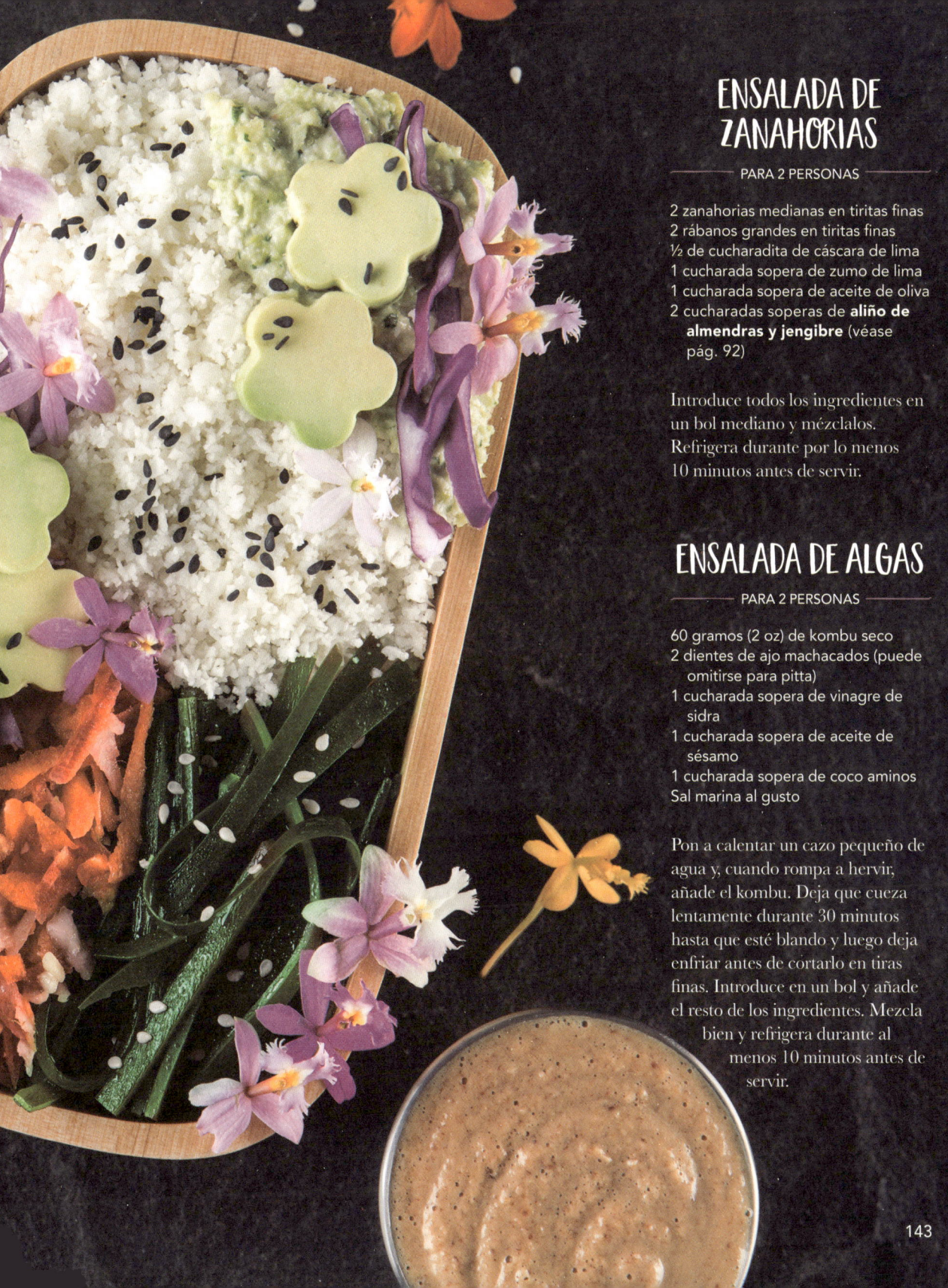

ENSALADA DE ZANAHORIAS

PARA 2 PERSONAS

2 zanahorias medianas en tiritas finas
2 rábanos grandes en tiritas finas
½ de cucharadita de cáscara de lima
1 cucharada sopera de zumo de lima
1 cucharada sopera de aceite de oliva
2 cucharadas soperas de **aliño de almendras y jengibre** (véase pág. 92)

Introduce todos los ingredientes en un bol mediano y mézclalos. Refrigera durante por lo menos 10 minutos antes de servir.

ENSALADA DE ALGAS

PARA 2 PERSONAS

60 gramos (2 oz) de kombu seco
2 dientes de ajo machacados (puede omitirse para pitta)
1 cucharada sopera de vinagre de sidra
1 cucharada sopera de aceite de sésamo
1 cucharada sopera de coco aminos
Sal marina al gusto

Pon a calentar un cazo pequeño de agua y, cuando rompa a hervir, añade el kombu. Deja que cueza lentamente durante 30 minutos hasta que esté blando y luego deja enfriar antes de cortarlo en tiras finas. Introduce en un bol y añade el resto de los ingredientes. Mezcla bien y refrigera durante al menos 10 minutos antes de servir.

ZUDDHA (PURO)

Cuenco de quinua con pesto de pipas de girasol

¿Conoces esa sensación que tienes cuando acabas de comer y te apetece ponerte a bailar alegremente por lo ligero, vivo y lleno de energía que te sientes? Eso es lo que te ofrece este cuenco. Un pesto estimulante que te hará sentirte como un girasol con pétalos de calabacín y flores de calabaza verde. ¡Qué forma más estupenda de colar sabores amargos sin que deje de estar muy dulce!

---PARA 1 PERSONA---

2 calabacines medianos
1 taza de quinua cocida
¼ de calabaza verde asada y cortada en rodajas
½ taza de **garbanzos asados con hierbas mediterráneas** (véase pág. 196)
2 cucharadas soperas de **pesto a base de plantas** (véase pág. 95) separadas

PARA ADORNAR: microverduras, pipas de girasol o nueces

1. Con la cuchilla recta de un espiralizador, corta los calabacines en cintas finas. Pon a calentar un cazo de agua y, cuando rompa a hervir, introduce los calabacines. Cuece durante 2 minutos, sácalos inmediatamente y déjalos escurrir durante 3 minutos.

2. Coloca la quinua en un bol grande y mézclala con una cucharada sopera de pesto. Reparte por encima la calabaza verde asada, las cintas de calabacín, los garbanzos asados y la cucharada sopera de pesto restante. Adorna con microverduras y pipas de girasol.

Seis sabores

DULCE
Calabaza verde, quinua

ÁCIDO
Limón (pesto)

SALADO
Sal marina (pesto, garbanzos)

AMARGO
Calabacín, microverduras, aceite de oliva (pesto), albahaca (pesto)

PICANTE
Ajo (pesto)

ASTRINGENTE
Garbanzos, pipas de girasol o nueces

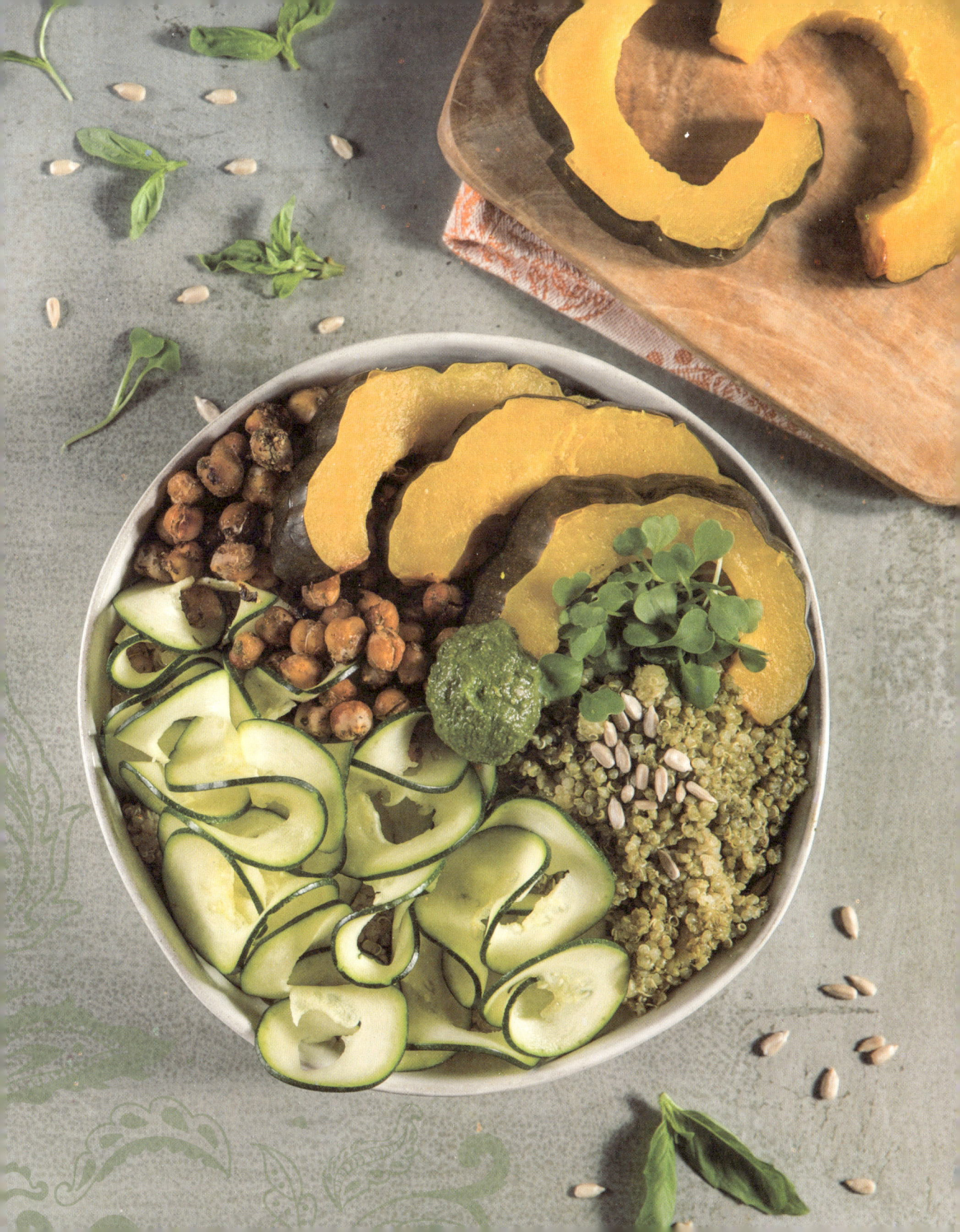

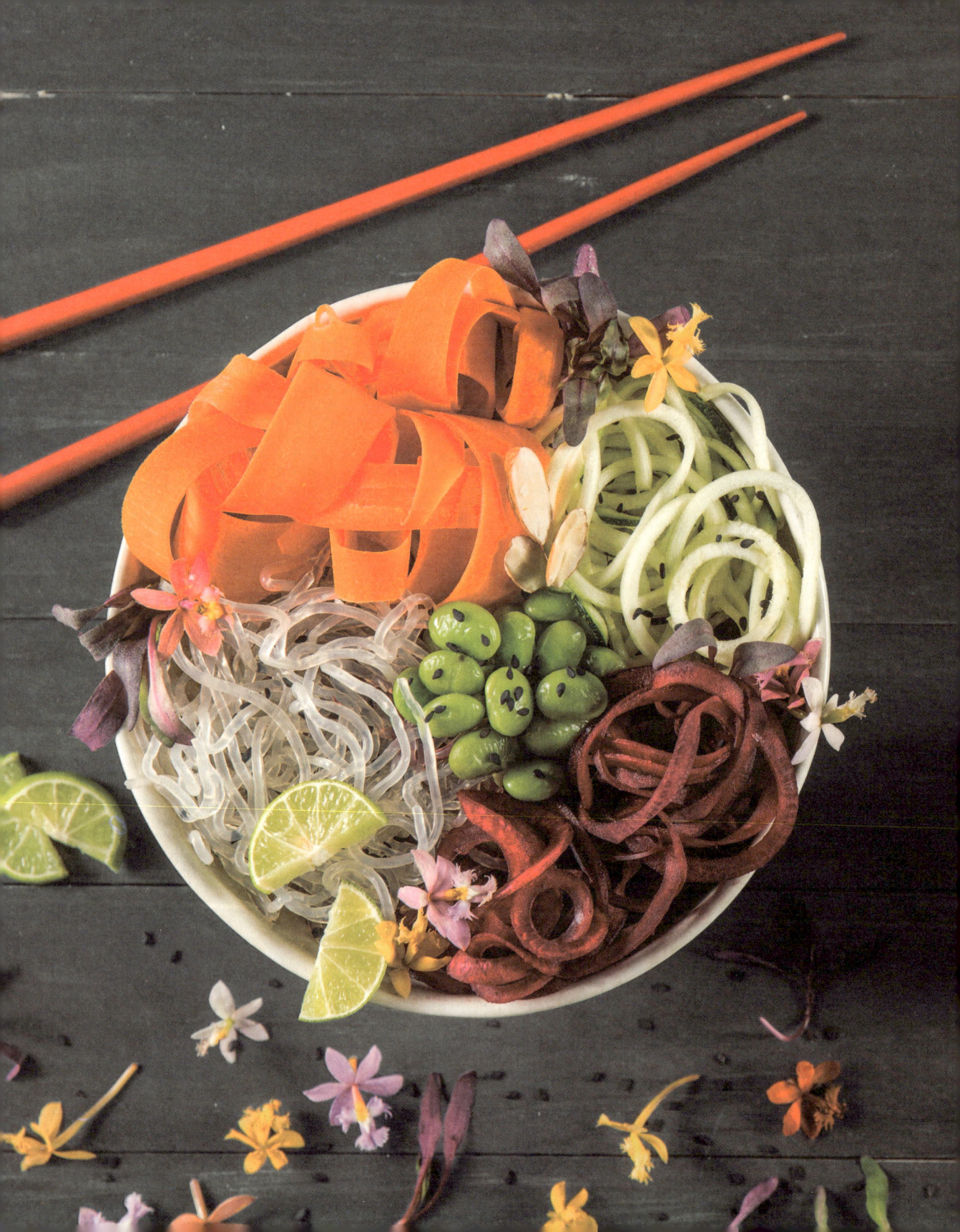

AGADA (SALUDABLE)
Cuenco de pad thai arcoíris

Comerse el arcoíris nunca había sido tan fácil y delicioso como con este cuenco «pad thai». Con unos giros del espiralizador puedes crear «tallarines» vegetales que emparejan a la perfección con un aliño de almendras y jengibre, agrio y con sabor a frutos secos. Puedes elegir entre disfrutarlo crudo o cocido si prefieres una comida caliente y nutritiva.

PARA 1 PERSONA

- 120 gramos (4 oz) de tallarines de kelp
- ½ taza de espirales de calabacín
- ½ taza de espirales de remolacha
- ½ taza de espirales de zanahoria
- ¼ de taza de edamame cocido
- 2-4 cucharadas soperas de **aliño de almendras y jengibre** (véase pág. 92)
- ½ cucharadita de aceite de coco (si vas a cocinarlo)

PARA ADORNAR: almendras laminadas, cilantro fresco, brotes germinados, semillas de sésamo negro, gajos de lima

Escurre y aclara los tallarines de kelp. Introdúcelos en un bol de agua templada y déjalos en remojo durante 10 minutos, más o menos, mientras preparas el resto de ingredientes (así se ablandan y resultan más fáciles de separar).

Versión cruda (mejor para pitta): Mezcla las espirales de verduras y los tallarines de kelp en una ensaladera. Añade el edamame y riega con el aliño. Adorna con almendras laminadas, cilantro, brotes germinados, semillas de sésamo negro y un chorreón de lima.

Versión cocida (mejor para vata y kapha): Calienta el aceite de coco en una sartén mediana a fuego medio. Introduce las espirales de verduras y los tallarines de kelp. Añade 4 cucharadas soperas de aliño y deja cocer durante 3-5 minutos removiendo con suavidad hasta que se hayan templado y recubierto totalmente. Sirve con edamame, almendras laminadas, cilantro, brotes germinados, semillas de sésamo negro y un chorreón de lima por encima.

Seis sabores

DULCE	ÁCIDO	SALADO	AMARGO	PICANTE	ASTRINGENTE
Zanahoria, remolacha, almendras, manteca de almendra (aliño)	Lima	Tallarines de kelp, sal marina (aliño)	Tallarines de kelp, cilantro, calabacín	Jengibre (aliño)	Edamame, brotes germinados, semillas de sésamo negro

MIZRA (MIXTO)
Cuenco de fajita

No hay nada tan festivo como las fajitas, ¿verdad? Un festín de verduras bailando en un cuenco hirviente de especias que te pone en un estado de ánimo de celebración, probablemente por su naturaleza tan *rajásica*, con el picor de la cebolla, el ajo y los pimientos. Las especias y hierbas refrescantes como el cilantro y el hinojo equilibran este plato tan calorífico, para que puedas reservar tu fuego para la pista de baile (y no para la digestión).

PARA 2 PERSONAS

1 cucharada sopera de aceite de pepita de uva o de aguacate
2 dientes de ajo picados (sustitúyelos por ¼ de cucharadita de asafétida para pitta)
1 cebolla roja cortada en rodajas (sustitúyela por 1 bulbo de hinojo para pitta)
2 pimientos morrones rojos grandes en rodajas *(Sustituir por 1 taza de brócoli picado para pitta)*
1 taza de champiñones pequeños en rodajas
4 tazas de brotes de espinacas
½ cucharadita de comino en polvo
½ cucharadita de cilantro
½ cucharadita de hinojo molido
½ cucharadita de cayena en polvo *(Omitir para pitta)*
½ cucharadita de pimentón ahumado
½ cucharadita de sal marina
El zumo de ½ lima
1 taza de **arroz con cilantro y lima** (véase pág. 195)
½ taza de **guacamole con comino** (véase pág. 198)
¼ de taza de **crema agria de anacardos** (véase pág. 94)
Cilantro fresco para adornar

1. Calienta el aceite en una sartén grande a fuego medio-alto. Introduce el ajo, la cebolla y los pimientos morrones y rehoga durante unos 5 minutos hasta que estén blandos.

2. Reduce el fuego a medio y añade los champiñones, las espinacas, el comino, el cilantro, el hinojo, la cayena en polvo, el pimentón y la sal. Rehoga entre 3 y 5 minutos hasta que los champiñones estén blandos y las espinacas se hayan reducido.

3. Extiende el arroz en un bol grande y cubre con las verduras rehogadas y un chorreón de lima. Sirve con guacamole y crema agria de anacardos. Adorna con cilantro.

Seis sabores

DULCE
Arroz, anacardos (crema agria), aguacate (guacamole)

ÁCIDO
Lima

SALADO
Sal marina

AMARGO
Cilantro, espinacas

PICANTE
Ajo, cebolla, cayena en polvo, comino, cilantro, pimentón

ASTRINGENTE
Champiñones

SVATTA (ESPECIADO)
Cuenco de cúrcuma y tahini

Siempre que puedo, cuelo en mis recetas la cúrcuma y el tahini. La cúrcuma porque anima de forma natural, quema grasas y acaba con la inflamación. El tahini porque da sensación de frutos secos, es saciante y aporta un sabor a grasas saludables que me encanta. Juntos pueden convertir cualquier plato en algo mágico, sobre todo este cuenco de quinua, lentejas, batatas y col crespa. ¡Cuántas cosas buenas!

PARA 1 PERSONA

- ½ taza de quinua cocida
- ½ taza de lentejas marrones cocidas
- 1 batata mediana picada y asada
- 1 taza de col crespa (kale) al vapor o rehogada
- ½ aguacate en rodajas
- 2 cucharadas soperas de **aliño de tahini de cúrcuma** (véase pág. 93)
- 2 cucharadas soperas de nori silvestre en copos para adornar
- 1 rábano rojo en rodajas para adornar

1. Extiende la quinua en un bol grande y añade las lentejas, la batata, la col crespa y el aguacate.

2. Riega con el aliño y adorna con copos de nori y rodajas de rábano rojo.

Seis sabores

DULCE
Quinua, aguacate, batata

ÁCIDO
Limón (aliño)

SALADO
Copos de nori

AMARGO
Col crespa (kale), copos de nori

PICANTE
Rábano, cúrcuma (aliño)

ASTRINGENTE
Lentejas, tahini (aliño), cúrcuma (aliño)

JANAPADA (CAMPO)

Cuenco del suroeste de EE.UU. con ensalada de quinua

El suroeste de Estados Unidos se ha vuelto ayurvédico gracias a este plato sátvico. El comino es una especia tridóshica que refuerza la digestión, mejora la absorción de nutrientes y ayuda a expulsar las toxinas. Puede incluso reducir los gases provocados por las alubias… Quizá por esto sea un elemento básico de todas las cocinas ricas en legumbres.

PARA 1 PERSONA

Sustituir por remolachas pequeñas al vapor para pitta

½ taza de quinua cocida
½ taza de alubias negras cocidas
1 taza de brotes de espinacas
4 tomates cherry partidos por la mitad
½ pimiento morrón rojo picado
¼ de taza de granos de maíz no transgénico
¼ de aguacate en rodajas
2 cucharadas soperas de **aliño de comino y lima** (véase pág. 92)

Sustituir por calabacín para pitta

PARA ADORNAR: pipas de calabaza, rodajas de cebolleta (omitir para pitta), cilantro fresco

1. Extiende la quinua en un bol grande y añade las alubias negras, las espinacas, el pimiento, el maíz, los tomates y el aguacate.

2. Riega con el aliño y adorna con pipas de calabaza, rodajas de cebolleta y cilantro.

Seis sabores

DULCE	ÁCIDO	SALADO	AMARGO	PICANTE	ASTRINGENTE
Quinua, maíz, aguacate	Lima (aliño), tomate	Sal marina (aliño)	Espinacas, cilantro	Cebolleta, pimiento morrón, comino (aliño)	Alubias negras

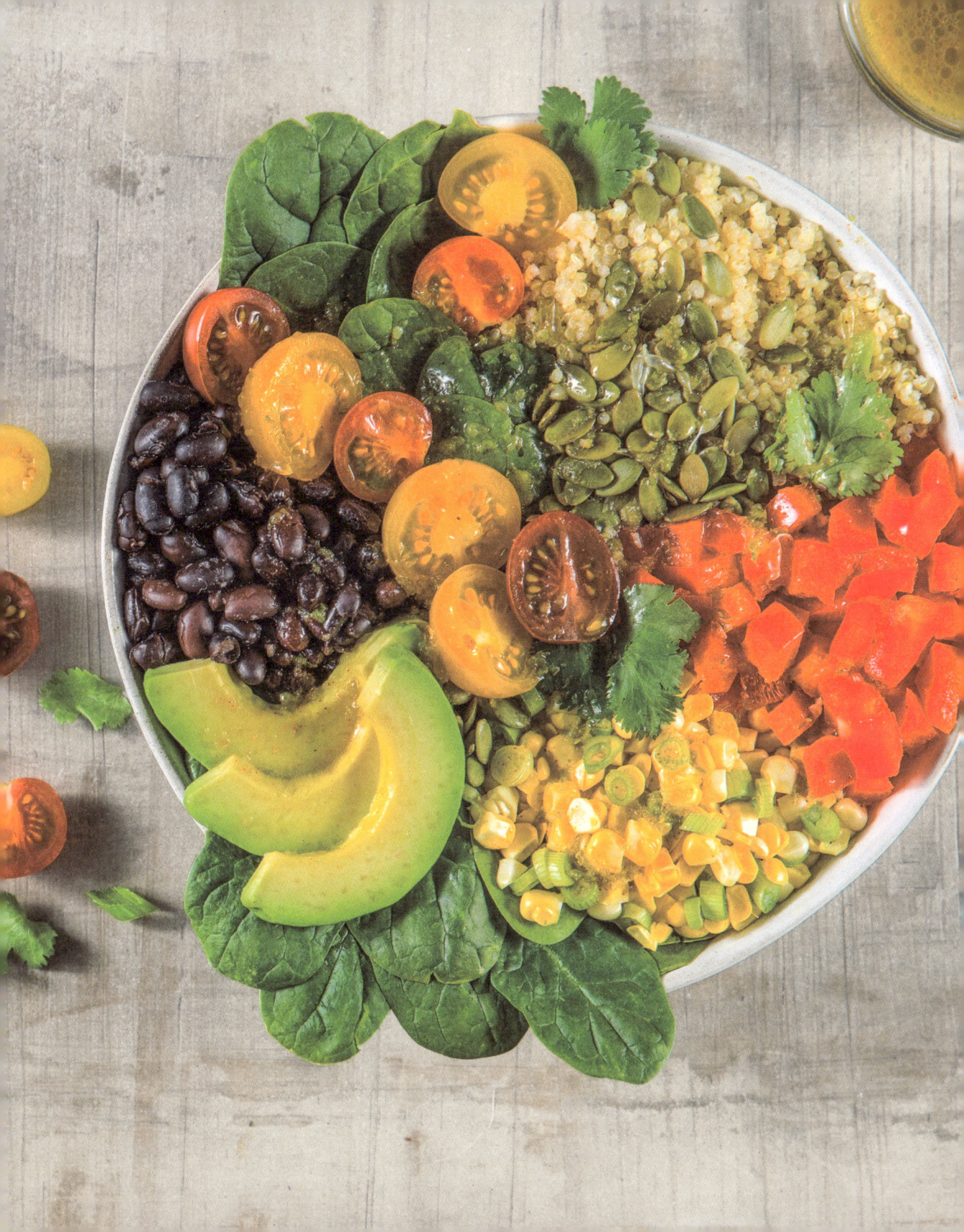

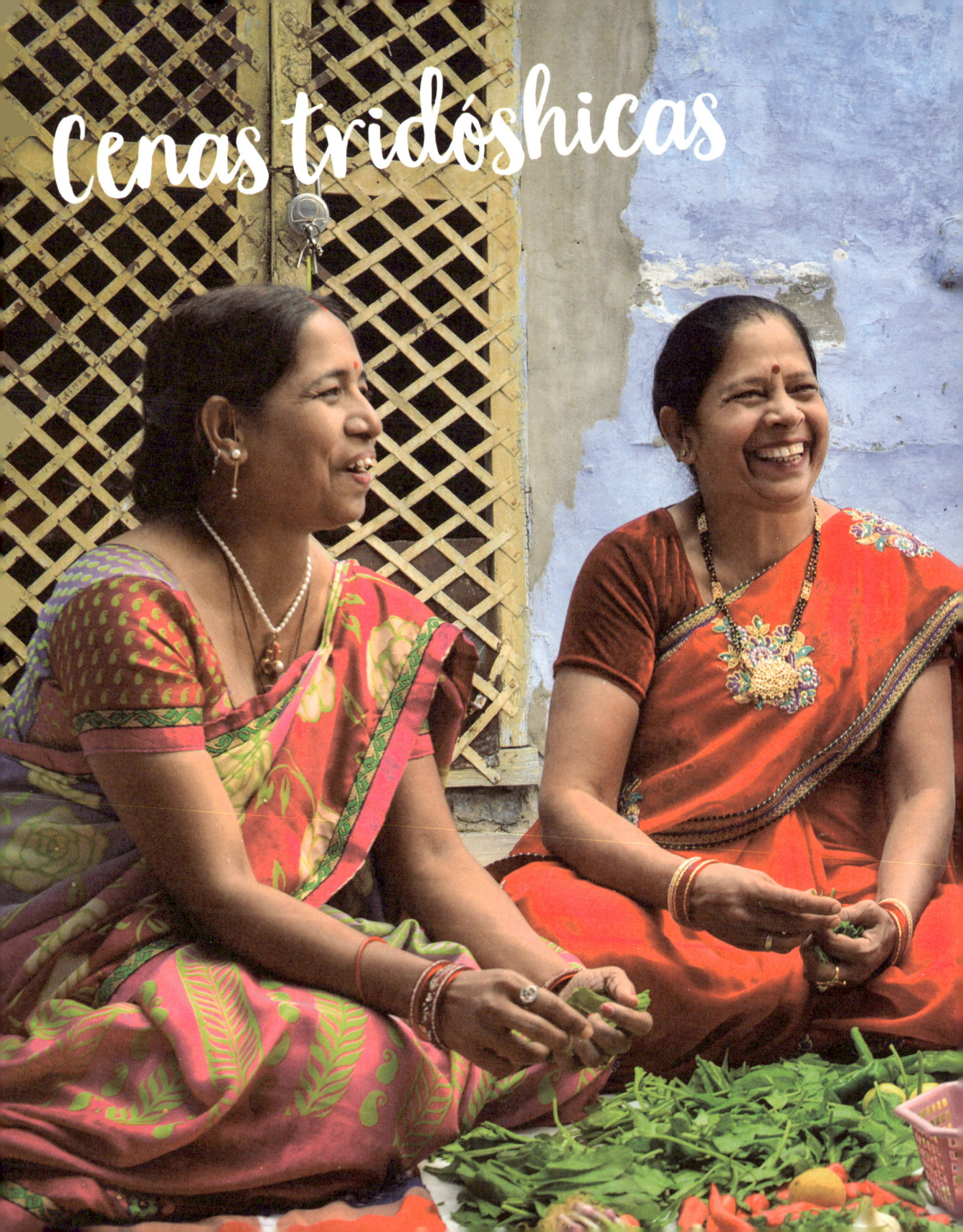

Cenas tridóshicas

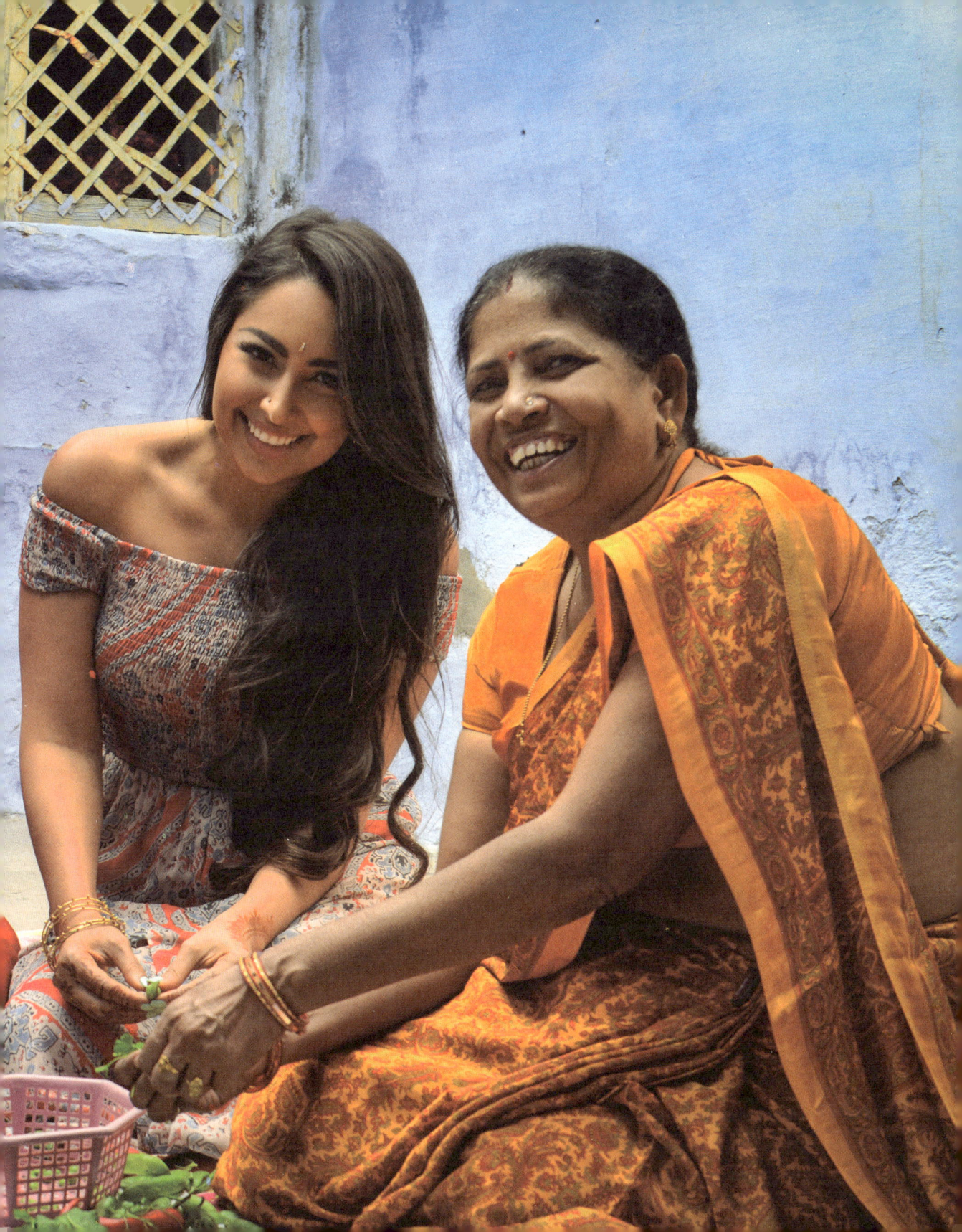

Sopas para los chakras

Los chakras son siete centros de energía del cuerpo que representan unos aspectos físicos y emocionales concretos de nuestro ser (véanse páginas 34-37). Estas sopas para los chakras equilibran cada uno de ellos y te alinean con la expresión más elevada de tu ser.

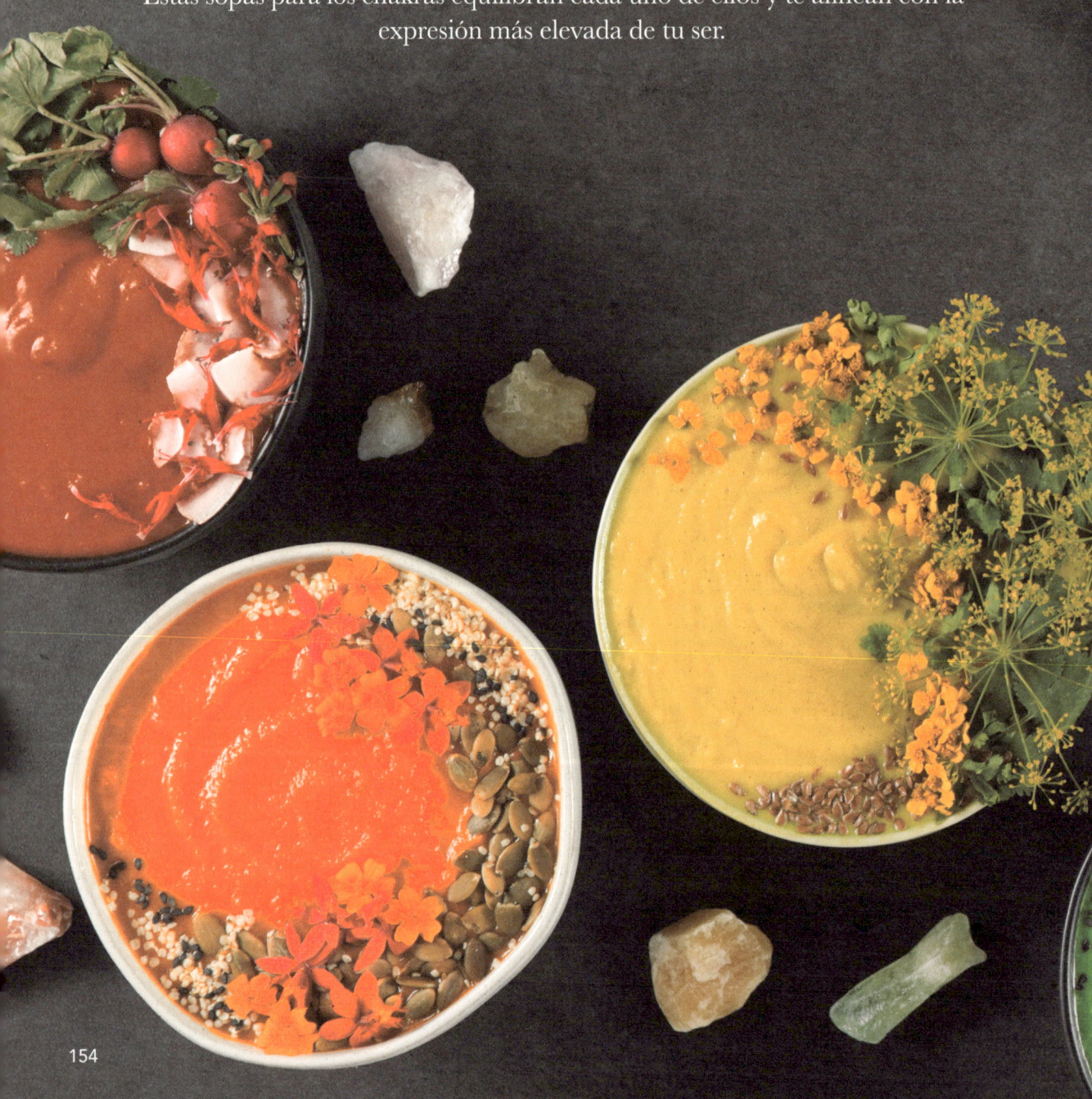

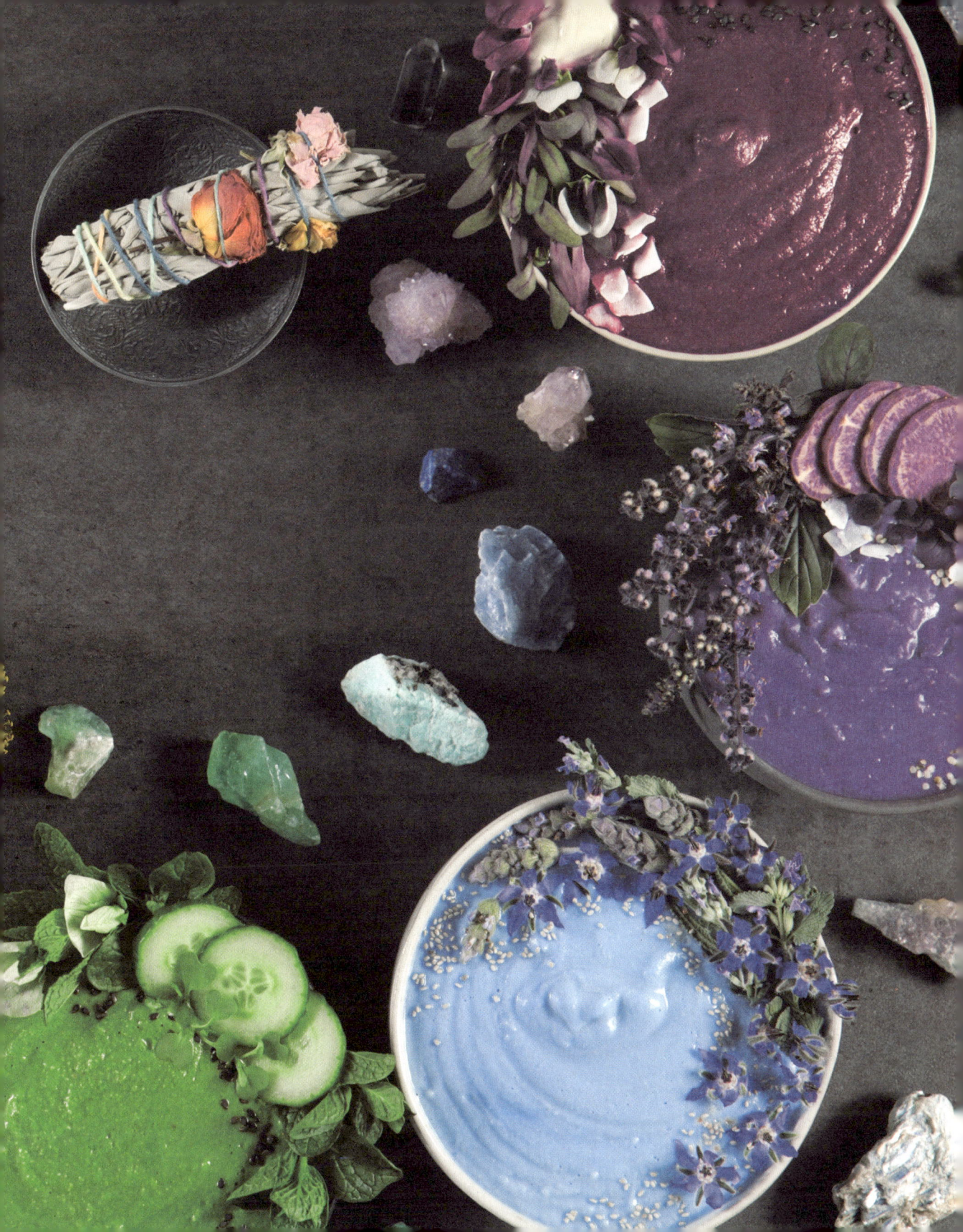

(CHAKRA RAÍZ) SOPA MULADHARA

Utiliza las verduras de raíz para reconectarte con la energía terrestre. Esta sopa es perfecta para cuando te sientes desarraigado y con necesidad de estabilidad.

PARA 4 PERSONAS

- 2 cucharadas soperas de aceite de coco o de oliva
- 1 cebolla amarilla mediana o un bulbo de hinojo picados
- 4 dientes de ajo picados (se puede reducir u omitir para pitta)
- 2-3 cucharadas soperas de pasta de curri rojo tailandés vegano (opcional para pitta)
- 2 cucharaditas de cilantro molido
- ½ cucharadita de comino molido
- ½ cucharadita de pimentón dulce
- ¼ de cucharadita de sal marina
- ¼ de cucharadita de pimiento rojo en escamas machacado (omitir para pitta)
- ⅓ de taza de pimiento rojo asado en rodajas
- 1 tomate mediano picado
- 3 tazas de calabaza carrucha o kabocha picada
- 1 remolacha al vapor picada
- 4 tazas de caldo de verduras
- 1 cucharada sopera de zumo de lima fresco
- ½ taza de escamas grandes de coco sin endulzar tostadas
- ½ taza de leche de coco entera para servir

1. Calienta el aceite a fuego medio en una olla grande o en una olla de hierro. Introduce la cebolla, el ajo, la pasta de curri, el cilantro, el comino, el pimentón, la sal y el pimiento rojo en escamas. Remueve para mezclar y deja que cueza 5 minutos hasta que la cebolla esté traslúcida. Añade el tomate y el pimiento rojo asado y deja cocer 2 minutos más.

2. Incorpora la calabaza y la remolacha y cuece durante un minuto. Agrega el caldo y, cuando rompa a hervir, reduce el fuego y deja que cueza lentamente entre 15 y 20 minutos hasta que la calabaza esté blanda.

3. Bate con una batidora manual hasta obtener una crema fina, o deja enfriar y bate por tandas en una batidora de vaso. Incorpora el zumo de lima, remueve y rectifica los condimentos al gusto. Sirve con un chorreón de leche de coco y unas escamas de coco espolvoreadas por encima.

(CHAKRA DEL SACRO) BISQUE SVADISTHANA

Tu chakra del sacro es tu capacidad para dar y recibir placer. Ríndete a la dulzura picante de esta sopa.

PARA 4 PERSONAS

- 1 calabaza carrucha grande asada o 2 batatas asadas
- 1 cucharada sopera de aceite de coco
- Un trozo de 2,5 centímetros (1 pulgada) de jengibre fresco pelado y picado
- 1 cebolla amarilla picada (reduce o sustituye por un bulbo de hinojo para pitta)
- 2 tazas de caldo de verduras bajo en sal
- 400 mililitros (14 onzas) de leche de coco entera
- 1 cucharadita de cúrcuma
- ½ cucharadita de canela
- ¼ de cucharadita de sal marina
- Una pizca de pimienta negra recién molida
- Pipas de calabaza para adornar
- Semillas de cáñamo para adornar

1. Calienta el aceite a fuego medio en una olla grande o en una olla de hierro. Introduce el jengibre y la cebolla y rehoga hasta que se hayan ablandado (unos 3 minutos).

2. Añade el caldo y, cuando rompa a hervir, la calabaza asada. Incorpora la leche de coco, la cúrcuma, la canela, la sal y la pimienta. Remueve. Tapa, reduce el fuego a lento y deja que cueza despacio durante 5 minutos.

3. Bate con una batidora manual hasta obtener una crema fina, o deja enfriar y bate por tandas en una batidora de vaso. Sirve adornada con pipas de calabaza y semillas de cáñamo.

(CHAKRA DEL PLEXO SOLAR)
BISQUE MANIPURA

¿Quién eres? A veces lo olvidamos. Limpiar la mente con alimentos sencillos nos ayuda a recordar la respuesta a la única pregunta importante.

PARA 4 PERSONAS

- 6 tazas colmadas de ramilletes de coliflor
- 3 dientes de ajo picados o ¾ de cucharadita de asafétida
- 2 cucharadas soperas + 1 cucharadita de aceite de pepita de uva, coco o aguacate (separadas)
- 1 cucharadita de cúrcuma
- 1 cucharadita de comino molido
- Una pizca de pimiento rojo machacado en escamas (omitir para pitta)
- ½ cucharadita de sal marina
- 1 cebolla amarilla mediana picada
- 3 tazas de caldo de verduras
- ¼ taza de leche de coco entera para servir

1. Precalienta el horno a 230 ºC (450 ºF). En un bol grande, mezcla la coliflor y el ajo con 2 cucharadas soperas de aceite recubriéndolos bien. Añade la cúrcuma, el comino, las escamas de pimiento rojo y la sal. Remueve hasta que se hayan recubierto por igual. Extiende sobre una bandeja de horno en una sola capa y asa entre 25 y 30 minutos hasta que estén dorados y tiernos. Reserva una taza de coliflor asada.

2. Calienta la cucharadita de aceite restante a fuego medio en una olla grande o en una olla de hierro. Introduce la cebolla y rehógala durante 2 o 3 minutos hasta que esté traslúcida. Agrega la coliflor asada y el caldo de verduras. Sube el fuego hasta que rompa a hervir y luego bájalo, tapa y deja que cueza lentamente durante 15 minutos.

3. Bate con una batidora manual hasta obtener una crema fina o deja enfriar y bate por tandas en una batidora de vaso. Sirve con la coliflor asada que habías reservado y un chorreón de leche de coco por encima.

(CHAKRA DEL CORAZÓN)
SOPA ANAHATA

El amor no es solo el romántico. Es eterno, un estado del ser. Llenar nuestro cuerpo con plantas nos permite reconectarnos con su esencia.

PARA 4 PERSONAS

- 2,5 tazas de agua
- 2 tazas colmadas de brotes de espinacas
- 1 aguacate pelado y sin hueso
- ½ pepino picado en trozos grandes
- 1 calabacín pequeño picado
- ½ taza colmada de hojas de menta
- 2 cucharadas soperas de zumo de lima fresco, o más al gusto
- ¼ de taza de almendras crudas dejadas a remojo durante toda la noche y escurridas (opcional)
- ¼ de cucharadita de sal marina
- ¼ de cucharadita de pimienta negra recién molida, o más al gusto
- 1 diente de ajo (omitir para pitta)
- Rábano rojo en rodajas para adornar

1. Introduce todos los ingredientes en el vaso de la batidora y bátelos a la máxima velocidad entre 30 y 60 segundos hasta obtener una crema fina. Si lo deseas, puedes añadir más agua para aclararla.

2. Prueba y añade más menta, zumo de lima, sal y pimienta hasta que esté a tu gusto. Sirve inmediatamente.

(CHAKRA DE LA GARGANTA) SOPA VISSUDHA

Di la verdad. Cuando empiezas, las palabras fluyen como las olas del mar. El color azul te lo recuerda.

PARA 4 PERSONAS

- 1 cucharada sopera de aceite de sésamo, coco o pepita de uva
- 2 dientes de ajo picados (reduce u omite para pitta)
- ½ cebolla amarilla o ½ bulbo de hinojo picados
- 1 coliflor grande picada
- 4 tazas de caldo de verduras
- ¼ de taza de anacardos crudos remojados y escurridos
- 2 cucharadas soperas de lima
- 1 cucharada sopera de espirulina azul
- ½ cucharadita de sal marina, o más al gusto
- 2 cucharadas soperas de semillas de cáñamo para adornar

1. Calienta el aceite a fuego medio en una olla grande o en una olla de hierro. Añade el ajo y la cebolla y rehógalos durante 3 minutos hasta que se hayan dorado ligeramente. Incorpora la coliflor y rehoga 1 minuto más.

2. Agrega el caldo de verduras y sube el fuego. Cuando esté hirviendo, reduce el fuego y deja que cueza lentamente sin tapar durante 20 o 30 minutos hasta que la coliflor esté blanda. Retira del fuego y deja enfriar.

3. Bate a máxima potencia durante 1 minuto junto con los anacardos hasta obtener una crema fina.

4. Añade la espirulina azul y bate ligeramente (el exceso de calor que provoca batir disminuye su valor nutricional). Condimenta con sal al gusto. Sirve con las semillas de cáñamo por encima.

(CHAKRA DEL TERCER OJO) SOPA AJNA

Tenemos dos ojos para ver y un tercero para percibir. Esta sopa de color añil abre el hogar de la intuición.

PARA 4 PERSONAS

- 2 batatas moradas pequeñas asadas
- 1 cucharada sopera de aceite de coco
- ½ cebolla amarilla mediana o ½ bulbo de hinojo picados
- Un trozo de 1,5 centímetros (½ pulgada) de jengibre fresco pelado y cortado en rodajas finas
- 1 taza de leche de coco entera
- 1 taza de caldo de verduras o de agua
- 1 cucharada sopera de zumo de limón
- ¼ de cucharadita de sal marina
- 1 cucharadita de aceite de sésamo tostado para adornar

1. Calienta el aceite de coco a fuego medio en una olla grande o en una olla de hierro. Introduce la cebolla y el jengibre y rehoga durante 5 minutos o hasta que estén tiernos. Remueve de vez en cuando.

2. Incorpora batiendo la leche de coco y el caldo de verduras. Cuando rompa a hervir, reduce el fuego y deja que cueza lentamente durante 5 minutos.

3. Separa la pulpa de las batatas de la piel y córtala en trozos de 1,5 centímetros (½ pulgada). Introdúcela en la olla y deja cocer 5 minutos más. Retira del fuego y deja enfriar.

4. Bate la sopa con una batidora manual hasta obtener un puré fino, o deja enfriar y bate por tandas en una batidora de vaso. Antes de servir, añade el zumo de limón y condimenta con sal. Sirve con un chorreón de aceite de sésamo tostado por encima.

(CHAKRA DE LA CORONILLA)
SOPA SAHASRARA

Estás conectado a una fuente ilimitada de creatividad llamada energía fuente. Cuando tienes abierto el chakra de la coronilla, esa energía puede fluir.

PARA 1 PERSONA

- 3 remolachas rojas medianas sin la parte superior
- 2 cucharaditas de aceite de sésamo, coco o pepita de uva
- 1 cebolla amarilla o 1 bulbo de hinojo picados
- 3 dientes de ajo picados (reduce o sustituye por ¾ de cucharadita de asafétida para pitta)
- 4 tazas de agua o de caldo de verduras
- 1 cucharadita de jengibre recién rallado
- ½ taza de anacardos crudos remojados y escurridos
- ¼ de cucharadita de cúrcuma
- ½ cucharadita de sal marina, o más al gusto
- ¼ de cucharadita de pimienta negra recién molida, o más al gusto
- ⅔ de taza de **crema agria de anacardos** (véase pág. 94) para servir

1. Precalienta el horno a 200 °C (400 °F). Introduce las remolachas en una olla de hierro grande o en una fuente de horno. Tapa y asa durante 1 hora hasta que puedas pincharlas fácilmente con un tenedor. Deja enfriar. Pélalas (las pieles se deslizarán con facilidad al frotarlas) y pícalas.

2. Calienta el aceite a fuego medio en una olla grande o en una olla de hierro. Añade la cebolla y rehoga durante 5 minutos hasta que esté transparente. Agrega el ajo y deja cocer 1 minuto más hasta que desprenda aroma. Incorpora el caldo de verduras y las remolachas asadas. Hierve hasta que las remolachas se hayan calentado bien. Retira del fuego y deja enfriar.

3. Bate junto con el jengibre, los anacardos, la cúrcuma, la sal y la pimienta hasta obtener una crema fina. Sirve caliente con una buena cucharada de crema agria de anacardos por encima.

Meditación de los chakras

Siéntate cómodamente. Centra tu atención en la base de la columna e imagina el color rojo. Lleva tu atención a la parte inferior de la tripa y visualiza el color naranja. Desplázala al estómago e imagina el color amarillo. Llévala al corazón y visualiza el color verde. Centra tu atención en la garganta e imagina el color azul. Llévala al entrecejo y piensa en el color añil. Por último, céntrala en la parte superior de la cabeza y rodéate de color violeta. Permanece más tiempo en aquellas zonas que notes bloqueadas para reconectarte con ese chakra.

HASTI (VERDE)
Tofu palak

A menudo me preguntan qué es lo que como cuando estoy en la India, y mi respuesta es que la mayoría de las veces es esto. Tradicionalmente se denomina *palak paneer* y tiene dados de queso, pero he comprobado que el tofu es un sustituto excelente. Yo uso leche de coco en lugar de nata, y aceite vegetal en lugar de ghee. Además, no le pongo guindillas para que sea sátvico.

— PARA 4 PERSONAS —

2 cucharaditas de aceite de oliva
210 gramos (7 oz) de tofu firme en dados
½ cucharadita de sal marina dividida
½ cucharadita de comino molido
½ cucharadita de garam masala
½ cucharadita de ajo en polvo
½ cucharadita de cayena *(Omitir para pitta)*
2 cucharaditas de levadura nutricional
¼ de taza de agua
¼ de taza de leche de coco entera
4 dientes de ajo *(Omitir para pitta)*
Un trozo de 2,5 centímetros (1 pulgada) de jengibre fresco rallado
1 tomate mediano picado *(Opcional para pitta)*
2 tazas de brotes de espinacas apretadas
1 cucharadita de jarabe de arce (opcional)
Nata de coco para servir
Gajos de lima para servir
Arroz de coliflor (véase pág. 192) o **naan sin cereales** (véase pág. 205) para servir

1. Calienta el aceite de oliva en una sartén grande a fuego medio. Añade el tofu. Recúbrelo con el aceite y rehoga entre 2 y 3 minutos. Añade ¼ de cucharadita de sal, el comino, el garam masala, el ajo en polvo, la cayena y la levadura nutricional, y mezcla bien. Reduce el fuego a medio-bajo y deja que cueza parcialmente tapado entre 8 y 10 minutos.

2. Mientras se cuece el tofu, bate con la batidora el agua, la leche de coco, el ajo, el jengibre, el tomate, las espinacas, el cuarto de cucharadita de sal restante y el jarabe de arce (si vas a usarlo) hasta obtener una crema fina.

3. Vierte el puré sobre el tofu de la sartén y mezcla bien. Prueba y rectifica los condimentos a tu gusto. Deja cocer tapado a fuego medio-bajo durante 10-15 minutos o hasta que no se note olor a ajo crudo y la salsa haya alcanzado la consistencia deseada. Prueba y rectifica los condimentos a tu gusto.

4. Antes de servir, riega con la nata de coco y un chorreón de lima. Sirve caliente con arroz de coliflor o naan.

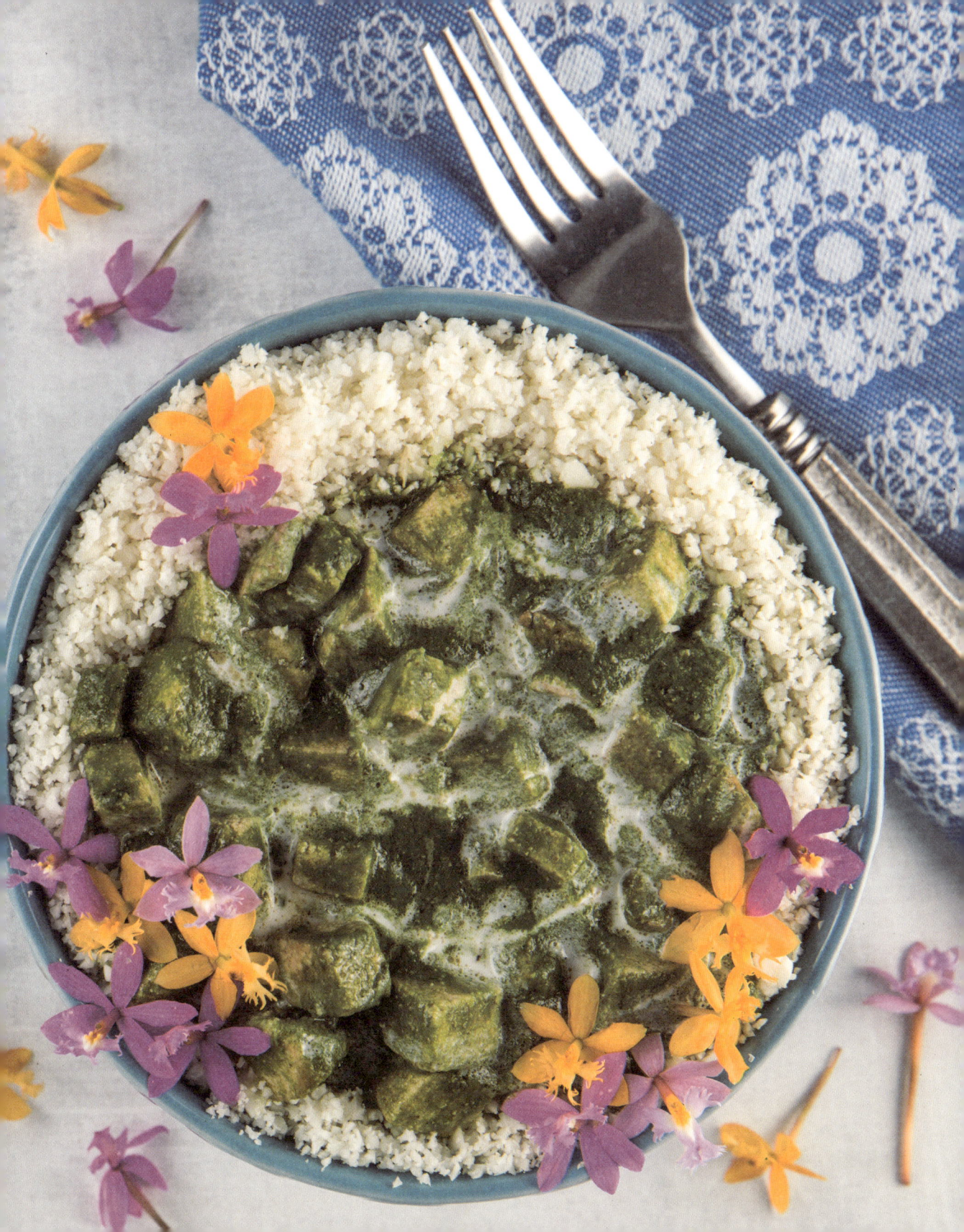

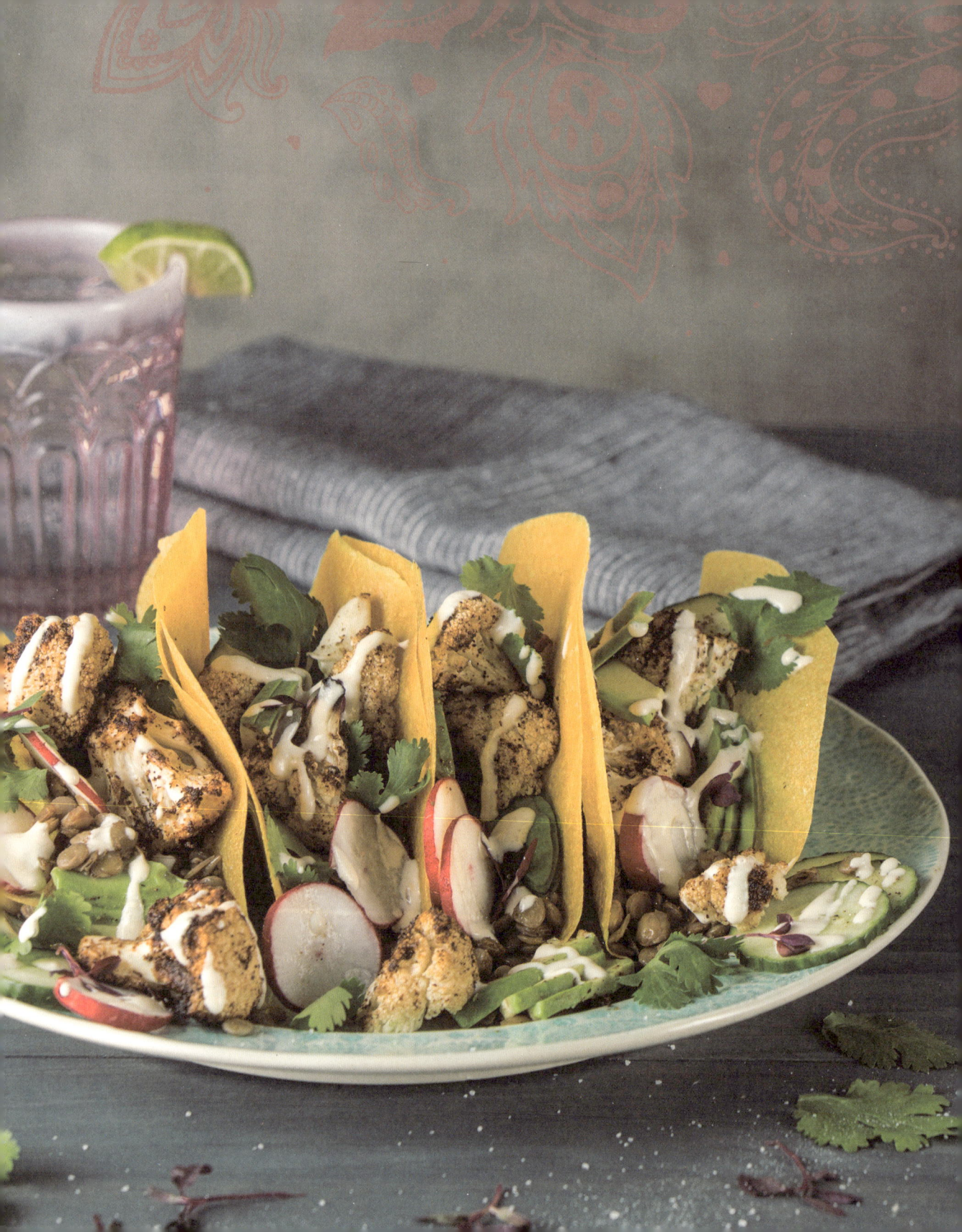

AVAKAZA (VACACIONES)
Tacos de coliflor asada y lentejas

Nada evoca mejor las vacaciones que los tacos. Son versátiles, divertidos y siempre satisfactorios… Sobre todo cuando no contienen cereales, están rellenos de vegetales exquisitos y llevan por encima una refrescante salsa de lima y tahini. Mucho más, mis amigos, mucho más[1].

PARA 1 PERSONA

---

1 coliflor grande cortada en ramilletes
3 cucharadas soperas de aceite de aguacate o de pepita de uvas (separadas)
1 cucharadita de ajo en polvo *(Omitir para pitta)*
2 cucharaditas de cayena en polvo (separadas)
2 cucharaditas de comino molido (separadas)
½ cucharadita de sal marina dividida
1 cucharadita de zumaque (opcional)
½ cebolla amarilla picada *(Omitir o sustituir por ½ bulbo de hinojo para pitta)*
2 dientes de ajo picados
1,5 tazas de lentejas verdes o marrones cocidas
8 tortillas sin cereales o **chapatis sin cereales** (véase pág. 204)
½ aguacate en rodajas *(Reducir u omitir para pitta)*

PARA LA SALSA
⅓ de taza de tahini
2 cucharadas soperas de zumo de lima
2 cucharadas soperas de agua caliente
¼ de cucharadita de sal marina

PARA ADORNAR: rodajas de pepino, cilantro picado, rodajas de rábano

1. Precalienta el horno a 230 °C (450 °F). Mezcla en un bol grande los ramilletes de coliflor con 2 cucharadas soperas de aceite de oliva, ajo en polvo, 1 cucharadita de cayena en polvo, 1 cucharadita de comino, ¼ de cucharadita de sal y zumaque (si vas a usarlo) hasta que estén bien recubiertos. Extiéndelos en una bandeja de horno formando una sola capa y ásalos durante 25-30 minutos hasta que empiecen a dorarse. Retira del horno y reserva.

2. Calienta la cucharada sopera de aceite restante en una cazuela mediana a fuego medio-alto. Agrega la cebolla y el ajo y rehógalos durante 5 minutos hasta que la cebolla empiece a dorarse.

3. Añade las lentejas cocidas y la cucharadita de comino restante, 1 cucharadita de cayena en polvo y ¼ de cucharadita de sal. Deja cocer durante 8-10 minutos para que las lentejas absorban los sabores. Prueba y rectifica los condimentos a tu gusto. Reserva.

4. Para preparar la salsa, bate en un bol pequeño el tahini y el zumo de lima. Añade agua y sal y sigue batiendo hasta que haya espesado.

5. Rellena cada tortilla con una cucharada de lentejas y unos ramilletes de coliflor. Pon por encima las rodajas de aguacate, riega generosamente con salsa de lima y tahini y adorna con cilantro, rábano y pepino.

---

[1] En español en el original. *(N. de la T.)*

VAIDZIKA (EXÓTICO)

Sopa marroquí de lentejas, garbanzos y col crespa

Las calles de los pueblos marroquíes me recuerdan a las de la India, con sus aromas seductores y su multicolor mezcolanza de puestos. También la dieta a base de legumbres es similar, aunque la harissa y el pimentón ocupan el puesto de la cúrcuma y el curri. Eso sí, este estofado con tantas especias debe ser un plato ocasional para las personas con desequilibrios pitta.

PARA 1 PERSONA

- 2 cucharadas soperas de aceite de oliva
- 1 cebolla mediana picada
- 2 dientes de ajo picados
- Un trozo de 2,5 centímetros (1 pulgada) de jengibre fresco pelado y rallado *(Sustituir por 1 bulbo de hinojo para pitta)*
- 1 cucharadita de comino molido *(Omitir para pitta)*
- ½ cucharadita de cayena
- 3 zanahorias picadas
- 4 ramas de apio picadas
- 6,5 tazas de agua o caldo de verduras
- 1,5 tazas de lentejas verdes o marrones *(Omitir para pitta)*
- Una lata de 400 gramos (14 oz) de tomate picado
- 2 cucharadas soperas de harissa roja
- 1 cucharadita de pimentón ahumado
- 1 cucharadita de canela
- ¼ de cucharadita de sal marina
- ¼ de cucharadita de pimienta negra recién molida
- 2 puñados de col crespa (kale) lavada y picada
- Una lata de 450 gramos (15 oz) de garbanzos escurridos y aclarados
- 1 cucharada sopera de zumo de limón fresco
- ½ taza de cilantro fresco picado
- **Queso vegetal de cabra** (véase pág. 135) para servir

1. Calienta el aceite de oliva en una olla grande a fuego medio. Introduce la cebolla y rehógala durante 5 minutos hasta que esté transparente. Añade el ajo y el jengibre y deja cocer 1 minuto hasta que desprendan aroma. Incorpora el comino, la cayena, la zanahoria y el apio y rehoga 1 minuto más.

2. Añade el agua, las lentejas, los tomates, la harissa, el pimentón, la canela, la sal y la pimienta. Remueve para que se mezclen bien. Sube el fuego y, cuando rompa a hervir, redúcelo, tapa y deja que hierva despacio durante 30 minutos hasta que las lentejas estén totalmente cocidas.

3. Incorpora la col crespa (kale) y los garbanzos, y deja que cuezan durante 5 minutos hasta que la col se haya reducido. Justo antes de servir, añade el zumo de limón y el cilantro y espolvorea el queso de cabra vegetal por encima.

Robot de cocina: Utiliza la opción de rehogado para cocer las verduras tal y como se indica en el paso 1. Añade los ingredientes del paso 2 y cuece a presión a la máxima temperatura durante 10 minutos. Suelta la presión manualmente. Incorpora los ingredientes del paso 3 y deja que cuezan lentamente con la función de rehogado durante 5 minutos.

NARIKELA (COCO)

Curri en una sola cazuela

El nombre del estado indio de Kerala, el epicentro del Ayurveda, significa 'tierra de cocos'. Allí, esta fruta se emplea para todo, desde comidas a medicinas y material de construcción. No se desperdicia nada…, algo de lo que podríamos aprender en Occidente. ¿Qué te parece si empezamos una revolución del coco? Yo estaré aquí comiendo este curri hasta que me necesitéis.

PARA 2 PERSONAS

1 cucharada sopera de aceite de coco
½ cucharadita de semillas de mostaza
2 cucharaditas de jengibre picado
Un pellizco de sal marina
1 cebolla amarilla mediana picada *(Omitir o sustituir por ½ bulbo de hinojo para pitta)*
½ guindilla verde picada *(Omitir para pitta)*
4 vainas verdes de cardamomo o ¼ de cucharadita de cardamomo molido
3 clavos enteros o 2 cucharaditas de clavo molido
1 rama de canela partida o ½ cucharadita de canela en polvo
½ cucharadita de cúrcuma
1 cucharadita de garam masala
1 cucharadita de cilantro molido
¼ de cucharadita de pimienta negra recién molida
1 tomate mediano picado
4 tazas de verduras mixtas picadas (batata, zanahorias, coliflor, judías verdes)
2 tazas de leche de coco (entera para vata y pitta; desnatada para kapha)
3-6 hojas de curri
Gajos de lima para servir
Cilantro fresco picado para servir
Arroz de coliflor (véase pág. 192) o **naan sin cereales** (véase pág. 205) para servir

1. Calienta el aceite de coco en una olla grande a fuego medio. Introduce las semillas de mostaza y tuéstalas hasta que oigas un pequeño estallido (alrededor de 1 minuto). Añade el jengibre, la sal, la cebolla y la guindilla verde si vas a utilizarla. Rehoga durante 5 minutos hasta que la cebolla esté traslúcida.

2. Agrega el cardamomo, el clavo, la canela, la cúrcuma, el garam masala, el cilantro y la pimienta negra. Rehoga durante 30 segundos hasta que desaparezca el olor a crudo.

3. Incorpora el tomate y rehoga durante un minuto. Añade las verduras picadas y remueve. Agrega la leche de coco y las hojas de curri junto con un pellizco de sal y remueve.

4. Reduce el fuego a medio-bajo y tapa. Deja que hierva despacio durante 15 minutos hasta que las verduras estén totalmente cocidas.

5. Exprime el zumo de lima fresco por encima, espolvorea el cilantro y sirve con naan sin cereales o arroz de coliflor si lo deseas.

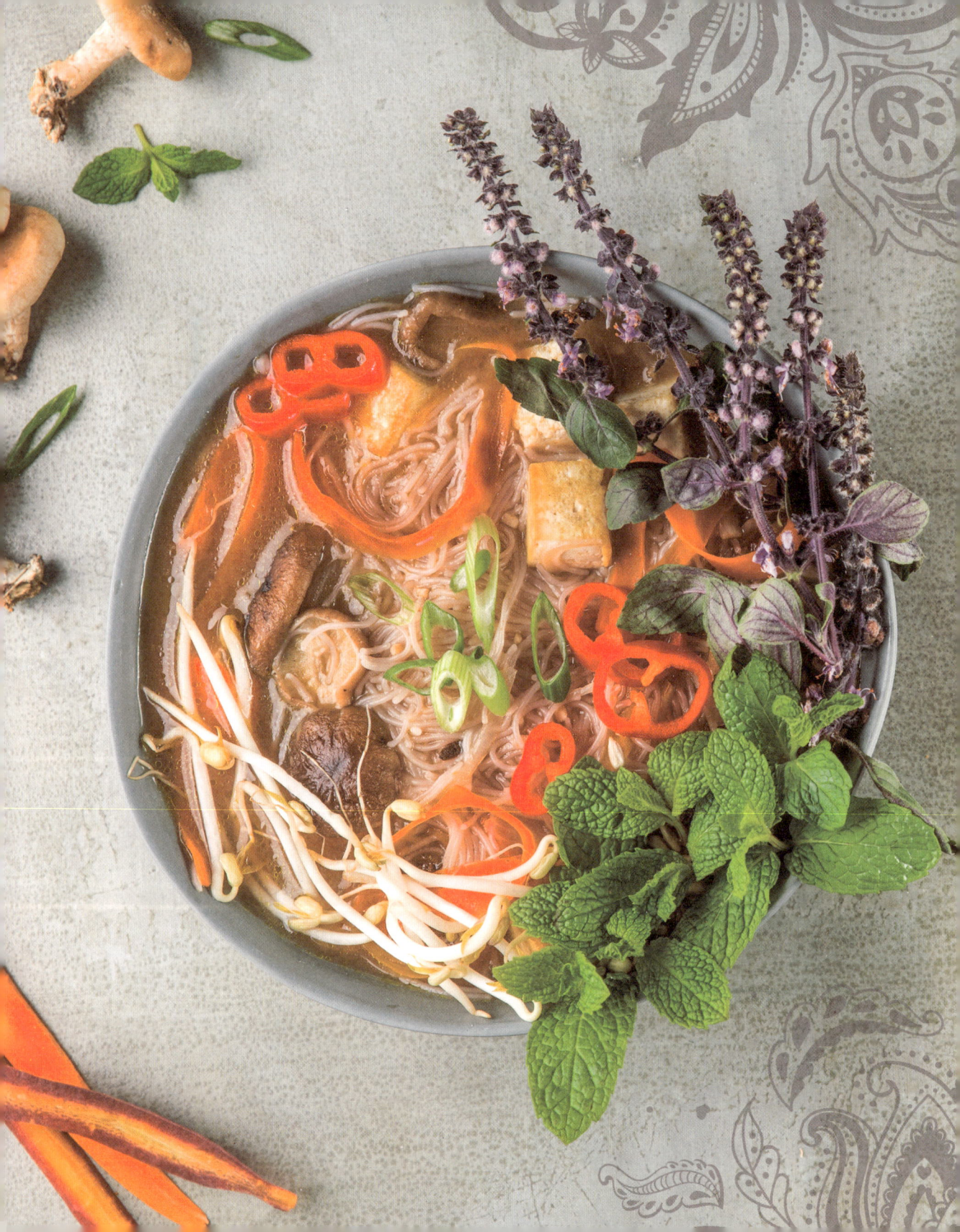

PARICARA (FAMILIA)
Pho a base de plantas

Yo vivo en Los Ángeles y allí es habitual encontrar restaurantes con nombres como 021-Pho, Pho-Shizzle, Pho-King y unPhogettable. Por desgracia, la mayor parte del pho que sirven en estos sitios contiene muchísimo sodio, así que no entro en ellos. Mi versión a base de plantas, sin embargo, lleva coco aminos, no contiene nada de carne y sí todas las verduras. Estoy segura de que os va a gustar.

PARA 4 PERSONAS

- 8 tazas de caldo de verduras
- *Omitir para pitta* → 3 cebolletas grandes en rodajas
- 4 dientes de ajo picados en trozos grandes
- 2 vainas de anís estrellado enteras
- 3 clavos enteros
- Un trozo de jengibre de 5 centímetros (2 pulgadas) en rodajas
- 2 ramas de canela de 7,5 centímetros (3 pulgadas)
- 1 cucharada sopera de coco aminos o tamari, o más al gusto
- 250 gramos (8 oz) de fideos de alubias mung o de arroz
- 1 cucharada sopera de aceite de coco
- 2 tazas de setas shiitake en rodajas
- 210 gramos (7 oz) de tofu extrafirme prensado y cortado en dados
- 1 taza de zanahorias en juliana

OPCIONES PARA ADORNAR

- ¼ de taza de albahaca tailandesa picada
- *Omitir para pitta* → ¼ de taza de cilantro fresco picado
- ¼ de taza de menta fresca picada
- → ¼ de taza de cebolleta en rodajas
- 2 tazas de brotes de alubias mung
- *Omitir para pitta* → ¼ de taza de guindillas en rodajas finas
- ¼ de taza de almendras laminadas o pipas de girasol
- 1 lima cortada en gajos

1. Calienta el caldo, las cebolletas, el ajo, el anís estrellado, el clavo, el jengibre y las ramas de canela en una olla grande. Cuando hierva despacio, tapa y deja que cueza entre 25 y 30 minutos. Incorpora el coco aminos, remueve y añade más si lo consideras necesario.

2. Cuece los fideos de alubias mung según las indicaciones del envase. Escurre y aclara con agua fría. Reserva.

3. Calienta el aceite de coco en una sartén grande a fuego medio-alto. Añade las setas y el tofu y rehógalos durante 7 minutos.

4. Mezcla las setas y el tofu con el caldo junto con los fideos cocidos y las zanahorias. Remueve para mezclar. Deja cocer lentamente durante un minuto y sirve caliente con los complementos elegidos y un chorreón de lima.

BALAKARA (FORTALECIMIENTO)
Hamburguesa de batata y garbanzos

Aquí tienes la hamburguesa de tus sueños, repleta de hidratos de carbono, proteínas y grasas saludables, que convertirá a tus amigos carnívoros en defensores del estilo de vida *Comer, sentir, sanar*. Y lo mejor de todo es que su salsa mágica puede rivalizar con la de cualquier restaurante de comida rápida, pero sin huevos acidificantes e incluso sin mayonesa vegana procesada. Conseguimos que sea auténtica gracias a nuestras mejores amigas: las plantas.

PARA 4 PERSONAS

- 1 cucharada sopera de semillas de lino molidas
- 3 cucharadas soperas de agua
- 1 batata grande asada y pelada
- 1,5 tazas de garbanzos cocidos
- 1,5 tazas de harina de avena
- 1 cucharadita de cúrcuma
- 1 cucharadita de comino molido *(Reducir u omitir para pitta)*
- Una pizca de pimienta negra recién molida *(Omitir para pitta)*
- 2-3 dientes de ajo
- ½ cucharadita de cayena
- El zumo de ½ limón
- 1 cucharadita de vinagre de sidra
- 4 bollos sin gluten con semillas, para servir
- **Salsa mágica**, para servir

PARA ADORNAR: rodajas de aguacate, brotes de rúcula, hojas de cilantro, tomates cherry en rodajas

1. Precalienta el horno a 200 °C (400 °F) y recubre una bandeja de horno con papel vegetal. Mezcla las semillas de lino molidas con el agua. Deja reposar durante 15 minutos.

2. Introduce la papilla de lino y todos los demás ingredientes de la hamburguesa (excepto los bollos y la salsa mágica) en el procesador y tritura hasta que se hayan mezclado bien.

3. Forma 4 bolas con la mezcla y colócalas sobre la bandeja de horno recubierta. Aplástalas con una espátula para formar las hamburguesas. Introduce la bandeja en el horno y asa durante 25 minutos. Dales la vuelta una vez a mitad de cocción.

4. Sírvelas sobre los bollos tostados cubiertas con salsa mágica, aguacate, rúcula, cilantro y rodajas de tomate cherry. ¡Y disfruta de tu hamburguesa!

SALSA MÁGICA

SE OBTIENE 1 TAZA

- ¾ de taza de anacardos crudos remojados y escurridos
- ½ taza de agua
- 1 cucharada sopera de vinagre de sidra
- 1 cucharada sopera de tomate concentrado *(Puede omitirse para pitta)*
- 1 cucharada sopera de jarabe de fruta del monje con arce o de jarabe puro de arce
- 3 cucharaditas de mostaza molida
- 1 cucharadita de cúrcuma
- ½ cucharadita de sal marina
- 4 cucharaditas de pepinillos

Introduce todos los ingredientes, a excepción de los pepinillos, en un robot de cocina o en el vaso de la batidora y bátelos hasta obtener una crema fina. Incorpora los pepinillos. Rectifica los condimentos a tu gusto y guárdalo en un recipiente hermético. En el frigorífico se conserva hasta 1 semana.

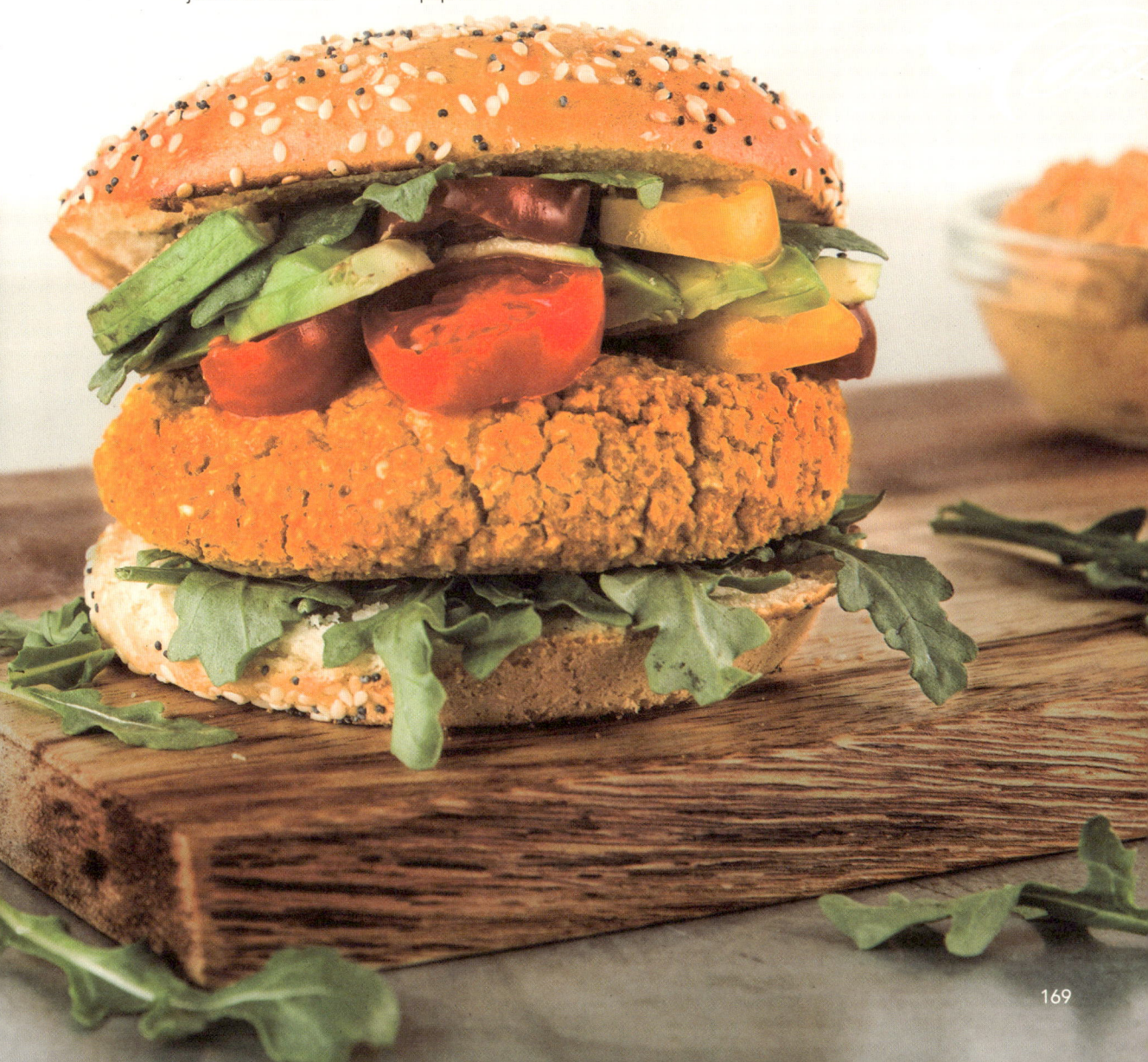

ADHIKARIN (EMPODERADO)
Tikka de tempeh

Al igual que los bailes de Bollywood, la tikka es un elemento fundamental de las bodas indias. Tradicionalmente, se adoban en yogur y especias las verduras y la carne y luego se asan en un horno tandoor de barro. En esta versión más ligera hemos sustituido la carne por tempeh y el yogur lácteo por otro de coco. De ese modo te sentirás tan ligero que podrás pasar toda la noche bailando.

PARA 2 PERSONAS

- 250 gramos (8 oz) de tempeh envasado cortado en dados
- 1 taza de yogur de coco
- 2 cucharadas soperas de condimento tandoori
- ¼ de cucharadita de cúrcuma
- ½ cucharadita de comino molido
- ½ cucharadita de cilantro molido
- Un trozo de jengibre fresco de 2,5 centímetros (1 pulgada) rallado
- ½ cucharadita de sal marina
- El zumo de ½ limón
- 3 gotas de edulcorante líquido de fruta del monje o 1 cdta. de azúcar de coco

Omitir para pitta
- 1 cucharada sopera de aceite de sésamo (vata), de coco (pitta) o de mostaza (kapha), separada
- 1 pimiento morrón verde cortado en trozos de 2,5 cm (1 pulgada)
- 1 pimiento morrón rojo cortado en trozos de 2,5 centímetros (1 pulgada)
- 1 cebolla cortada en trozos de 2,5 centímetros (1 pulgada)
- 1 taza de ramilletes de brócoli
- Chutney de cilantro y menta (véase pág. 172), para servir
- Raita rosa a base de plantas (véase pág. 172), para servir

1. Cuece el tempeh durante 10 minutos en una cazuela de cocer al vapor para que se ablande y elimine el amargor. Reserva para que enfríe.

2. Mezcla el yogur de coco, el condimento tandoori, la cúrcuma, el comino, el cilantro, el jengibre, la sal, el zumo de limón, el edulcorante y el aceite en un bol mediano y remueve bien.

3. Añade el tempeh al vapor junto con los pimientos morrones rojo y verde, la cebolla y el brócoli. Remueve con suavidad para asegurarte de que el tempeh y las verduras queden totalmente recubiertos. Tapa y refrigera durante un mínimo de 1 hora.

4. Pincha los dados de tempeh y las verduras en unas brochetas dejando un poco de espacio entre los distintos trozos.

A la parrilla: Precalienta la parrilla a temperatura alta. Asa las brochetas durante 10 minutos dándoles la vuelta de vez en cuando hasta que se hayan dorado por todas partes.

En el horno: Precalienta el horno a 190 ºC (375 ºF). Extiende las brochetas sobre una bandeja de horno recubierta de papel de aluminio y hornéalas durante 15 minutos. Dales la vuelta y hornéalas por el otro lado entre 12 y 15 minutos.

En el fuego: Calienta ½ cucharadita de aceite en una sartén grande a fuego medio-alto y rehoga las brochetas durante unos 8 minutos dándoles la vuelta con frecuencia.

Raita rosa a base de plantas, pág. 172

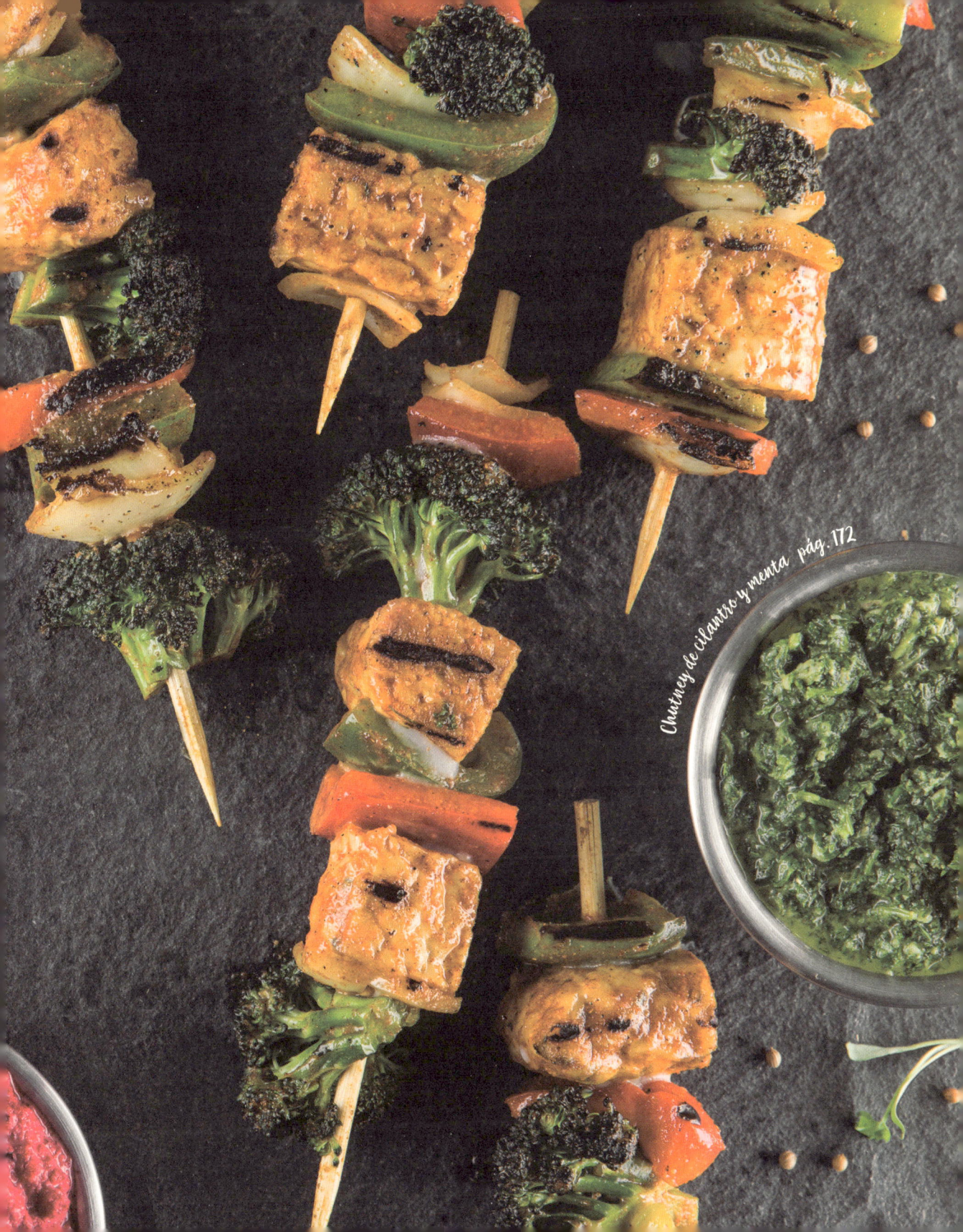

Chutney de cilantro y menta pág. 172

CHUTNEY DE CILANTRO Y MENTA

Es imposible disfrutar de verdad una comida india sin un buen chutney como guarnición. Aunque la mayoría son tan picantes que me hacen llorar literalmente, esta versión más fresca resulta muy suave. El punto picante se lo da el jengibre, que alivia el aparato digestivo.

───── SE OBTIENEN 2 TAZAS ─────

¼-⅓ de taza de agua
1 puñado de hojas de cilantro frescas
1 taza colmada de hojas de menta frescas
1 cucharada sopera de jengibre fresco pelado y picado
½-1 cucharadita de comino molido al gusto
El zumo de 1 lima
¾ de cucharadita de sal marina
4 gotas de edulcorante líquido de fruta del monje o 1 cucharadita de azúcar de coco (opcional)

1. Introduce todos los ingredientes en un robot de cocina empezando por ¼ de taza de agua y tritura hasta que estén todos bien mezclados, pero todavía algo crujientes. Si deseas una consistencia más suave, añade el resto del agua y sigue batiendo (a mí personalmente me gusta seguir notando la textura de las hierbas).

2. Vierte en un recipiente hermético y refrigera. Se conserva hasta 3 días. Disfrútalo con tikka de tempeh, sobre una hamburguesa vegetal o con cualquier otra cosa a la que le pueda ir bien un puntito picante verde.

RAITA ROSA A BASE DE PLANTAS

La raita es una refrescante salsa de yogur para mojar que suele acompañar a la comida india picante. Esta versión, libre de productos lácteos y con un atrevido color rosa, contiene cremosos anacardos y remolachas enraizantes.

───── SE OBTIENEN 1,75 TAZAS ─────

1 pepino pequeño pelado y rallado
Sal marina al gusto
1 taza de anacardos crudos dejados en remojo durante 30 minutos y escurridos
¾ de taza de agua
½ taza de remolacha al vapor cortada en dados
½ cucharadita de comino en grano
Omitir para pitta → 1 diente de ajo picado
¼ de cucharadita de cilantro molido
½ cucharadita de jengibre recién rallado
El zumo de ½ lima
¼ de taza de menta picada

1. Coloca el pepino rallado en un colador y espolvoréalo ligeramente con sal. Deja que escurra durante unos minutos mientras preparas la pasta de anacardos.

2. Introduce los anacardos, el agua, la remolacha, el comino, el ajo, el cilantro, el jengibre y el zumo de lima en un robot de cocina y tritúralos hasta obtener una pasta suave y cremosa.

3. Vierte la pasta de anacardos en un bol e incorpora el pepino rallado y la menta picada. Tapa y refrigera durante 2 horas antes de servir para que se mezclen los sabores. También puede prepararse un día o dos antes; cuanto más repose, más sabrosa estará.

Sirve con tikka de tempeh, hamburguesa de batata, cúrcuma y garbanzos, masala de garbanzos o como guarnición para currís.

ANYAMANAS (VERSÁTIL)
SALSA DE COCO Y CURRI BUENA PARA TODO

Esta salsa está tan rica que podría tomármela sola, aunque me freno acompañándola con verduras asadas, verduras de hoja, cereales, legumbres, tikka de tempeh o prácticamente cualquier cosa que tenga por la cocina. Es casi tan fácil de hacer como hervir agua, y puedes guardarla en un tarro de vidrio para ponérsela a todo durante un par de días.

PARA 1 PERSONA

- 1 cucharada sopera de aceite de coco (pitta) o de sésamo (vata, kapha)
- 1 diente de ajo picado *(Omitir para pitta)*
- Un trozo de 1,5 cm (½ pulgada) de jengibre fresco rallado
- 1 cucharada sopera de curri en polvo
- ½ cucharadita de cúrcuma
- ½ cucharadita de garam masala
- Una lata de 400 mililitros (14 oz) de leche de coco entera *(Sustituir por leche de coco desnatada para kapha)*
- ¼-½ cucharadita de azafrán (opcional)
- 4 gotas de edulcorante líquido de fruta del monje o 1 cucharadita de azúcar de coco
- ¼ de cucharadita de sal marina
- El zumo de ½ lima

1. Calienta el aceite en una cazuela a fuego medio. Introduce el ajo y el jengibre y rehógalos hasta que estén dorados (1 minuto). Añade el curri en polvo, la cúrcuma y el garam masala y tuéstalos durante unos 30 segundos.

2. Agrega la leche de coco, el azafrán, el edulcorante y la sal, y cuando rompan a hervir, reduce el fuego y deja que cuezan lentamente entre 10 y 15 minutos hasta que alcancen el espesor que desees (cuanto más cuezan, más espesa se pondrá la salsa).

3. Retira del fuego e incorpora zumo de lima al gusto. Disfrútala con cualquier cosa, desde verduras asadas a verduras de hoja y tikka de tempeh. Refrigerada en un recipiente hermético se conserva un máximo de 5 días.

MAHAVANA (SELVA)

Curri verde tailandés

Me encantaría que todo el curri verde me gustase, pero a veces pica demasiado. El Ayurveda no recomienda las comidas picantes porque sobreestimulan los sentidos y nos vuelven *rajásicos*, o irritables. En lugar de usar guindillas, este curri verde se centra en los sabores refrescantes de las hierbas y las especias, que añaden fuerza vital pránica a este plato superalcalino.

PARA 4 PERSONAS

- 2 cucharadas soperas de aceite de coco (pitta) o de sésamo (vata, kapha)
- ½ taza de **pasta de curri verde**
- 2 latas de 400 ml (14 oz) de leche de coco entera
- 4 tazas de verduras mixtas picadas (brócoli, coliflor, zanahorias, calabacín)
- El zumo de 2 limas
- ½ taza de cilantro picado para adornar
- Hojas de albahaca tailandesa para adornar

1. Calienta el aceite en una sartén grande a fuego medio-alto. Introduce la pasta de curri y cuece durante 3-4 minutos.

2. Añade la leche de coco, remueve y, cuando rompa a hervir, agrega las verduras y reduce el fuego a medio. Deja que cuezan lentamente entre 7 y 10 minutos hasta que estén tiernas. Retira del fuego. Incorpora el zumo de lima, remueve y adorna con cilantro y hojas de albahaca tailandesa.

Si quieres que tenga más proteínas, incorpora ¾ de taza de tofu en dados junto con la pasta de curri

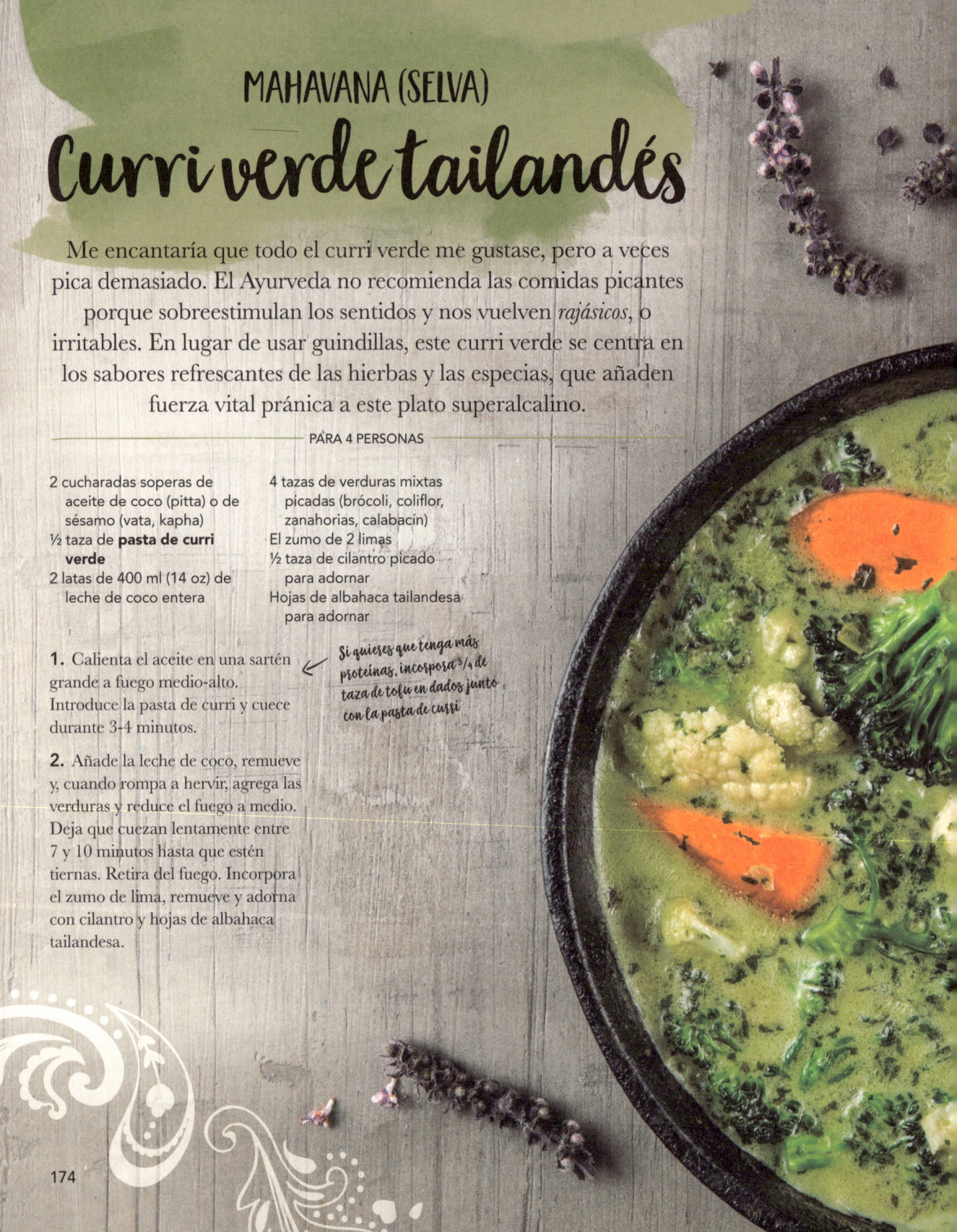

PASTA DE CURRI VERDE
SE OBTIENE 1 TAZA

- ½ taza de hojas de cilantro picadas
- ½ taza de hojas de albahaca
- 1 cucharada sopera de coco aminos o tamari
- 1 cebolleta en rodajas
- 1 tallo de hierba limón picado o 3 cucharadas soperas de hierba limón envasada
- 3 dientes de ajo sin el tallo central
- 1 cucharadita de cáscara de limón
- 1 cucharada sopera de galangal (jengibre tailandés) o de jengibre normal recién rallado
- ½ cucharadita de cilantro molido
- ½ cucharadita de comino molido
- ¾ de cucharadita de sal marina
- ½ cucharadita de pimienta blanca
- 2 gotas de edulcorante líquido de fruta del monje o ½ cucharadita de azúcar de coco (opcional)
- 3-4 cucharadas soperas de leche de coco

Omitir para pitta →

Introduce todos los ingredientes en un robot de cocina y tritúralos hasta obtener una pasta. Guárdalo en un recipiente hermético y refrigera. Se conserva un máximo de 5 días.

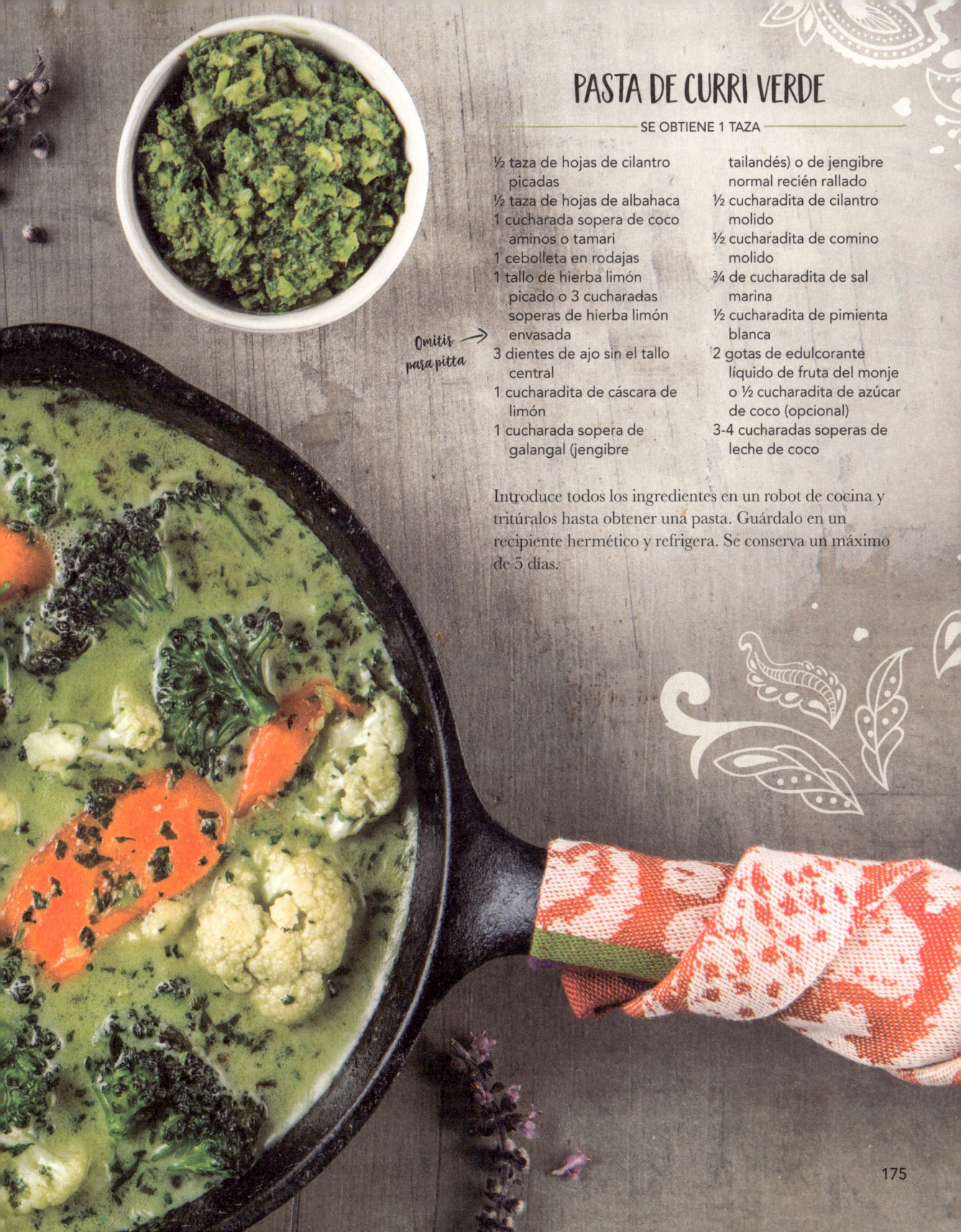

KSANTIMAT (DE CAPRICHO)
Calabaza espagueti
CON ALBÓNDIGAS VEGETALES DE LENTEJAS Y NUECES

Los espaguetis con albóndigas me recordarán toda la vida a esa escena de la película *La dama y el vagabundo* en la que dos perros se besan sin querer al compartir un plato de pasta. Ahora puedes disfrutar de una versión sin cereales de esa comida tan romántica con unas albóndigas de lentejas y nueces y una salsa de tomate sin azúcar para acompañar una cita fabulosa.

PARA 4 PERSONAS

- 2 calabazas espagueti medianas partidas por la mitad y sin semillas
- ½ cucharadita de aceite de oliva
- Sal marina y pimienta negra recién molida
- 1 taza de lentejas marrones cocidas
- 250 gramos (8 oz) de champiñones
- ¼ de taza de nueces picadas
- 2 cucharadas soperas de semillas de lino molidas
- 6 cucharadas soperas de agua
- 1 cucharada sopera de aceite de coco
- ½ cebolla amarilla mediana picada
- 2 dientes de ajo picados
- 2 cucharaditas de vinagre de arroz
- 1 cucharada sopera de salvia fresca picada
- 1 cucharada sopera de tomillo fresco picado
- 1 cucharada sopera de perejil fresco picado
- 1 cucharadita de orégano seco
- ½ taza de harina de avena
- 2,5 cucharadas soperas de levadura nutricional
- 2 tazas de **salsa de tomate** (opcional para pitta)

1. Precalienta el horno a 190 °C (375 °F). Coloca las mitades de calabaza espagueti boca arriba sobre una bandeja de horno. Píntalas con aceite de oliva y salpimenta. Ásalas durante 35 minutos hasta que estén blandas.

2. Mientras tanto, vamos a hacer las albóndigas. Tritura las lentejas, los champiñones y las nueces en el robot de cocina hasta formar una mezcla ligeramente grumosa. Reserva. Mezcla en un bol pequeño las semillas de lino molidas y el agua. Reserva.

3. Calienta el aceite de coco en una sartén grande a fuego medio. Introduce la cebolla y rehógala entre 5 y 7 minutos hasta que esté traslúcida. Añade el ajo y rehoga 30 segundos más. Incorpora el vinagre de arroz, la salvia, el tomillo, el perejil y el orégano. Deja cocer 1 minuto más.

4. Incorpora la mezcla de champiñones y lentejas a la sartén y mezcla bien. Prueba y salpimenta. Añade la avena, la levadura nutricional y las semillas de lino. Ponlo en un bol para que enfríe.

5. Cuando la mezcla se haya enfriado lo suficiente como para poder manejarla, ve sacando cucharadas y formando albóndigas del tamaño de una pelota de golf y colócalas en un molde para magdalenas (de este modo se mantendrán húmedas). Hornéalas entre 30 y 35 minutos a 190 °C (375 °F) hasta que estén ligeramente doradas.

6. Saca la pulpa de las calabazas espagueti con un tenedor separándola en tiras parecidas a las de pasta. Riega con la salsa de tomate, si vas a usarla, y pon por encima las albóndigas de lentejas y nueces. Espolvorea con hierbas frescas y sirve caliente.

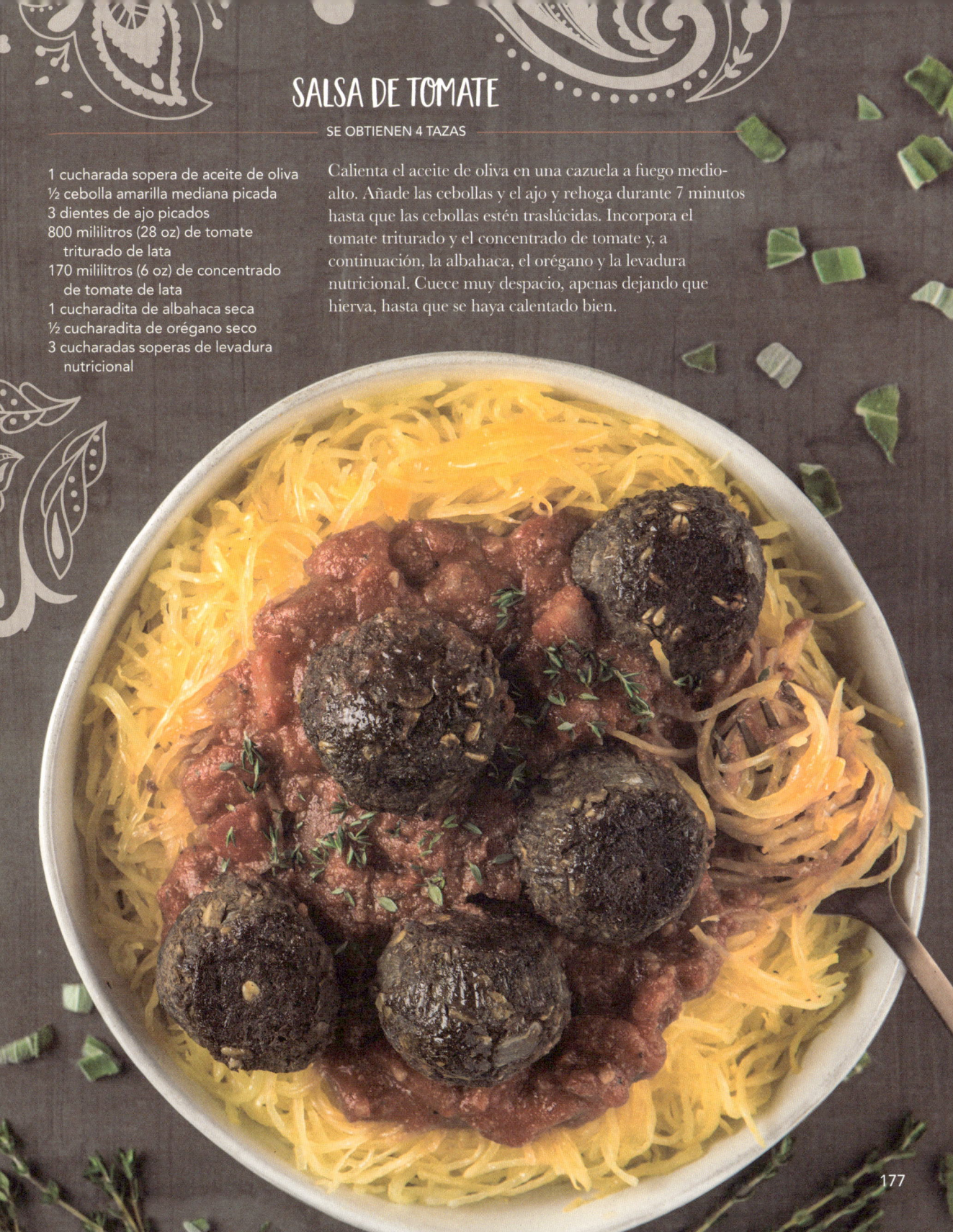

SALSA DE TOMATE

SE OBTIENEN 4 TAZAS

1 cucharada sopera de aceite de oliva
½ cebolla amarilla mediana picada
3 dientes de ajo picados
800 mililitros (28 oz) de tomate triturado de lata
170 mililitros (6 oz) de concentrado de tomate de lata
1 cucharadita de albahaca seca
½ cucharadita de orégano seco
3 cucharadas soperas de levadura nutricional

Calienta el aceite de oliva en una cazuela a fuego medio-alto. Añade las cebollas y el ajo y rehoga durante 7 minutos hasta que las cebollas estén traslúcidas. Incorpora el tomate triturado y el concentrado de tomate y, a continuación, la albahaca, el orégano y la levadura nutricional. Cuece muy despacio, apenas dejando que hierva, hasta que se haya calentado bien.

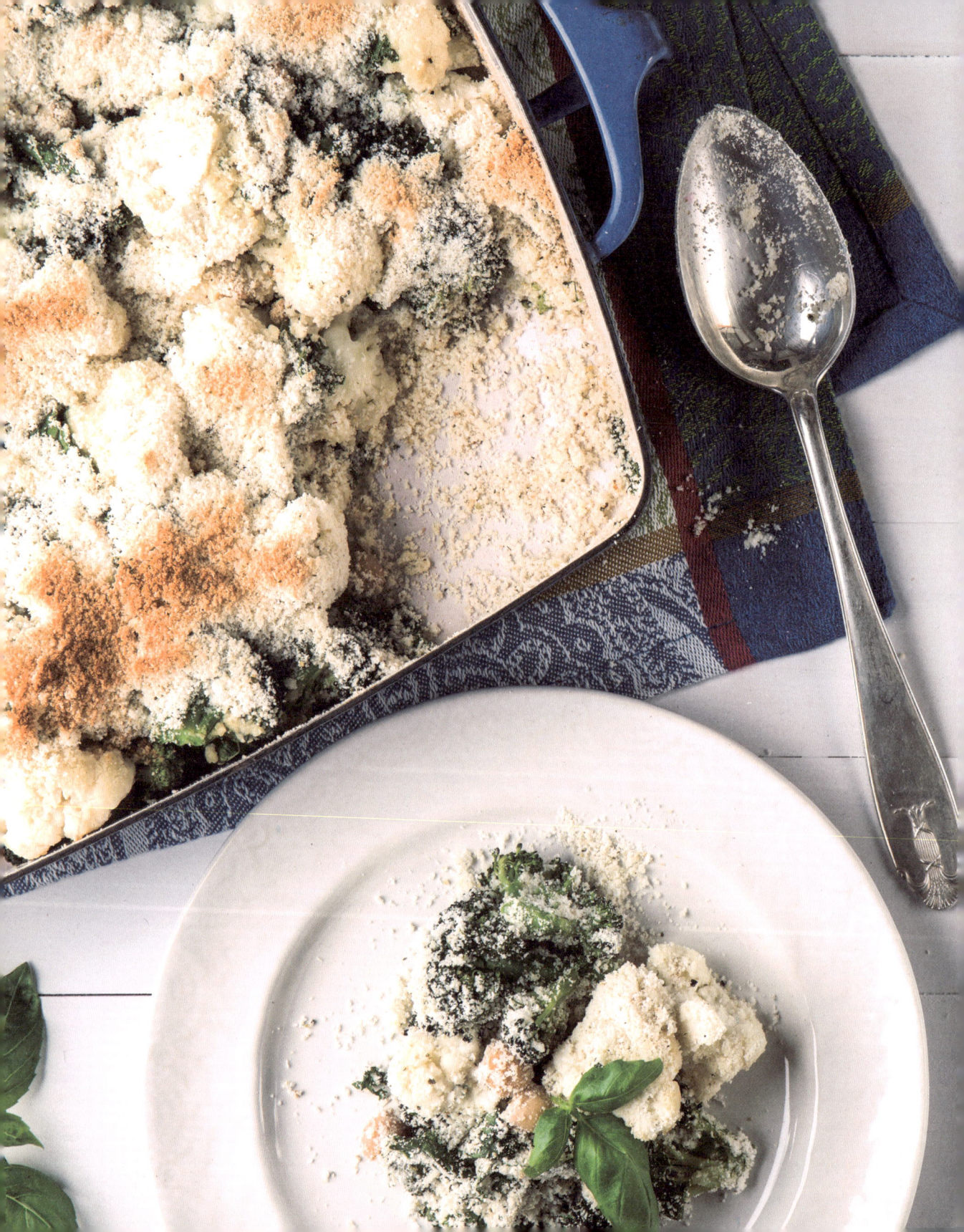

KUTUMBA (FAMILIA)
Gratinado de coliflor

No hay nada tan hogareño como un buen gratinado. De niña los veía en todos los programas de televisión y me indignaba, y con razón, que mi madre no los hiciera nunca. Ahora ya puedo hacerme yo misma estas comidas tan caseras, pero utilizo anacardos y levadura nutricional para darles sabor a queso, y evito los cereales empleando harina de coco.

PARA 1 PERSONA

Aceite de oliva para engrasar
1 coliflor mediana cortada en ramilletes
1 brócoli pequeño cortado en ramilletes
1 taza de garbanzos cocidos
1 taza de col crespa (kale) picada
½ taza de anacardos crudos dejados en remojo toda la noche en 2 tazas de agua filtrada
2 cucharaditas de levadura nutricional
1-3 dientes de ajo picados *(Menos para pitta y más para vata y kapha)*
2 cucharaditas de mostaza de Dijon
Albahaca fresca para adornar

PARA LA COBERTURA
½ taza de harina de coco
½ cucharadita de sal marina
½ cucharadita de perejil seco
¼ de cucharadita de cebolla en polvo
¼ de cucharadita de orégano seco
Una pizca de pimienta negra recién molida
2 cucharaditas de levadura nutricional
1 cucharada sopera de aceite de oliva

1. Precalienta el horno a 190 °C (375 °F) y engrasa una fuente de horno de 22 x 33 centímetros (9 x 13 pulgadas) con aceite de oliva. En una cazuela para cocer al vapor, cuece ligeramente los ramilletes de coliflor y brócoli hasta que estén blandos pero todavía crujientes.

2. Pon la coliflor y el brócoli en la fuente de horno engrasada. Añade los garbanzos y la col crespa y mézclalos.

3. Bate entre 2 y 3 minutos con la batidora los anacardos con el agua del remojo, la levadura nutricional, el ajo y la mostaza hasta que adquieran una consistencia cremosa. Vierte la salsa sobre las verduras y remueve para recubrirlas bien.

4. Para preparar la cobertura, introduce todos los ingredientes en el robot de cocina y tritura hasta que el aceite se haya incorporado bien y la mezcla parezca arena mojada (añade más aceite si fuese necesario). Extiende sobre las verduras y hornea entre 15 y 20 minutos hasta que esté dorada por encima. Deja enfriar ligeramente antes de servir y adorna con albahaca fresca.

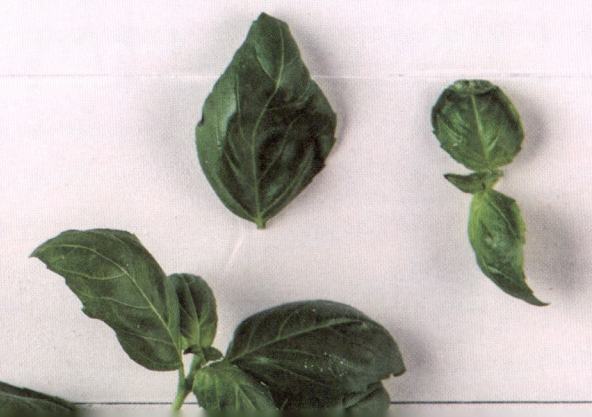

AGNI (FUEGO DIGESTIVO)
Caldo de algas para curar el intestino

Agni, la piedra angular de todo en el Ayurveda, es el fuego digestivo. Todos albergamos dentro de nosotros un fuego ardiente que descompone los alimentos que ingerimos, para convertirlos en nutrientes y eliminar los productos de desecho. Para que la digestión sea fuerte, es importante darle un descanso de vez en cuando, y este caldo curativo elaborado con kombu, un alga japonesa, es el medio perfecto para lograrlo.

PARA 4 PERSONAS

12 tazas de agua
1 cucharada sopera de aceite de coco o de aguacate (pitta) o de sésamo (vata, kapha)
1 cebolla roja cortada en cuartos (con la piel) *(Opcional para pitta)*
2 dientes de ajo machacados
3 trozos de 7,5 centímetros (3 pulgadas) de kombu
1 taza de setas shiitake secas en rodajas
1 trozo de 2,5 centímetros (1 pulgada) de jengibre fresco picado (con la piel)
1 taza de zanahoria picada
1 taza de lombarda picada
2 ramas de apio picadas
2 tazas de verduras de hoja picadas, como col crespa (kale), espinacas, berzas o col china
1 hoja de laurel
2 cucharaditas de cúrcuma molida
1 cucharada sopera de coco aminos
½ taza de perejil fresco picado para adornar
Gajos de limón para servir

1. Introduce todos los ingredientes, a excepción del perejil y el limón, en una olla de hierro o en una cazuela grande. Pon a calentar, y cuando rompa a hervir, baja el fuego y deja que cueza lentamente tapado durante una hora. Retira del fuego y deja enfriar un poco.

2. Cuela el caldo presionando las verduras para extraer todo el líquido. Desecha las verduras.

3. Sirve el caldo adornado con perejil fresco picado y un chorreón de limón. Refrigerado en un recipiente hermético se conserva hasta 1 semana, y congelado, hasta 1 mes. Recalienta al fuego para servir.

Robot de cocina: Introduce todos los ingredientes, a excepción del perejil y el limón. Cuece a presión a temperatura alta durante 10 minutos. Deja que pierda la presión naturalmente durante otros 10 minutos y termina de hacerlo de forma manual. Cuela las verduras.

SATTVIC (PURO)
Kitchari tridóshico

En la cocina de *Comer, sentir, sanar* lo hacemos todo sátvico: ligero, puro y con unas vibraciones superaltas. Vivimos tiempos locos con agendas locas y lo mejor que podemos hacer por nuestro cuerpo es comer cosas sencillas. El kitchari es, según el Ayurveda, la comida más curativa que existe porque resulta muy fácil de digerir y ofrece así al organismo un descanso para recuperarse. Es como una especie de reinicio del tracto digestivo, y lo mejor de todo es que está delicioso.

PARA 4 PERSONAS

Menos para pitta, más para vata y kapha →
- 2 cucharadas soperas de aceite de sésamo (vata, kapha) o de coco (pitta)
- 1-2 cucharaditas de comino en grano
- 2 cucharaditas de semillas de hinojo
- 1 cucharadita de semillas de mostaza
- 2 cucharaditas de cilantro molido

Menos para pitta, más para vata y kapha →
- Un trozo de 1,5-2,5 cm (½-1 pulgada) de jengibre fresco rallado
- 1 cucharadita de cúrcuma en polvo
- ¼ de cucharadita de asafétida (opcional)
- 7 tazas de agua
- 1 taza de arroz basmati dejado en remojo toda la noche y luego aclarado y escurrido
- 1 taza de alubias mung amarillas secas (dhal) dejadas en remojo toda la noche y luego aclaradas y escurridas
- ½ cucharadita de sal marina
- 1 cucharadita de cilantro fresco picado, para servir
- El zumo de 1 lima, para servir
- Semillas de lino molidas, para servir

Vata
- ½ taza de batata en dados
- 1 taza de hojas de mostaza picadas

Pitta
- ½ taza de col crespa (kale) picada
- ½ taza de calabaza carrucha en dados
- 2 cucharadas soperas de nata de coco

Kapha
- ½ taza de ramilletes de coliflor
- 1 taza de hojas de diente de león picadas

1. Calienta el aceite en una olla de hierro a fuego medio. Introduce el comino, el hinojo y las semillas de mostaza y rehoga durante 3 minutos o hasta que las semillas de mostaza empiecen a estallar. Añade el cilantro, el jengibre, la cúrcuma y la asafétida (si vas a usarla). Remueve para mezclar.

2. Incorpora el agua, el arroz, las alubias mung y las verduras de tu dosha. Cuando rompa a hervir, reduce el fuego y deja que cueza lentamente hasta que el arroz y las alubias mung estén hechos y las verduras, blandas (entre 40 y 50 minutos). Remueve de vez en cuando.

3. Salpimenta al gusto. Sirve caliente con cilantro fresco, zumo de lima y semillas de lino molidas por encima. Refrigerado en un recipiente hermético, se conserva hasta 4 días.

Robot de cocina: Utiliza la función de rehogado para calentar las especias y a continuación añade el agua, el arroz, las alubias mung y las verduras. Cuece a presión a temperatura alta durante 15 minutos. Suelta la presión manualmente.

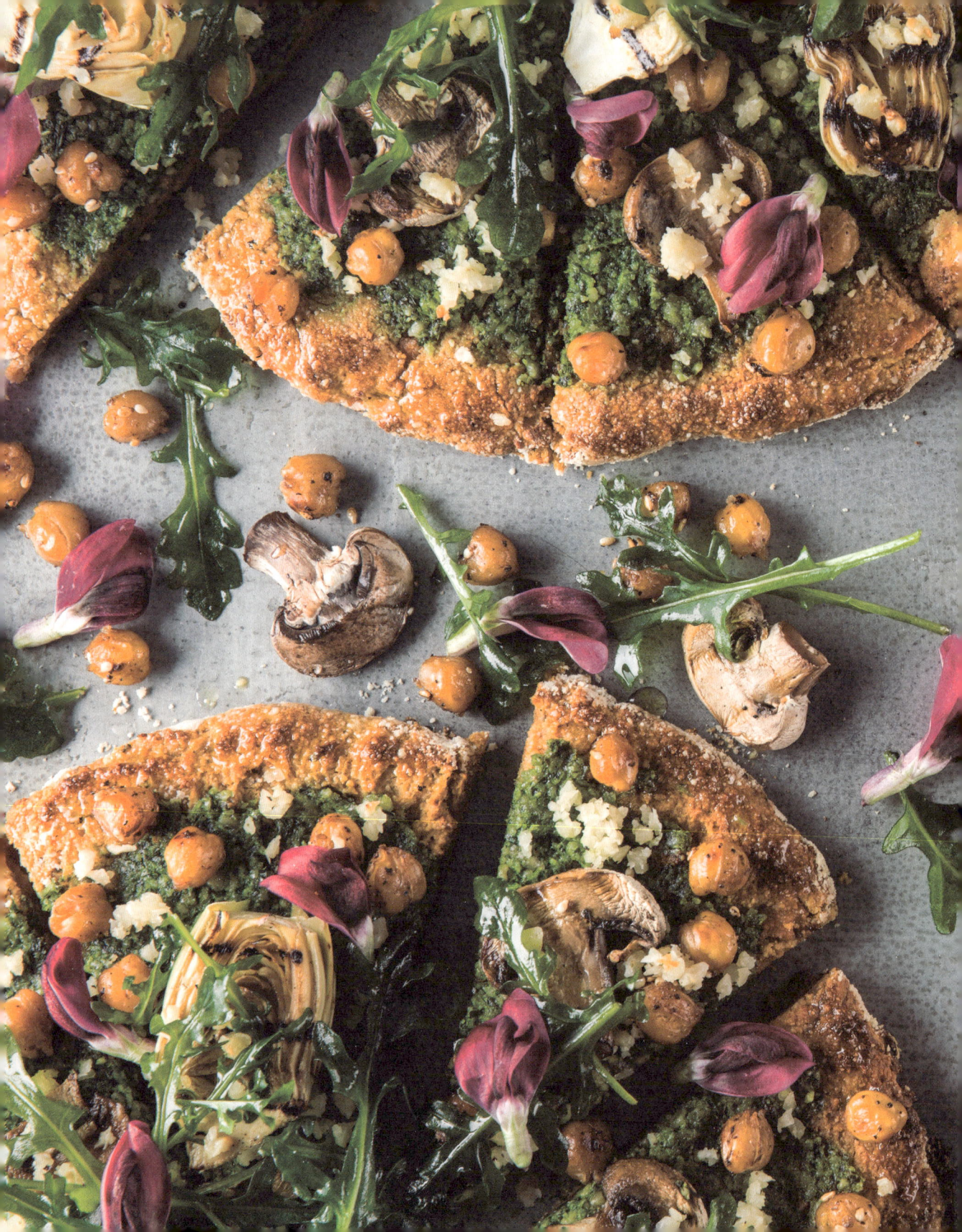

PARIHASA (DIVERSIÓN)
Pizza de batata y pesto

El Ayurveda y las plantas actualizan la pizza gracias a una base de verduras de raíz, pesto sin lácteos, feta de almendras y verduras mixtas. Mejor aún, contiene los seis sabores: dulce (batatas), ácido (limón), salado (sal), amargo (rúcula), picante (curri) y astringente (nueces), con lo que te deja saciado y sin antojos. Y lo mejor de todo es que no tiene tomate… ¡Perfecto para los pittas!

PARA 2 PERSONAS

1 taza de puré de batata
1 taza de harina de avena
1 cucharadita de levadura en polvo
½ cucharadita de orégano seco
½ cucharadita de albahaca seca
½ cucharadita de sal marina
Una pizca de pimienta negra recién molida
¼ de cucharadita de curri en polvo (opcional)

INGREDIENTES OPCIONALES
¼ de taza de **pesto a base de plantas** (véase pág. 95)
Queso feta de almendras (véase pág. 139)
Garbanzos asados (véase pág. 196)
Las verduras que elijas (champiñones, col crespa, corazones de alcachofa)
Un puñado de rúcula mezclado con aceite de oliva y zumo de limón (opcional)

1. Precalienta el horno a 200 ºC (400 ºF). Introduce la batata, la harina de avena, la levadura en polvo, el orégano, la albahaca, la sal, la pimienta y el curri en polvo, si vas a usarlo, en un bol grande. Amasa bien hasta formar una masa bien mezclada pero algo pegajosa.

2. Coloca una lámina de papel vegetal sobre la superficie de trabajo y espolvoréala con harina de avena. Extiende la masa con el rodillo hasta formar un círculo grande de unos 25 centímetros (10 pulgadas) de diámetro y 1,5 centímetros (½ pulgada) de grosor.

3. Coloca el papel vegetal con la masa en una bandeja de horno. Hornea entre 15 y 20 minutos o hasta que los bordes se hayan dorado ligeramente.

4. Retira la base del horno. Extiende el pesto por encima y distribuye luego el feta de almendras, los garbanzos asados y las verduras. Gratina entre 3 y 5 minutos o hasta que las verduras empiecen a dorarse. Deja enfriar brevemente antes de cortar. Adorna con la rúcula aliñada y ¡a disfrutar!

ILAVA (GRANJERO)
Pastel de batatas y lentejas

«Pastel de batatas y lentejas» no parece algo muy sexi, pero no todo tiene por qué serlo. Esta receta nos sugiere más bien la idea de un jersey abrigadito, unos calcetines confortables, un libro y una chimenea… ¿Puede no resultarle atractiva a alguien? Un estado de ánimo totalmente kapha. Es una receta muy fácil de preparar si tienes lentejas y batatas y quieres transformarlas en algo original.

PARA 8 PERSONAS

- 4 batatas grandes cortadas en cuartos
- 1 cucharada sopera de aceite de oliva
- ½ taza de cebolla picada
- ½ taza de apio picado
- ½ taza de zanahoria picada
- 3 dientes de ajo picados
- 4,5 tazas de lentejas marrones cocidas
- 2 latas de 450 gramos (15 oz) cada una de tomate picado
- 2 cucharadas soperas de coco aminos o tamari
- 1 cucharadita de albahaca fresca picada
- 1 cucharadita de tomillo fresco y un poco más para adornar
- ½ taza de espinacas picadas
- 2 cucharadas soperas de leche vegetal, o más si fuese necesario
- Sal marina y pimienta negra recién molida al gusto

1. Precalienta el horno a 220 °C (425 °F). Introduce las batatas en una olla grande de agua y hiérvelas durante 15-20 minutos hasta que estén blandas.

2. Mientras tanto, calienta el aceite de oliva en una olla de hierro a fuego medio. Introduce la cebolla, el apio y las zanahorias y rehoga, removiendo de vez en cuando, durante 10 minutos o hasta que estén blandos. Añade el ajo y rehoga 1 minuto más. Agrega las lentejas y deja cocer 3 minutos más. Incorpora el tomate picado, la albahaca, las espinacas y el coco aminos. Deja que cuezan lentamente durante 10-15 minutos.

3. Cuando las batatas estén blandas, retíralas del fuego y escurre el agua. Pélalas y vuelve a introducirlas en la olla. Añade la leche vegetal y machácalas con un tenedor o un pisapatatas hasta obtener un puré suave y espeso. En caso necesario, puedes añadir más leche. Salpimenta al gusto.

4. Extiende la mezcla de las lentejas sobre una fuente de horno engrasada de 22 x 33 centímetros (9 x 13 pulgadas) y el puré de batata en una capa uniforme por encima. Hornea durante 20 minutos. Deja enfriar ligeramente antes de servir y adorna con el tomillo.

Si has usado una olla de hierro, puedes extender el puré de batatas directamente sobre las lentejas e introducirlo en el horno

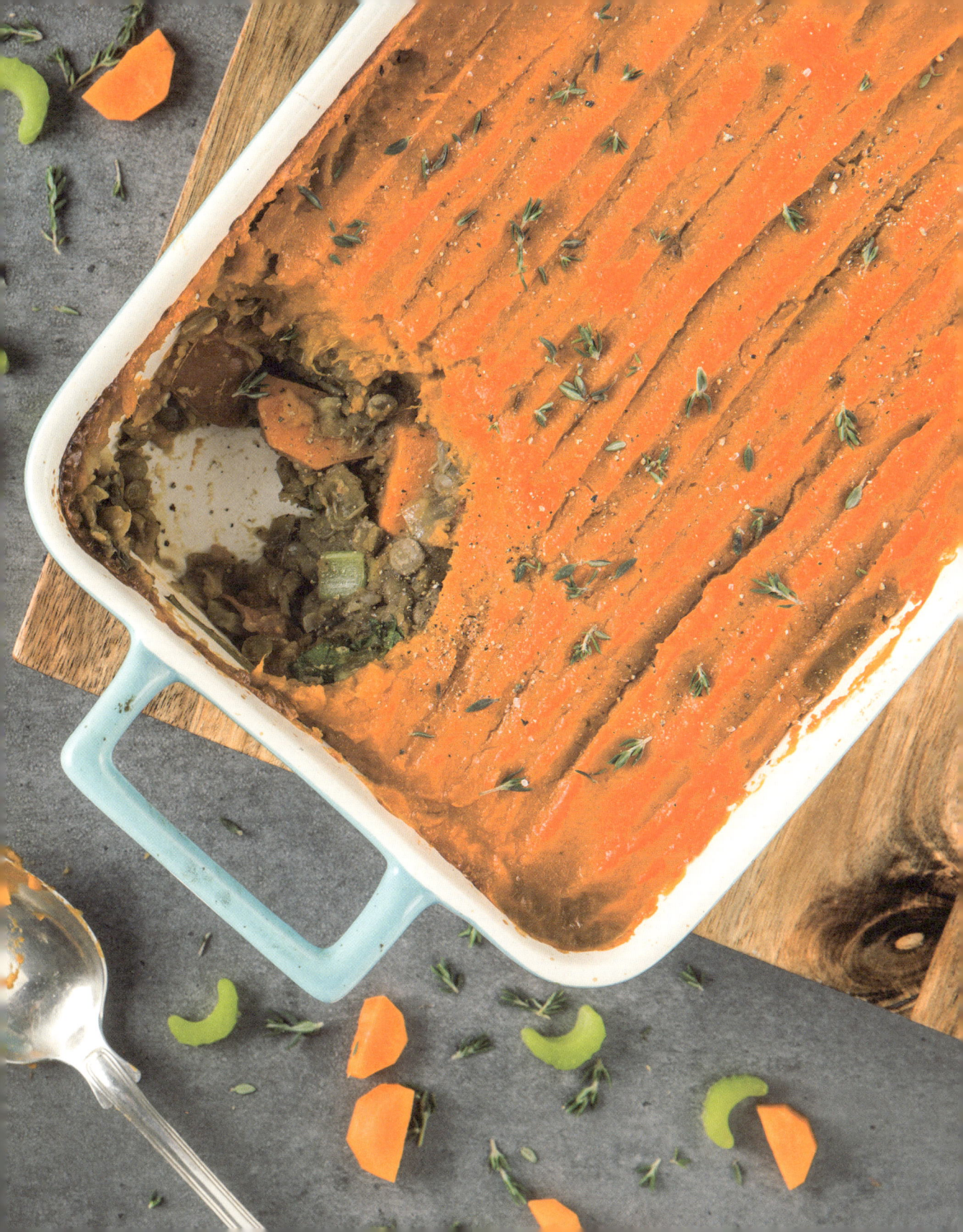

ATMAN (ALMA)
Tadka de daal amarillo

Para preparar este plato de guisantes secos cocidos, básico de la cocina india, se templan las especias aromáticas en aceite caliente para sacarles el sabor y los beneficios nutricionales. Espera a oír el pequeño estallido de las semillas de mostaza, que facilitan el proceso digestivo y reducen los gases asociados a las legumbres. A mí me gusta prepararlo al estilo sátvico: sin cebolla ni ajo.

PARA 4 PERSONAS

- 2 cucharadas soperas de aceite de coco (pitta) o de sésamo (vata, kapha)
- 1 cucharadita de comino en grano
- 1 cucharadita de semillas de mostaza marrones
- 1 tomate pequeño picado
- 1 trozo de 2,5 centímetros (1 pulgada) de jengibre pelado y picado
- ½ cucharadita de cúrcuma molida
- 1 cucharadita de curri en polvo
- ½ cucharadita de cilantro molido
- ½ cucharadita de sal marina, o más al gusto
- Una pizca de pimienta negra recién molida
- ¼ de cucharadita de asafétida en polvo *(Opcional para que esté más picante)*
- 1 taza de guisantes amarillos secos aclarados, puestos a remojo y escurridos
- 3,5 tazas de agua
- 2 tazas de espinacas picadas
- El zumo de ½ lima
- ¼ de taza de cilantro picado para adornar
- **Naan sin cereales** (véase pág. 205), para servir

1. Calienta el aceite en una olla de hierro o en un puchero grande a fuego medio-alto. Introduce el comino y las semillas de mostaza y rehoga durante 1 minuto hasta que oigas que empiezan a estallar.

2. Añade el tomate picado y deja que se haga durante 1 minuto. Agrega el jengibre, la cúrcuma, el curri en polvo, el cilantro, la sal, la pimienta y la asafétida (si vas a utilizarla). Reduce el fuego a medio y deja cocer durante 1 minuto.

3. Incorpora los guisantes secos y el agua y, cuando rompan a hervir, reduce el fuego y déjalos cocer despacio durante 45 minutos hasta que estén suficientemente blandos como para machacarlos.

4. Machaca los guisantes con una cuchara o un batidor de mano. Cuando el daal alcance una consistencia suave, incorpora las espinacas y cuécelas durante 5 minutos hasta que se hayan reducido.

5. Esparce el cilantro por encima, añade el zumo de lima fresco y sirve con una guarnición de naan (si lo deseas).

KALADVIPIYA (AFRICANO)
Sopa de manteca de sol y verduras de raíz

Cuando fui a Zimbabue, me enamoré del *dovi*, un plato tradicional elaborado con manteca de cacahuete, especias y verduras… Básicamente, mi vida en un bol. Yo lo he recreado con manteca de pipas de girasol, que ofrece el doble de fibra y tanta proteína como la de cacahuete, está libre de mohos y tiene un perfil de ácidos grasos mucho mejor. Sí, puedes tripitir.

PARA 4 PERSONAS

Sustituir por 1 cucharadita de asafétida para pitta →

Sustituir por 1 bulbo de hinojo para pitta →

- 2 cucharadas soperas de aceite de coco
- 4 dientes de ajo picados
- 1 cebolla amarilla mediana picada
- Un trozo de entre 2,5 y 5 cm (1-2 pulgadas) de jengibre fresco pelado y rallado
- 1 batata grande pelada y cortada en dados
- 1 zanahoria grande picada
- 2 ramas de apio picadas
- 1 cucharadita de cúrcuma
- 1 cucharadita de cilantro molido
- ½ cucharadita de comino molido
- ¼ de cucharadita de canela
- ½ cucharadita de alholva
- ¼ de cucharadita de cayena
- 1 cucharada sopera de coco aminos o tamari (opcional)

Omitir para pitta →

- 3 cucharadas soperas de concentrado de tomate
- ¾ de taza de manteca de pipas de girasol
- 4 tazas de caldo de verdura bajo en sal, o de agua
- 1,5 tazas de garbanzos cocidos
- ½ manojo de berzas picadas
- ¼ de cucharadita de sal marina
- Cilantro fresco para adornar
- Pipas de girasol para adornar

1. Calienta el aceite en una olla de hierro o en un puchero grande a fuego medio-alto. Introduce el ajo, la cebolla y el jengibre y rehoga durante 5 minutos hasta que estén blandos. Añade la batata, la zanahoria, el apio, las especias y el coco aminos y rehoga 1 minuto más.

2. Agrega el concentrado de tomate, la manteca de pipas de girasol y el caldo de verduras. Cuando rompan a hervir, reduce el fuego a medio-bajo. Deja cocer despacio tapado durante 25 minutos hasta que la batata esté blanda.

3. Machaca parte de la batata con el dorso de la cuchara para espesar el guiso. Incorpora los garbanzos y las berzas y deja cocer 5 minutos más. Sazona con sal y sirve adornado con cilantro y pipas de girasol.

Robot de cocina: Cuece las verduras con la función de rehogado siguiendo las instrucciones del paso 1. Añade los ingredientes del paso 2 y cuece a presión a temperatura alta durante 10 minutos. Deja que pierda la presión naturalmente. Incorpora los ingredientes del paso 3 y cuécelos con la función de rehogado.

PARAMPARIKA (TRADICIONAL)
Cuenco de masala y garbanzos

Este plato es perfecto para los días de invierno, sobre todo para constituciones vata y kapha. Las semillas de mostaza activadas hacen que resulte superfácil de digerir y el abanico de especias aviva muchísimo el fuego digestivo. Como es tan calorífico, los pittas solo deben tomarlo muy de vez en cuando y comer grandes cantidades de verduras de hoja antes y después para equilibrar el calor.

PARA 4 PERSONAS

- 1 cucharada sopera de aceite de coco
- 1 cucharada sopera de semillas de mostaza
- 1 cucharadita de comino en grano
- 1 cebolla picada *(Sustituye por un bulbo de hinojo para pitta)*
- 2-3 dientes de ajo picados *(Opcional para pitta)*
- 5 tomates medianos picados
- Una lata de 400 mililitros (14 onzas) de leche de coco entera
- 1 cucharada sopera de jengibre fresco rallado
- 1 cucharadita de garam masala
- 1 cucharadita de cúrcuma
- 1 cucharadita de cilantro molido
- 1 cucharadita de curri en polvo
- ¼ de cucharadita de asafétida (opcional)
- 3 tazas de garbanzos cocidos (dos botes de 450 gramos – 15 oz)
- 2 tazas de quinua negra cocida
- 2 tazas de col crespa (kale) al vapor
- 3 cucharadas soperas de semillas de cáñamo, para adornar

1. Calienta el aceite de coco en una sartén grande a fuego medio-alto. Introduce los granos de mostaza y de comino. Caliéntalos durante un minuto o hasta que empiecen a sisear y a estallar. Añade la cebolla o el hinojo y el ajo, si vas a usarlo. Reduce el fuego a medio y rehoga durante 5 minutos hasta que la cebolla esté blanda y traslúcida.

2. Agrega los tomates y rehoga 2 minutos. Incorpora la leche de coco, el jengibre, el garam masala, la cúrcuma, el cilantro, el curri en polvo y la asafétida si vas a utilizarla. Reduce el fuego a medio-bajo y deja que cueza lentamente durante 20 minutos hasta que haya espesado ligeramente. Añade los garbanzos. Deja cocer tapado durante 5 minutos. Después, retira del fuego y déjalo reposar otros 5 minutos.

3. Sirve con quinua cocida con una guarnición de col crespa al vapor y adornado con semillas de cáñamo.

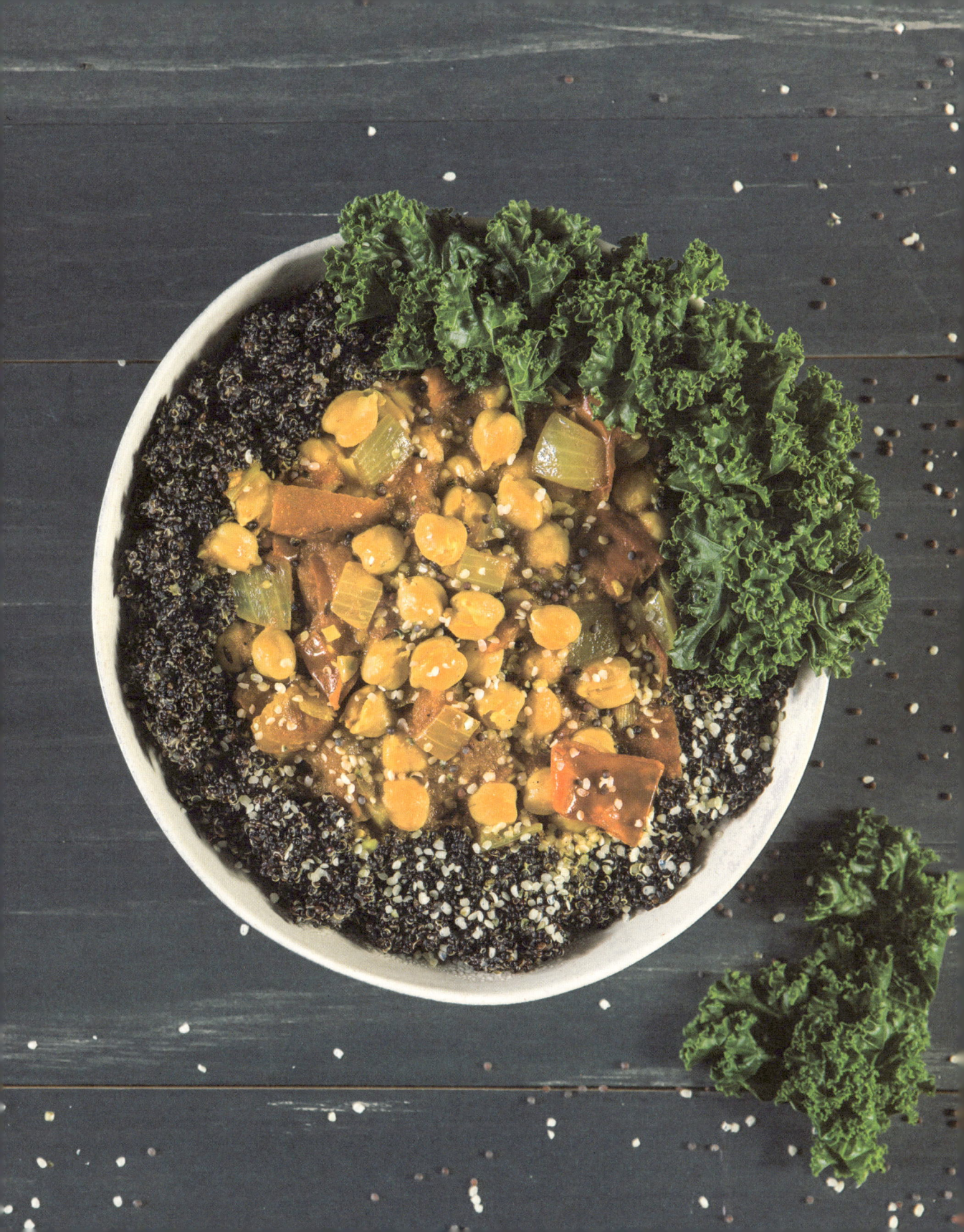

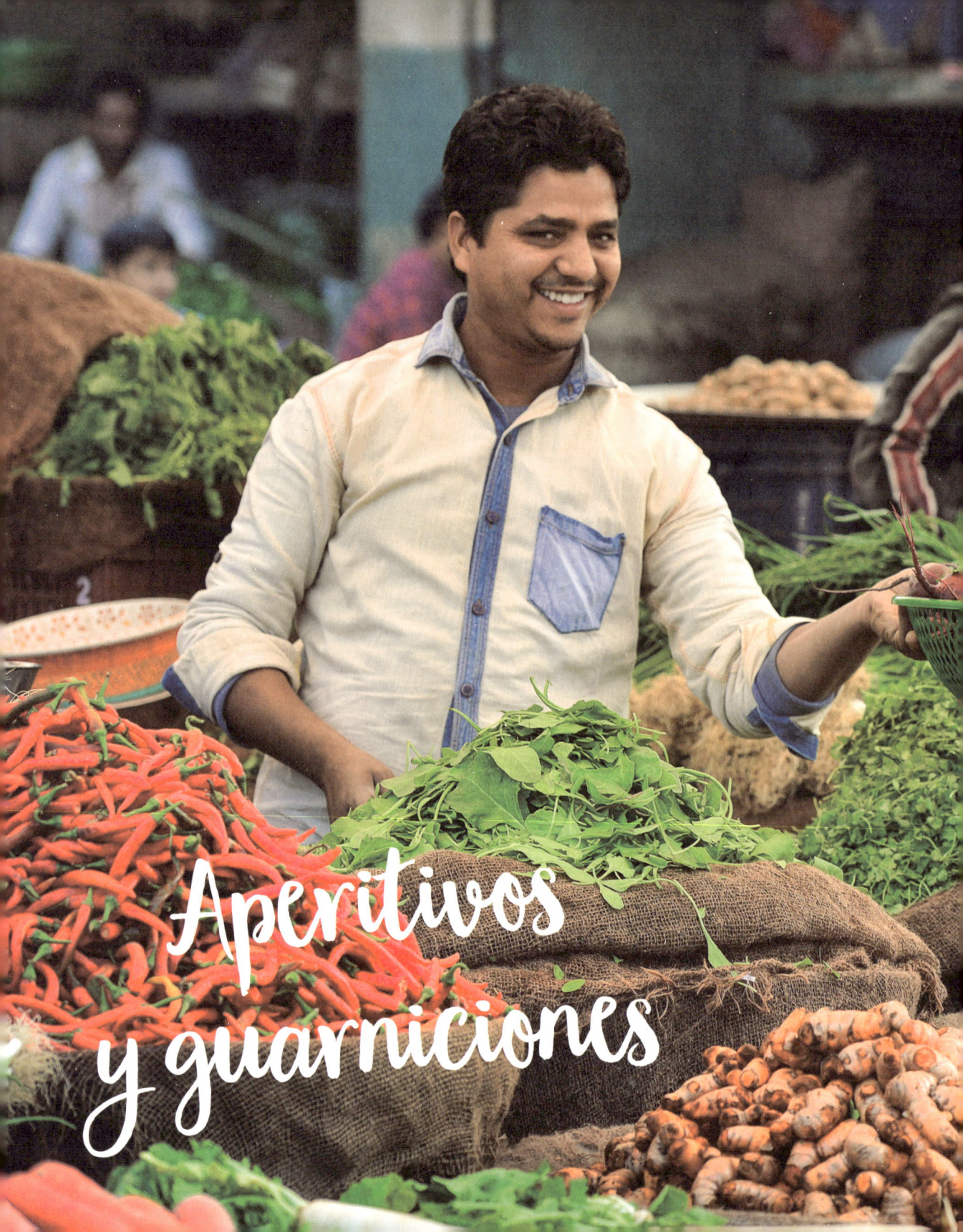

Aperitivos y guarniciones

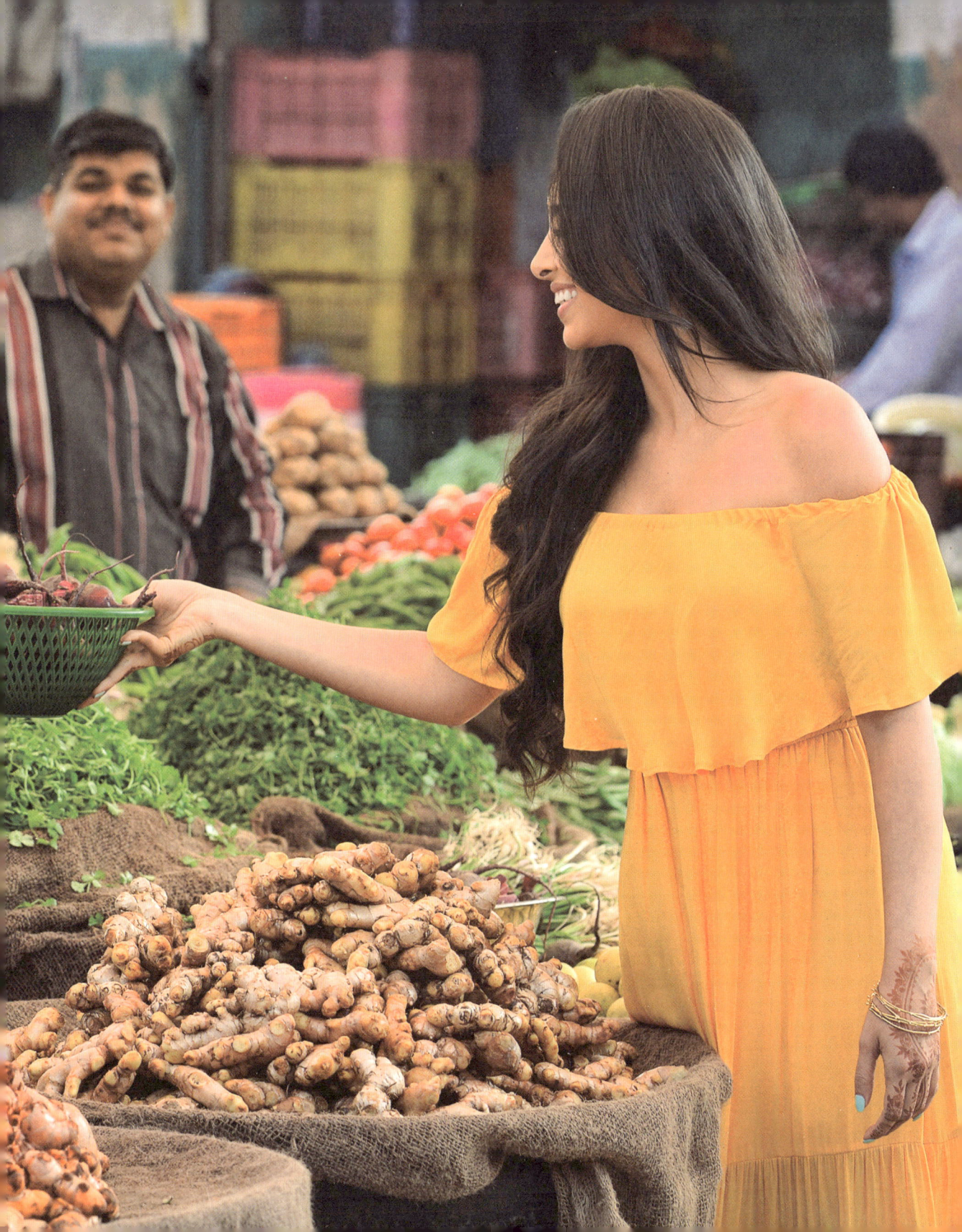

ADHUNIKA (MODERNO)
Arroz de coliflor

No hay más que poner en marcha unos segundos el robot de cocina para transformar una coliflor cruda en unos trocitos del tamaño de granos de arroz que pueden sustituir a estos en cualquier plato. El Ayurveda está muy basado en el arroz, así que esta es una forma estupenda de aligerar la carga con menos hidratos de carbono y calorías y más plantas ricas en micronutrientes. Aquí tienes tres de mis formas favoritas de preparar el arroz de coliflor, cada una con sus propiedades medicinales exclusivas. ¡Come según lo que necesites!

CON CILANTRO Y LIMA (DEPURATIVO Y ALCALINIZANTE)

SE OBTIENEN 4 TAZAS

- 1 coliflor separada en ramilletes
- 1 cucharada sopera de aceite de sésamo (vata, kapha) o de coco (pitta)
- ½ cebolla mediana picada
- 2 dientes de ajo picados
- 1 lima mediana (la cáscara y el zumo)
- ¼ de taza de cilantro fresco picado
- ½ cucharadita de sal marina

1. Introduce la coliflor en el robot de cocina y tritúrala hasta que adquiera una textura similar a la del arroz (obtendrás unas 4 tazas).

2. Calienta el aceite en una sartén grande a fuego medio. Introduce la cebolla y rehoga durante 4-5 minutos o hasta que esté traslúcida. Agrega el ajo y rehoga hasta que desprenda aroma (aproximadamente 1 minuto más).

3. Incorpora el arroz de coliflor y cuece durante unos 5-7 minutos removiendo con frecuencia hasta que esté ligeramente crujiente por fuera y tierno por dentro.

4. Retira del fuego y añade la cáscara de lima, el cilantro y sal al gusto. Exprime el zumo de lima fresco por encima antes de servir.

CON AZAFRÁN
(EQUILIBRA LAS HORMONAS Y SUBE EL ÁNIMO)

SE OBTIENEN 4 TAZAS

- 1 cucharadita de hebras de azafrán
- 1 coliflor separada en ramilletes
- 1 cucharada sopera de aceite de sésamo (vata, kapha) o de coco (pitta)
- ½ cebolla mediana picada
- 3 dientes de ajo picados
- 2 cucharadas soperas de caldo de verduras
- ½ cucharadita de sal marina

1. Machaca las hebras de azafrán en un cuenco pequeño que no se manche. Añade 1 cucharada sopera de agua caliente y deja en remojo mientras preparas el plato.

2. Introduce la coliflor en el robot de cocina y tritúrala hasta que adquiera una textura similar a la del arroz (obtendrás unas 4 tazas).

3. Calienta el aceite en una sartén grande a fuego medio. Introduce la cebolla y rehoga durante 4-5 minutos o hasta que esté traslúcida. Agrega el ajo y rehoga hasta que desprenda aroma (aproximadamente 1 minuto más).

4. Incorpora el arroz de coliflor y cuece durante unos 5-7 minutos hasta que esté tierno. Añade el azafrán (junto con el agua del remojo), el caldo y la sal. Remueve bien y deja cocer 1 minuto más antes de servir.

CON CURRI Y JENGIBRE
(REFUERZA LA DIGESTIÓN Y CALIENTA)

SE OBTIENEN 4 TAZAS

- 1 coliflor separada en ramilletes
- 1 cucharada sopera de aceite de sésamo (vata, kapha) o de coco (pitta)
- 2 cucharaditas de curri en polvo
- ¼ de cucharadita de cúrcuma
- ½ cucharadita de jengibre molido
- ½ cucharadita de sal marina
- 4 cucharadas soperas de perejil fresco picado

1. Introduce la coliflor en el robot de cocina y tritúrala hasta que adquiera una textura similar a la del arroz (obtendrás unas 4 tazas).

2. Calienta el aceite en una sartén grande a fuego medio. Cuando esté caliente, añade el arroz de coliflor y rehoga durante 5 minutos hasta que esté blando.

3. Incorpora el curri en polvo, la cúrcuma, el jengibre y la sal y deja cocer durante 1 o 2 minutos más hasta que desprendan aroma. Espolvorea con perejil fresco antes de servir.

DHAYAS (REFRESCANTE)
ENSALADA TABULÉ DE QUINUA

De niña me entusiasmaba el tabulé. Y cuando digo que me entusiasmaba quiero decir que cogía una ensaladera de tamaño familiar y me la comía yo sola de una sentada. Sin embargo, el bulgur del tabulé normal contiene mucho gluten, y mi cuerpo no lo tolera. Entonces decidí cambiarlo por quinua, que sabe como un cereal, pero es en realidad una semilla rica en proteínas. Ahora puedo disfrutarlo con más hierbas, menos tomates y nada de gluten.

SE OBTIENEN 5 TAZAS

- 2 tazas de agua
- 1 taza de quinua
- ½ taza de cebolleta picada *(Omitir para pitta)*
- 1 tomate mediano picado y sin pepitas *(Reducir u omitir para pitta)*
- 1 pepino picado
- 1 taza de menta muy picada (1 manojo)
- 2 tazas de perejil muy picado (2 manojos)
- El zumo de 2 limones
- 4 cucharadas soperas de aceite de oliva virgen extra
- ½ cucharadita de sal marina
- ½ cucharadita de comino molido (opcional)

1. Aclara la quinua en agua fresca. Pon a calentar 2 tazas de agua en una cazuela a fuego alto hasta que hierva. Incorpora la quinua, reduce el fuego, tapa y deja que cueza lentamente durante 15 minutos o hasta que haya absorbido toda el agua. Deja enfriar antes de preparar la ensalada.

2. Introduce la quinua cocida ya fría, la cebolleta, el tomate, el pepino, la menta y el perejil en una ensaladera. Añade el zumo de limón, el aceite de oliva, la sal y el comino si vas a utilizarlo. Prueba y rectifica los condimentos si fuese necesario.

Si quieres que esté más sabrosa, añade hierbas secas, sal marina, zumo de limón o vinagre de sidra al agua hirviendo antes de echar la quinua.

«Si no cuidas hoy de tu salud, mañana te verás obligado a cuidar de tus enfermedades».

DR. DEEPAK CHOPRA

ZITAKRIYA (FRESCO)
ARROZ CON CILANTRO Y LIMA

El cilantro no solo es refrescante, sino que, además, extrae de nuestro organismo metales pesados que muchos tenemos sin saberlo. Cuélalo de rondón en el arroz para recibir sus beneficios depurativos.

---- SE OBTIENEN 3 TAZAS ----

½ cucharada sopera de aceite de oliva
1 taza de arroz integral o basmati
2 tazas de agua o de caldo de verduras
1 lima mediana (cáscara y zumo)
¼ de taza de cilantro picado
½ cucharadita de sal marina

1. Calienta el aceite en una cazuela mediana a fuego medio. Introduce el arroz y la cáscara de lima y rehoga, removiendo de vez en cuando, entre 3 y 5 minutos hasta que se hayan tostado.

2. Incorpora el agua (o el caldo de verduras) y, cuando rompa a hervir, reduce el fuego, tapa y deja que hierva despacio durante 20-25 minutos o hasta que se haya absorbido totalmente.

3. Retira del fuego y añade el zumo de limón, el cilantro y sal al gusto. En un recipiente hermético se conserva hasta 5 días.

DVIPA (ISLA)
QUINUA CON COCO Y LIMA

Algunas personas no son muy aficionadas a la quinua sola, pero, si se condimenta adecuadamente, la experiencia cambia por completo. El coco y la lima le aportan unas vibraciones tropicales que te hacen sentir como si estuvieses en las playas indias de Kerala.

---- SE OBTIENEN 3 TAZAS ----

2 tazas de leche de coco (de cualquier variedad)
1 taza de quinua
2 limas (cáscara y zumo)

1. Introduce la leche de coco, la quinua y el zumo de lima en una cazuela mediana. Pon a calentar y, cuando rompa a hervir, tápalo y reduce el fuego. Deja cocer despacio entre 12 y 15 minutos hasta que todo el líquido se haya absorbido.

2. Retira del fuego, remueve y deja reposar hasta que se haya enfriado. Incorpora la cáscara de las dos limas y sirve tal cual o ligeramente recalentado. La quinua puede refrigerarse en un recipiente hermético y se conserva un máximo de 5 días.

ALPAHARA (APERITIVO)
Garbanzos asados

Me gusta tener siempre garbanzos asados a mano para darle un punto de emoción extra a mi vida de cuencos de seis sabores. Dependiendo de cómo me sienta ese día, los condimento con hierbas mediterráneas refrescantes, un provocativo chile chipotle, comino terroso, sésamo con sabor a frutos secos y ajo o canela dulce y picante. De ese modo, cada bocado se convierte en unas vacaciones instantáneas (bueno, no del todo, ¡pero sin duda convierten mi comida en algo un poco más exótico!).

PARA 2 PERSONAS

1 cucharada sopera de aceite de pepita de uva (también puedes usar de coco, aguacate o sésamo)
2 tazas de garbanzos cocidos
La mezcla de condimentos que elijas

1. Precalienta el horno a 175 °C (350 °F). Recubre una bandeja de horno con papel vegetal o papel de aluminio ligeramente engrasado.

2. Coloca los garbanzos sobre un paño de cocina limpio o unos trozos de papel de cocina y sécalos con suavidad (cuanto más secos estén, más crujientes quedarán una vez asados). Retira todas las pieles sueltas.

3. Mezcla en un bol mediano el aceite con los condimentos que hayas elegido y bate hasta que estén bien mezclados. Añade los garbanzos y mézclalos muy bien asegurándote de que quedan recubiertos todos por igual.

4. Extiende los garbanzos en una sola capa sobre la bandeja de horno forrada. Ásalos durante 1 hora. A la mitad del tiempo de horneado, remuévelos y dales vueltas. Antes de sacarlos del horno, asegúrate de que están crujientes. Se pondrán más duritos cuando enfríen.

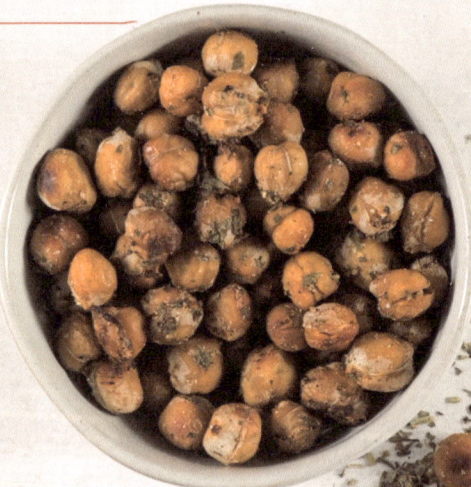

Si quieres que estén más crujientes, apaga el horno y déjalos enfriar dentro de él durante 30 - 40 minutos revisándolos cada 10 para asegurarte de que no se queman.

HIERBAS MEDITERRÁNEAS
2 cucharaditas de vinagre de sidra
2 cucharaditas de zumo de limón
1 cucharadita de sal marina
1 cucharadita de orégano seco
½ cucharadita de ajo en polvo ← *Opcional para pitta*
½ cucharadita de pimienta negra recién molida

MEXICANO DE CHIPOTLE
- 1 diente de ajo picado
- 1 trozo de 2,5 centímetros (1 pulgada) de chile chipotle en adobo picado *(Opcional para pitta)*
- 1 cucharadita de adobo hecho con especias (comino, pimienta, orégano, clavo), chiles, vinagre y sal.
- ¼ de cucharadita de chile chipotle en polvo
- ½ cucharadita de comino molido
- ½ cucharadita de sal marina
- Pimienta negra recién molida al gusto

MASALA INDIO
- 1 cucharada sopera de zumo de limón
- 1 cucharadita de comino molido
- ½ cucharadita de cilantro molido
- ½ cucharadita de cayena *(Opcional para pitta)*
- ½ cucharadita de sal marina
- ¼ de cucharadita de canela

ASIÁTICO DE SÉSAMO Y AJO
- 1 cucharada sopera de aceite de sésamo
- ½ cucharadita de ajo en polvo *(Opcional para pitta)*
- ½ cucharadita de sal marina
- 2 cucharaditas de semillas de sésamo
- 1 cucharadita de coco aminos o tamari

CON CANELA
- 1 cucharada sopera de aceite de coco
- 2 cucharadas soperas de jarabe de fruta del monje y arce
- 1 cucharadita de canela
- ¼ de cucharadita de sal marina

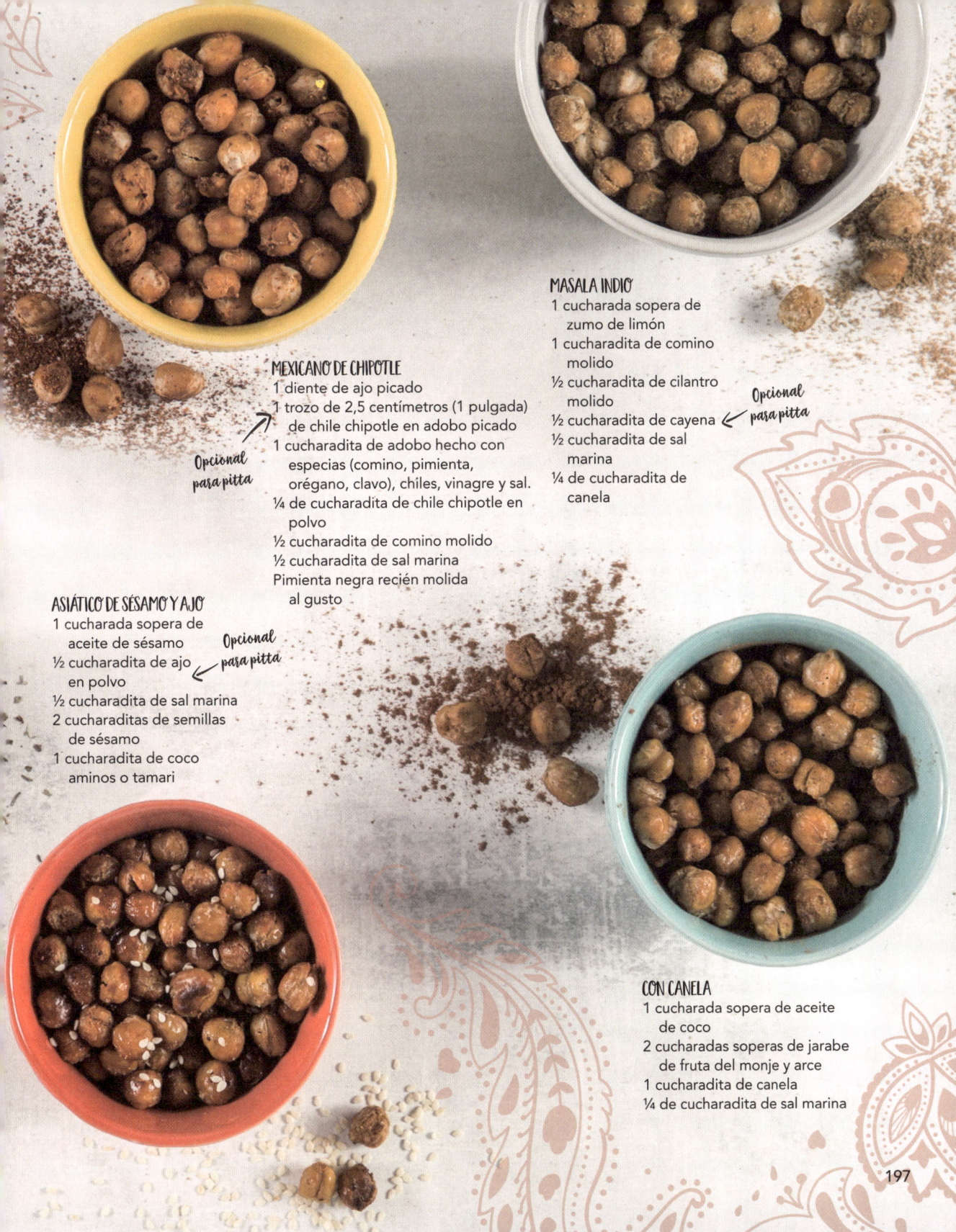

LAGHUPAKA (DIGESTIÓN FÁCIL)
SALSA BAJA EN FODMAP

Los FODMAP son un tipo de hidratos de carbono que están presentes en muchos alimentos, como, por ejemplo, la cebolla y el ajo. Pueden provocar molestias digestivas y síndrome del intestino irritable. La cebolla y el ajo tampoco se recomiendan para los pittas ni para los que están en el camino yóguico. Esta receta de salsa es tu nuevo elemento básico para las fiestas porque facilita la digestión.

SE OBTIENEN 2 TAZAS

6 tomates rojos muy maduros picados
1 pimiento morrón verde picado
¼ de taza de cebollino fresco picado
¼ de taza de cilantro fresco picado
¼ de taza de perejil fresco o seco picado (opcional)
¼-½ taza de cebolletas picadas, solo la parte verde
El zumo de 1 lima
1 cucharadita de sal marina *← Opcional para pitta*
½-1 cucharadita de chile en polvo o 1-2 guindillas verdes picadas

1. Introduce todos los ingredientes en un bol grande y remueve bien. Prueba y rectifica los condimentos a tu gusto (si lo deseas, puedes triturarlos en un robot de cocina o con la batidora para que la salsa tenga una consistencia más fina).

2. Guárdalo en un recipiente hermético. Refrigerada se conserva un máximo de 5 días.

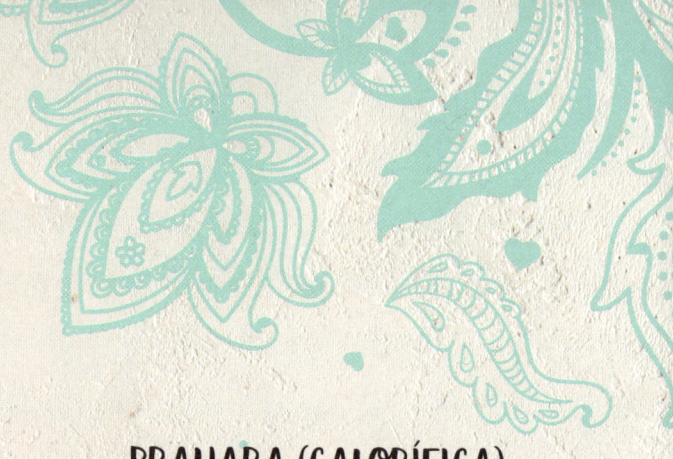

PRAHARA (CALORÍFICA)
GUACAMOLE CON COMINO

En el Ayurveda, las cebollas y el ajo se consideran rajásicos, lo que significa que disminuyen la consciencia al provocar una mayor agitación en la energía. Además, desequilibran pitta, la dosha de fuego, lo que puede dar lugar a ardor de estómago e inflamación en el organismo. Este guacamole sin cebolla ni ajo te permite mantener tus vibraciones altas y será una tentación para tus papilas gustativas gracias al comino sabroso, que favorece la digestión, estimula el sistema inmunitario y da lustre a la piel.

SE OBTIENEN 1,5 TAZAS

2 aguacates maduros
El zumo de ½ lima, o más si es necesario
1 cucharadita de comino molido
½ cucharadita de chile en polvo *← Opcional para pitta*
¼ de cucharadita de sal marina
1 tomatillo[1] picado *← Sustituir por una cucharada sopera de escamas de coco sin endulzar para pitta*
3 cucharadas soperas de cilantro fresco picado

1. Parte los aguacates por la mitad, extrae el hueso y pon la pulpa en un bol grande. Añade el zumo de lima, el comino, el chile en polvo, la sal y la pimienta. Machaca con un tenedor para darle una textura gruesa. Prueba y rectifica los condimentos a tu gusto.

2. Incorpora el tomatillo y el cilantro. Tapa y refrigera durante 1 hora antes de servir.

---

[1] *Physalis philadelphica*, un tipo de tomate verde muy habitual en México. *(N. de la T.)*

SAUVARNA (DORADO)
HUMMUS DE BATATA Y CÚRCUMA

La batata y la cúrcuma dan un nuevo giro, en esta ocasión con un hummus cremoso y dorado. Esta salsa para mojar, enraizante y al mismo tiempo estimulante, equilibra las tres doshas.

SE OBTIENEN 3 TAZAS

1 batata mediana asada y pelada
2 tazas de garbanzos o alubias blancas cocidas
3 cucharadas soperas de tahini
1 cucharadita de cúrcuma
½ cucharadita de comino molido
½ cucharadita de pimentón dulce
1-3 diente de ajo ← *Menos para pitta, más para vata y kapha*
El zumo de 1 limón
La cáscara de ½ limón
1 cucharada sopera de aceite de sésamo ligero (vata, kapha) o de oliva (pitta)
Sal marina y pimienta negra recién molida al gusto

1. Introduce la batata, los garbanzos, el tahini, la cúrcuma, el comino, el pimentón, el ajo y el zumo y la cáscara de limón en el robot de cocina. Tritura hasta que se hayan mezclado bien. Con la máquina en marcha, ve añadiendo el aceite en chorrito hasta obtener una pasta fina y cremosa. Salpimenta al gusto.

2. Guárdalo en un recipiente hermético. Este hummus se conserva refrigerado un máximo de 5 días.

APURANA (SACIANTE)
SALSA PARA MOJAR DE AGUACATE Y TAHINI

Estoy obsesionada con el tahini, la manteca de semillas de sésamo molidas sin frutos secos y con una textura densa y un sabor a frutos secos. Si lo combinas con el aguacate, obtienes una mezcla maravillosa para mejorar la salud de la piel y estimular la absorción de nutrientes, algo que nos vendría muy bien a todos. Cuando hagas esta salsa, vas a querer devorarla de una sentada. Un consejo: utiliza unos pepinos como vehículo para frenarte un poco.

SE OBTIENEN ¾ DE TAZA

1 aguacate grande maduro sin hueso
2 cucharadas soperas de tahini
El zumo de ½ limón
½ diente de ajo picado ← *Opcional para pitta*
½ cucharadita de sal marina
½ cucharadita de comino

COMPLEMENTOS: aceite de oliva, cilantro fresco, pipas de calabaza

1. Mezcla todos los ingredientes en el mortero o en el robot de cocina. Machácalos hasta que alcancen la consistencia deseada. Prueba y rectifica los condimentos a tu gusto.

2. Sirve con un chorreón de aceite de oliva, cilantro fresco picado y pipas de calabaza por encima.

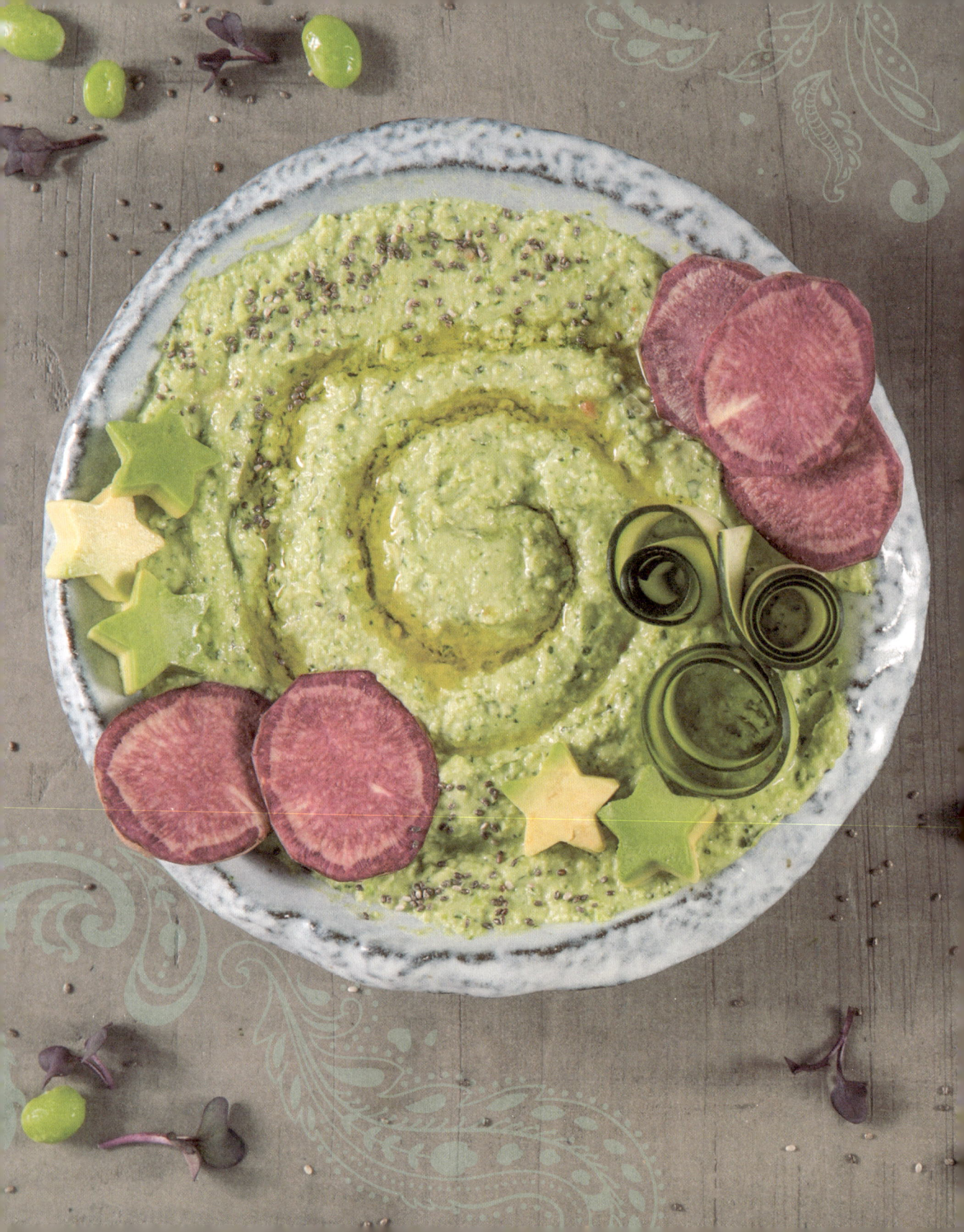

PRERAKA (ESTIMULANTE)
Hummus de jengibre y edamame

El hummus es el plato a base de plantas que más le gusta a todo el mundo, pero voy a ser sincera… A veces acaba resultando un poco aburrido. ¿Por qué no mezclarlo con un poco de jengibre y edamame? El jengibre refuerza el *agni*, el fuego digestivo, y es perfecto para todos aquellos que tienen problemas con las legumbres. El edamame es rico en proteínas y contiene isoflavonas, unas sustancias increíbles para la salud de la piel, los huesos y el sistema inmunitario.

SE OBTIENE 1 TAZA

- 1 taza de edamame cocido ya pelado (si lo utilizas congelado, descongélalo antes)
- ¼ de taza de tahini
- Un trozo de 1,5 centímetros (½ pulgada) de jengibre pelado y picado (aproximadamente ½ cucharada sopera)
- 2 cucharadas soperas de zumo de limón
- 1 diente de ajo pelado (opcional para pitta)
- ¼ de taza de cilantro fresco picado (opcional)
- 2 cucharadas soperas de aceite de oliva
- ¼ de cucharadita de sal marina

1. Introduce todos los ingredientes en el robot de cocina o en una batidora de gran potencia y bátelos hasta obtener una crema fina (si deseas una consistencia más cremosa, añade más aceite de oliva). Prueba y rectifica de sal si fuese necesario.

2. Guárdalo un recipiente hermético. Refrigerado se conserva un máximo de 5 días.

HEMALLA (INVIERNO)
SALSA TANDOORI DE COLIFLOR PARA MOJAR

Las especias tandoori son un elemento básico de toda cocina india. Avivan el *agni*, el fuego digestivo, aumentan la absorción de los nutrientes, reducen la hinchazón y los gases y eliminan *ama*, las toxinas del organismo. Y, por si fuera poco, están deliciosas.

SE OBTIENEN 3 TAZAS

1 coliflor separada en ramilletes
2 cucharadas soperas de aceite de oliva
2 cucharadas soperas + 2 cucharadas soperas de condimento tandoori separadas
⅔ de taza de yogur de coco natural sin endulzar
El zumo de 1 limón
¼ de taza de sal marina
Una pizca de pimienta negra recién molida ← *Omitir para pitta*

PARA ADORNAR: perejil fresco, gajos de lima, **garbanzos asados** (véase pág. 196)

1. Precalienta el horno a 200 °C (400 °F). En un bol mediano, reboza la coliflor con el aceite de oliva y 2 cucharadas soperas de condimento tandoori. Extiéndela sobre una bandeja de horno recubierta de papel vegetal y ásala en el horno durante 20 minutos. Retira y deja enfriar.

2. Introduce la coliflor asada, las 2 cucharadas soperas de condimento tandoori restantes, el yogur de coco, el zumo de limón, la sal y la pimienta en el robot de cocina o en el vaso de la batidora y bátelos hasta obtener una crema fina.

3. Adorna con perejil fresco, gajos de lima y garbanzos asados antes de servir, y disfrútalo con verduras al vapor o galletas saladas veganas crudas. Refrigerado en un recipiente hermético se conserva hasta 4 días.

AVAPATA (OTOÑO)
HUMMUS DE CALABAZA

¡No todos los hummus tienen que llevar garbanzos! A veces tu tripa necesita descansar de las legumbres y es entonces cuando recurres a esta receta suave y cremosa. Contiene los seis sabores: la calabaza dulce, el limón ácido, el calabacín y el aceite de oliva amargos, el ajo y el comino picantes y el tahini y las pipas de calabaza astringentes, con lo que tu cuerpo queda satisfecho y libre de antojos.

SE OBTIENEN 1,5 TAZAS

1 calabacín mediano pelado y picado en trozos grandes
1 taza de puré de calabaza
¼ de taza de tahini
1-2 cucharadas soperas de aceite ← *Menos para kapha, más para vata y pitta*
 de oliva virgen extra
1 diente de ajo picado ← *Omitir para pitta*
El zumo de 1 limón
1 cucharadita de comino molido
½ cucharadita de pimentón
½ cucharadita de sal marina
½ cucharadita de chile en polvo ← *Omitir para pitta*
Pipas de calabaza crudas para adornar

1. Introduce todos los ingredientes, a excepción de las pipas de calabaza, en el robot de cocina o en el vaso de la batidora y bátelos hasta obtener una crema fina. Prueba y rectifica los condimentos a tu gusto.

2. Esparce por encima unas pipas de calabaza antes de servir y disfrútalo con verduras al vapor. Refrigerado en un recipiente hermético se conserva un máximo de 4 días.

> «Cuando la dieta es mala, la medicina no sirve para nada; cuando la dieta es correcta, la medicina no resulta necesaria».
>
> PROVERBIO AYURVÉDICO

PRTHVI (ELEMENTO TIERRA)
MANTECA DE CHAI Y PASTEL DE CALABAZA

Aquí tienes la salsa perfecta para untar o mojar durante la estación vata fría y seca. La calabaza enraíza la energía vata hiperactiva mientras que las especias chai calientan el cuerpo desde dentro. Las nueces son una fuente excelente de grasa saludable y estimulan la salud de los huesos, algo especialmente necesario durante la estación vata, cuando las articulaciones crepitan como si fuesen bengalas.

SE OBTIENEN 2 TAZAS

- 1,5 tazas de nueces tostadas
- Una lata de 450 mililitros (15 oz) de puré de calabaza o 2 tazas de calabaza asada
- 1 cucharadita de canela
- ½ cucharadita de jengibre fresco rallado
- ½ cucharadita de nuez moscada molida
- ½ cucharadita de clavo molido
- ¼ de cucharadita de sal marina
- 1 cucharada sopera de jarabe de fruta del monje y arce u otro edulcorante

1. Introduce las nueces en el robot de cocina y tritura a intervalos hasta que adquieran una consistencia gruesa. Añade el resto de los ingredientes y tritura hasta obtener una crema fina (1-3 minutos).

2. Disfrútala untada en una tostada de cereales germinados, mezclada con tu comida om, con rodajas de manzana o con un plátano. Refrigerada en un recipiente hermético se conserva un máximo de 1 semana.

MAHANASA (COCINA)

Chapati sin cereales

El chapati es un tipo de pan plano sin levadura que se consume prácticamente con todas las comidas indias. A diferencia del naan, es fino y parecido a una tortita y se cuece en una *tawa*, una parrilla plana, en casa, mientras que el naan se hace en un *tandoor*, un horno de barro. Este chapati está elaborado con harina de coco y almidón de arrurruz, densos en nutrientes y con un índice glucémico bajo, en lugar de harina de trigo, por lo que resulta una opción mucho más saludable.

--- SE OBTIENEN 4 ---

- ¼ de taza de harina de coco
- ½ taza de almidón de arrurruz
- 1 taza de leche de coco entera o de agua
- 1 cucharadita de vinagre de sidra
- ½ cucharadita de sal marina
- ¼ de cucharadita de pimienta negra recién molida
- ½ cucharada sopera de aceite de coco

1. Pon la harina de coco, el almidón de arrurruz, la leche de coco, el vinagre y la sal en un bol pequeño y mézclalos bien. Deja reposar durante 10 minutos.

2. Calienta el aceite de coco en una sartén mediana a fuego medio-alto. Cuando esté caliente, echa una cuarta parte de la masa a la sartén y extiéndela en círculo con el dorso de la cuchara.

3. Deja cocer durante 3-4 minutos hasta que empiecen a aparecer burbujas en la superficie y los bordes comiencen a dorarse. Dale la vuelta y deja que se haga durante otros 2-3 minutos más.

4. Repite con el resto de la masa pasando los chapatis ya hechos a un plato recubierto de papel de cocina. Sírvelos con raita, chutney o curri. Te recomiendo que los consumas inmediatamente porque están más ricos recién hechos.

BHARATAVARSIYA (INDIO)

Naan sin cereales

Si el naan se presentara para presidente, ganaría. Es el pan indio esponjoso que acompaña a todos los curris. Sin embargo, suele elaborarse con trigo refinado, con lo que provoca problemas digestivos y alimenta la cándida. He intentado crear una versión sin cereales que represente el significado de *Comer, sentir, sanar,* y esta receta da en el clavo. ¡Ya no vas a tener que pedir comida india para llevar nunca más!

SE OBTIENEN 4

- ½ taza de harina de almendras
- ½ taza de tapioca o almidón de arrurruz
- 1 cucharadita de vinagre de sidra
- 1 cucharadita de ajo en polvo
- 1 cucharadita de sal marina
- ½ cucharadita de pimienta negra recién molida
- 1 taza de leche de coco entera
- 2 cucharadas soperas de aceite de sésamo o de coco para la sartén

1. Bate la harina de almendras, la tapioca, el vinagre, el ajo en polvo, la sal y la pimienta en un bol mediano. Incorpora la leche de coco y mézclala bien.

2. Calienta ½ cucharada sopera de aceite en una sartén mediana a fuego medio-alto. Echa ¼ de taza de masa y dale unas vueltas. Deja cocer durante 3-4 minutos hasta que empiece a dorarse. Dale la vuelta y hazla durante 2-3 minutos más hasta que los bordes estén crujientes.

3. Repite con el resto de la masa. Sirve inmediatamente acompañado de raita, chutney o curri; están más ricos recién hechos.

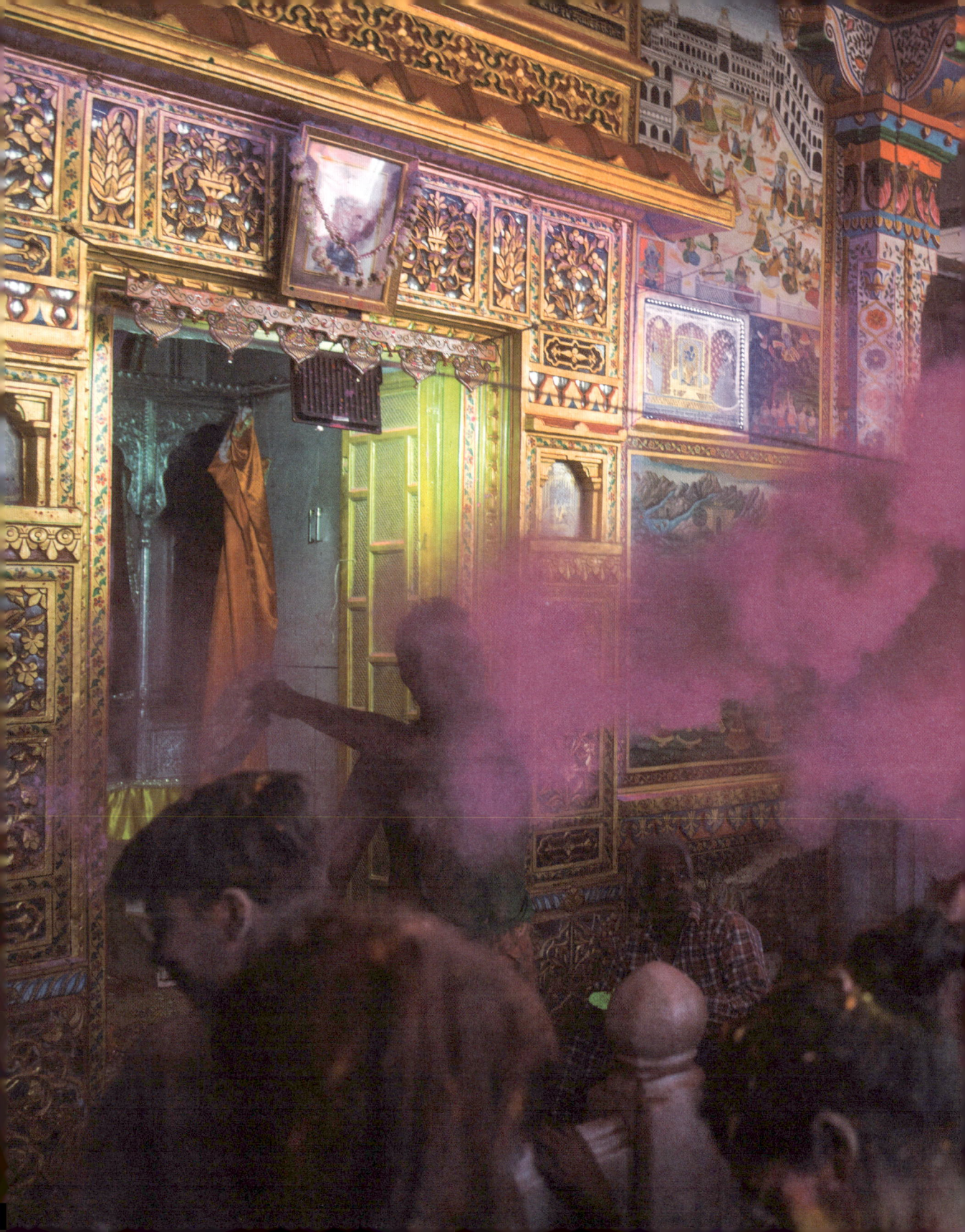

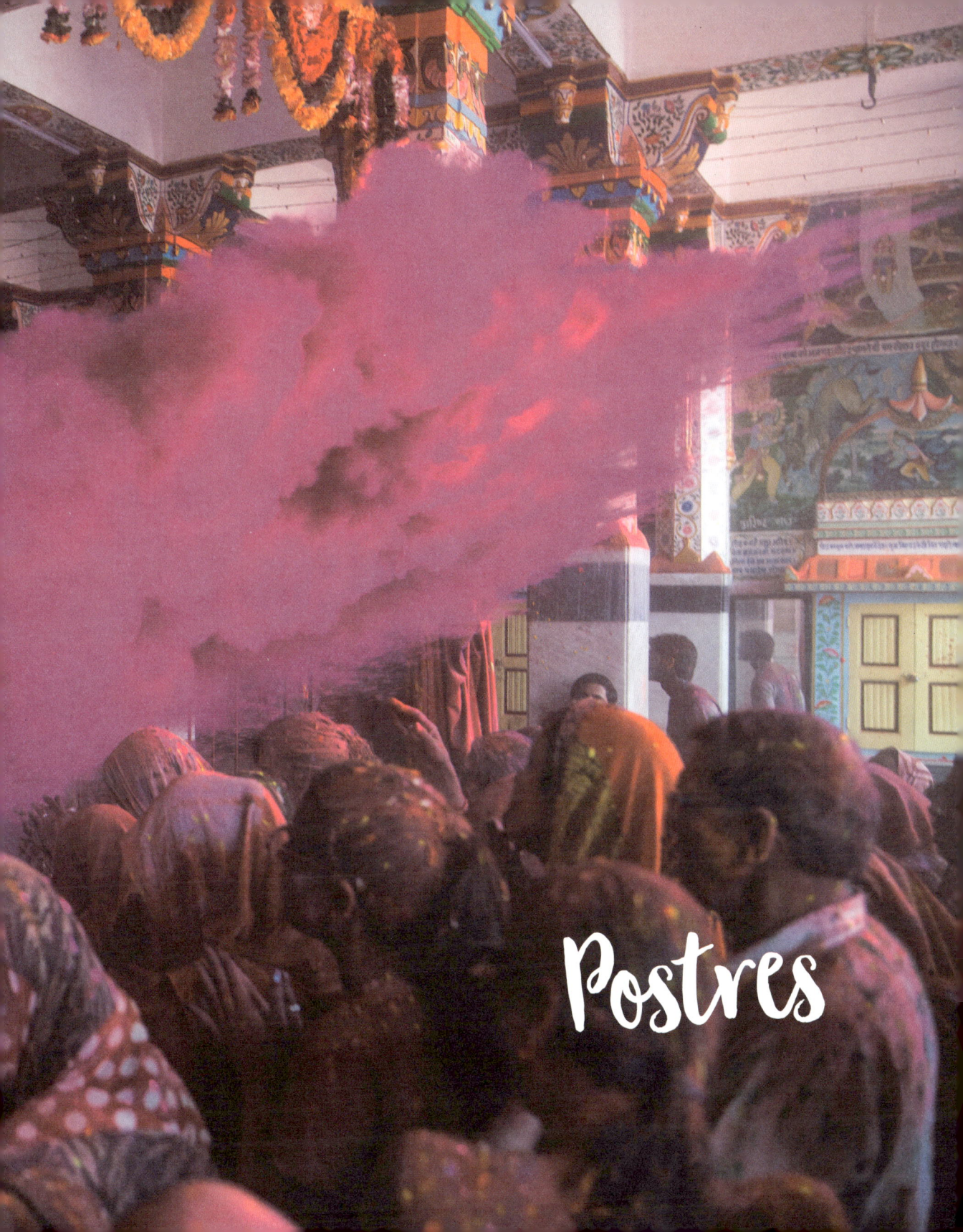

LAKSHMI (DIOSA DE LA ABUNDANCIA)
Tarta de queso cruda con rosa y pistachos

La diosa hindú Lakshmi representa la riqueza y la fertilidad, y supuestamente nació de 108 pétalos grandes de rosa y 1008 pétalos pequeños. Esta tarta de queso libre de productos lácteos es una ofrenda a su gracia y su belleza como muestra de gratitud por sus fructíferas bendiciones de abundancia.

PARA 12 PERSONAS

PARA LA BASE
1 taza de almendras crudas
8 dátiles deshuesados
1 cucharada sopera de aceite de coco
1 cucharadita de canela

PARA LA CAPA DE PISTACHOS
½ taza de anacardos crudos dejados en remojo durante toda la noche, aclarados y escurridos
½ taza de pistachos crudos pelados dejados en remojo durante toda la noche, aclarados y escurridos
16 gotas de edulcorante líquido de fruta del monje
1 cucharadita de extracto de vainilla sin alcohol
¼ de cucharadita de espirulina (para darle color)
½ cucharada sopera de zumo de limón
2 cucharadas soperas de aceite de coco fundido

PARA LA CAPA DE ROSA
1 taza de anacardos crudos dejados en remojo durante toda la noche, aclarados y escurridos
4 cucharadas soperas de jarabe de arce
2 cucharaditas de agua de rosas
1 cucharada sopera de zumo de limón
1 cucharada sopera de frambuesa en polvo
½ cucharadita de remolacha en polvo (para darle color)
Una pizca de sal marina
2 cucharadas soperas de aceite de coco fundido

1. Para hacer la base, introduce todos los ingredientes en el robot de cocina y tritúralos a la máxima potencia hasta formar una pasta pegajosa y bien mezclada. Pruébala cogiendo un poco con las manos. Apriétala y, si se mantiene unida, está perfecta. Si está demasiado seca, ve añadiendo agua cucharadita a cucharadita hasta que adquiera la consistencia adecuada.

2. Extiende la mezcla en un molde desmontable de 20 centímetros (8 pulgadas) apretando para formar una capa de base plana y uniforme. Introduce en el congelador durante 10 minutos para que asiente mientras preparas la capa de pistachos.

3. Para preparar la capa de pistachos, introduce todos los ingredientes en el vaso de la batidora y bátelos a potencia alta hasta obtener una crema fina. Retira la base del congelador y extiende los pistachos por encima formando una capa uniforme. Vuelve a introducir en el congelador durante 20 minutos para que cuaje mientras preparas la capa de rosas.

4. Para la capa de rosas, introduce todos los ingredientes en el vaso de la batidora y bátelos a potencia alta hasta obtener una crema fina. Cuando la capa de pistachos haya cuajado, retira el molde del congelador y extiende la de rosas por encima. Cubre con papel de aluminio y vuelve a introducir en el congelador durante 4 horas para que se congele y quede firmemente cuajada.

5. Cuando la tarta esté completamente cuajada, sácala del molde y déjala reposar a temperatura ambiente durante unos minutos para que se temple antes de cortarla.

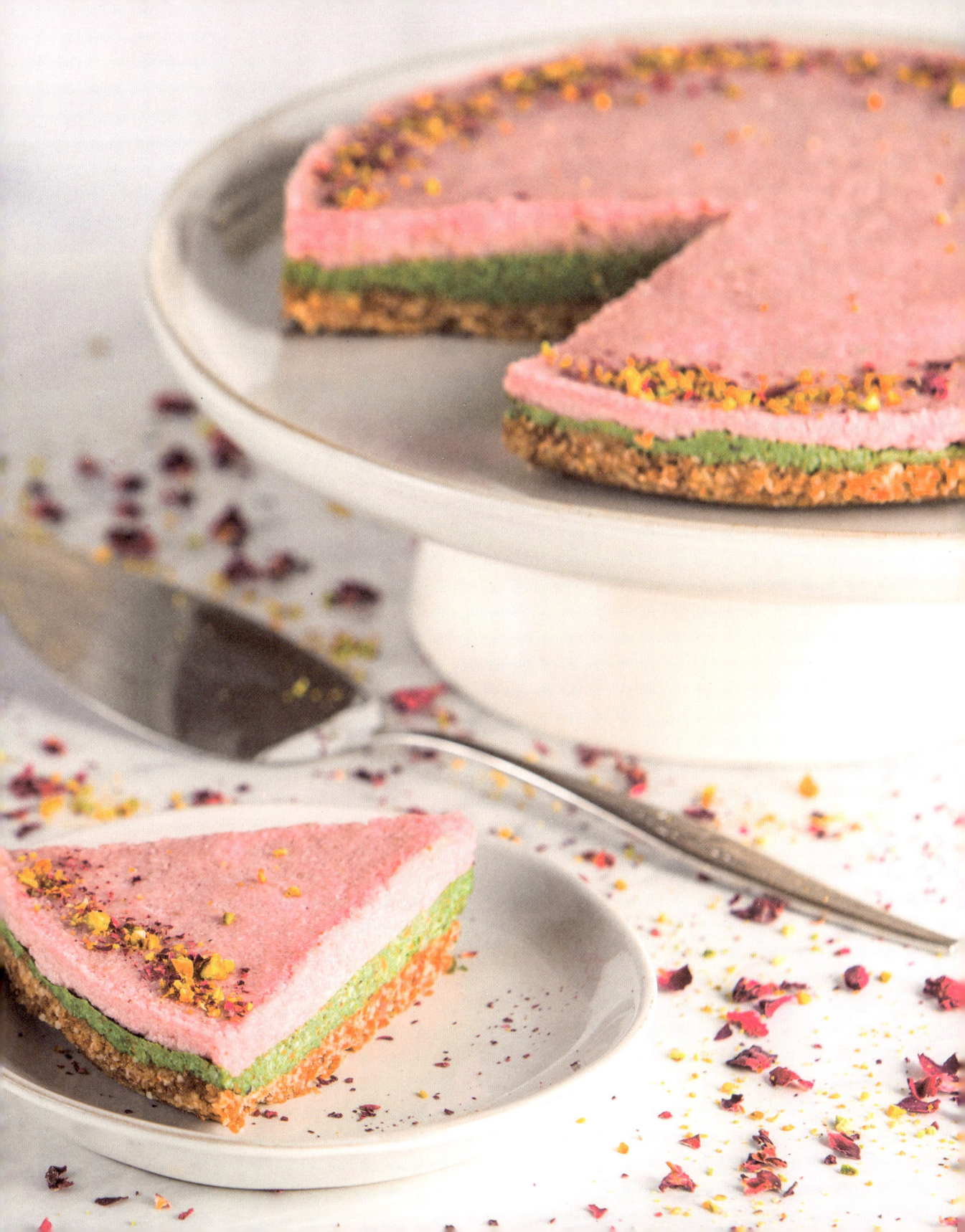

SARJANATMAKA (CREATIVO)
Brownies de alubias mung

Las alubias mung son lo más ayurvédico que existe. Nos gustan tanto porque son las legumbres más fáciles de digerir. Esta receta es como la versión postre del kitchari sin las especias picantes y con un tanto de amor al cacao.

PARA 9 PERSONAS

- 1,5 tazas de alubias mung cocidas
- ½ taza de cacao en polvo
- ½ taza de avena picada
- 20 gotas de edulcorante líquido de fruta del monje o 6-8 dátiles medjool deshuesados
- 2 cucharadas soperas de aceite de coco fundido
- 2 cucharaditas de extracto de vainilla sin alcohol
- ½ cucharadita de levadura en polvo
- ¼ de cucharadita de sal marina
- ½ taza de trocitos de chocolate sin leche y un poco más para la cobertura

1. Precalienta el horno a 175 °C (350 °F). Recubre una fuente de horno de 20 x 20 centímetros (8 x 8 pulgadas) con papel vegetal.

2. Introduce todos los ingredientes, a excepción de los trocitos de chocolate, en el robot de cocina o en el vaso de la batidora y tritúralos hasta obtener una pasta fina.

3. Incorpora los trocitos de chocolate y extiende la masa en la fuente de horno forrada (la masa estará un tanto grumosa, pero no pasa nada). Esparce por encima los trocitos de chocolate de la cobertura.

4. Hornea entre 16 y 20 minutos hasta que, al pinchar un palillo en el centro, este salga limpio. Justo después de sacar la fuente del horno, extiende los trocitos de chocolate fundido con una espátula inclinada por encima de los brownies. Deja enfriar antes de cortar. Si los refrigeras en un recipiente hermético, te durarán hasta 3 días.

ZAKTI (FUERZA)
Masa de galletas de garbanzos

La masa para galletas ha llegado a ser mi postre favorito (y el de todo el mundo), pero, cuando te has pulido bote envase, no te sientes muy despejado. Esta versión emplea garbanzos ricos en proteínas como base y los complementa con una ensoñadora y cremosa manteca de pipas de girasol y edulcorante de fruta del monje sin azúcar. Toda la fuerza de zakti y nada de salmonela.

SE OBTIENEN 2 TAZAS

- 1,5 tazas de garbanzos o alubias blancas cocidas, aclaradas y secadas
- ¼ de taza de manteca de pipas de girasol
- 2 cucharadas soperas de leche vegetal, o más según se vaya necesitando
- 8 gotas de edulcorante líquido de fruta del monje o 1-2 cucharaditas de azúcar ce coco
- 1 cucharadita de canela
- 1 cucharadita de vainilla molida o 2 cucharaditas de extracto de vainilla sin alcohol
- ¼ de cucharadita de sal marina
- 4 cucharadas soperas de trocitos de chocolate sin leche

1. Introduce todos los ingredientes, a excepción de los trocitos de chocolate, en el robot de cocina. Tritura hasta obtener una pasta absolutamente suave y con la consistencia de la masa de galletas. Puedes añadir más leche vegetal si fuese necesario. Pásala a un bol mediano e incorpora los trocitos de chocolate.

2. Puedes disfrutarla a cucharadas o mojando bayas frescas o manzanas. Si la refrigeras en un recipiente hermético, te durará hasta 3 días.

«Para mí, la felicidad es en gran medida una cuestión de digestión».

LIN YUTANG

MEZCLA DE ESPECIAS CHAI

1,5 cucharaditas de canela molida
1 cucharadita de jengibre molido
1 cucharadita de cardamomo molido
¼ de cucharadita de vainilla en polvo
¼ de cucharadita de clavo molido
¼ de cucharadita de nuez moscada molida
¼ de cucharadita de pimienta de Jamaica

MEZCLA DE ESPECIAS LECHE DORADA

1 cucharada sopera de cúrcuma molida
½ cucharadita de jengibre molido
1 cucharadita de canela molida
¼ de cucharadita de cardamomo molido
Una pizca de pimienta negra recién molida

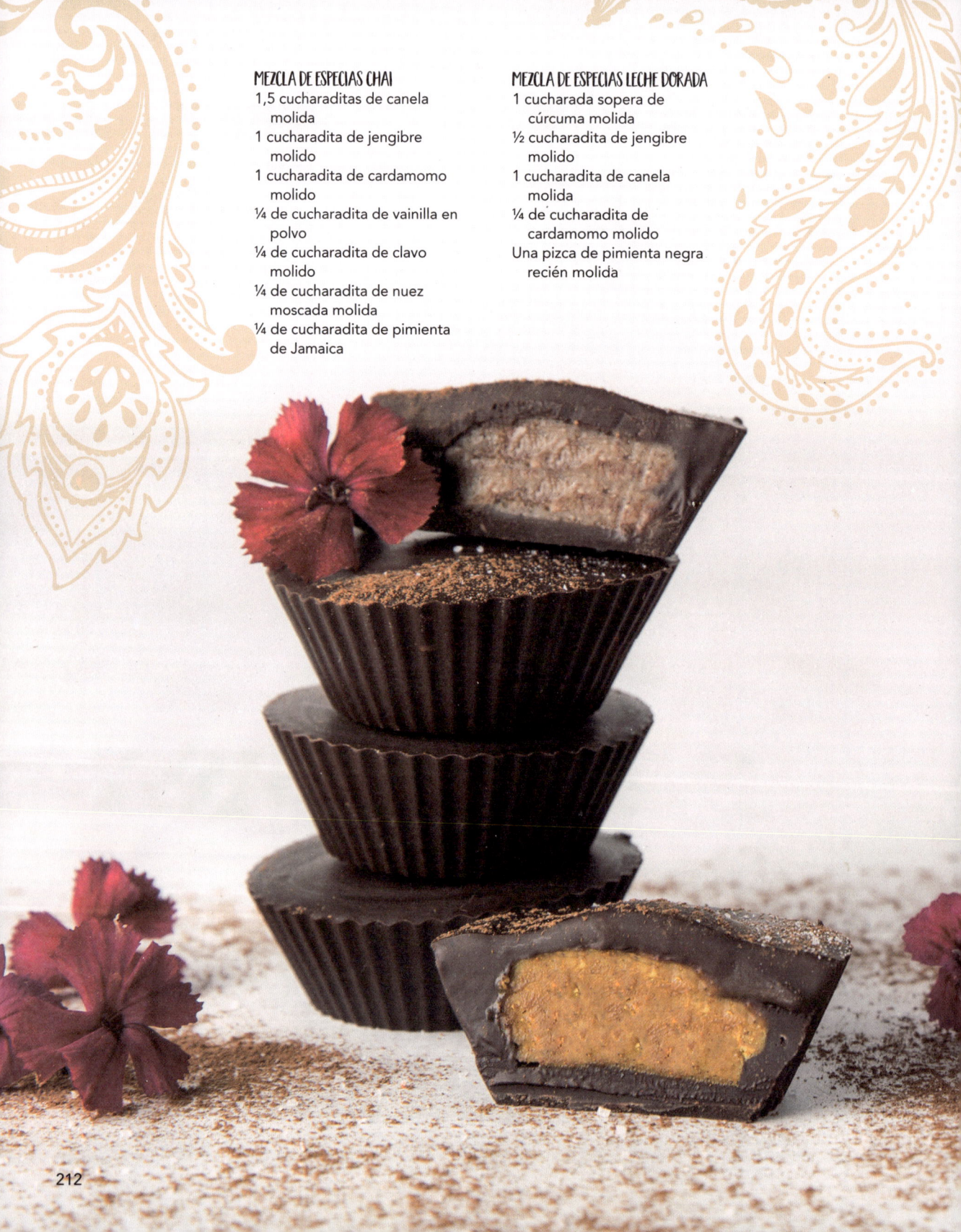

AKARSAKA (MONO)
Chocolatinas de chai o leche dorada

Si me preguntas cuál era mi dulce favorito de niña, te diría que las chocolatinas de cacahuete de Reese. Hoy en día, sin embargo, son estas de chai o leche dorada. No contienen azúcar ni productos lácteos, están repletas de grasas saludables y especias que curan el intestino y calientan el aparato digestivo.

SE OBTIENEN 12

- 210 gramos (7 oz) de trocitos de chocolate sin leche
- 2 cucharaditas de aceite de coco virgen extra
- Una pizca de canela, para espolvorear
- Una pizca de sal marina, para espolvorear

PARA EL RELLENO
- ¼ de taza de manteca de coco
- 4 gotas de edulcorante líquido de fruta del monje o 1 cucharadita de azúcar de coco
- 1 cucharada sopera de mezcla de especias **chai** o **leche dorada**

1. Forra un molde de minimagdalenas con 12 vasitos de papel. Prepara la mezcla de especias que hayas elegido en un bol pequeño.

2. Para fundir el chocolate, introdúcelo en un cuenco de vidrio y colócalo sobre una cazuela pequeña de agua hirviendo (o utiliza una olla para cocer al baño María). Añade el aceite de coco y remueve hasta que estén totalmente fundidos y suaves. Retira del fuego.

3. Pon aproximadamente ½ cucharada sopera de chocolate fundido dentro de cada vasito de papel para llenarlos una cuarta parte. Introduce el molde en el congelador unos 5 minutos para que el chocolate se endurezca. Reserva el bol con el resto.

4. Mientras se endurece la capa inferior de chocolate, prepara el relleno. Funde la manteca de coco en un cazo pequeño a fuego bajo hasta que esté suave y cremosa. Incorpora el edulcorante y la mezcla de especias que hayas elegido. Introduce en el frigorífico unos minutos para que se enfríe hasta que tenga la consistencia de la manteca de cacahuete.

5. Saca el molde de magdalenas del congelador. Pon 1 cucharadita de manteca de coco con especias en cada vasito de papel y aplástala. Vuelve a fundir el chocolate del bol (si fuese necesario) y cubre cada vasito con ½ cucharada sopera de chocolate fundido.

6. Vuelve a introducir en el congelador otros 3 minutos hasta que las chocolatinas estén casi duras. Espolvorea con canela y sal marina y vuelve a congelar hasta el momento de tomarlas. Congeladas en un recipiente hermético se conservan hasta 1 mes.

SANTVANA (RECONFORTANTE)
Kheer de leche de coco

La noche de *Sharad Purnima*, la fiesta de la cosecha que tiene lugar en luna llena y en la que se celebra a la diosa Lakshmi y el final de la época de los monzones, la gente ayuna durante todo el día tomando solo agua de coco o leche. Bajo la luz de la luna preparan kheer, un arroz con leche dulce, para ofrecerlo a los dioses. Lo dejan bajo los rayos lunares mientras se cantan rituales y lo consumen por la mañana. Aquí tienes una versión sin azúcar ni productos lácteos para tu propia ceremonia de la luna.

PARA 6 PERSONAS

- 1 taza de arroz basmati integral remojado durante 1 hora, aclarado y escurrido
- 4 tazas de leche de coco con vainilla sin endulzar
- 2 cucharaditas de canela
- 1 cucharadita de vainilla molida o 2 cucharaditas de extracto de vainilla sin alcohol
- 1 cucharadita de cardamomo molido
- 12 gotas de edulcorante líquido de fruta del monje o 3 cucharadas soperas de azúcar de coco al gusto
- ⅓ de taza de uvas pasas (omitir para kapha)

PARA ADORNAR: escamas de coco, pistachos picados, hebras de azafrán

1. Introduce todos los ingredientes en una olla grande o de hierro. Pon a calentar a fuego vivo y, cuando rompa a hervir, reduce a medio-bajo. Deja que cueza despacio durante 1 hora, removiendo de vez en cuando, hasta que esté cremoso.

2. Sirve templado o refrigerado adornado con escamas de coco, pistachos picados y hebras de azafrán.

Olla de cocción lenta: Introduce todos los ingredientes y cuece a temperatura alta durante 3 horas removiendo una o dos veces. Ten cuidado de que no se haga demasiado porque en ese caso la leche se separa.

Puedes sustituir el arroz por quinua, con lo que el tiempo de cocción se reduce a 15 minutos.

ROPANA (CURATIVO)
Trufas de leche dorada

La cúrcuma es quizá el suplemento nutricional más eficaz y tiene infinitas propiedades para el cuerpo y el cerebro. La curcumina, su ingrediente bioactivo, puede aumentar el crecimiento de las células madre neuronales hasta un 80 por ciento en determinadas concentraciones. Se absorbe mejor cuando se combina con grasas saludables y pimienta negra, así que estas trufas te tienen cubierto por todas partes.

SE OBTIENEN 12

- ⅛ de taza de aceite de coco
- ½ taza de manteca de anacardo (1 taza de anacardos batidos para formar una pasta)
- 1 cucharadita de cúrcuma molida
- 1 cucharadita de canela
- ½ cucharadita de jengibre molido
- ½ cucharadita de cardamomo molido
- 4-8 gotas de edulcorante líquido de fruta del monje o 1-2 cucharadas soperas de azúcar de coco
- Una pizca de pimienta negra recién molida
- ½ cucharadita de ashwagandha en polvo (opcional)
- ½ cucharadita de shatavari en polvo (opcional)
- Canela para espolvorear

1. Calienta el aceite de coco en una cazuela grande a fuego bajo hasta que se haya fundido. Incorpora la manteca de anacardos y mézclala bien.

2. Añade la cúrcuma, la canela, el jengibre, el cardamomo, el edulcorante de fruta del monje, la pimienta, la ashwagandha y el shatavari si vas a utilizarlos. Remueve para mezclarlo todo bien (debe quedar con una consistencia suave y cremosa) y retira del fuego.

3. Vierte la mezcla en moldes de silicona para dulces o en vasitos de papel para minimagdalenas. Pon 1-2 cucharadas soperas en cada uno. Introduce en el congelador y deja al menos 3 horas hasta que se hayan solidificado.

4. Tómalas congeladas o déjalas reposar durante unos minutos a temperatura ambiente para que se ablanden. Espolvoréalas con canela y… ¡a disfrutar!

Para hacer trufas redondas, congela la mezcla líquida en un recipiente y luego ve sacando cucharadas y formando bolas con ellas

NIRVRTI (FELICIDAD)
Bolitas dichosas de chai

Vence la modorra vespertina con estas bolitas dichosas de especias chai. Te llenarán de energía vegetal y estimularán tu digestión, te aliviarán el estrés y equilibrarán tus hormonas.

--- SE OBTIENEN 14 ---

- 2-4 cucharadas soperas de leche vegetal
- ½ taza de aceite de coco fundido
- ¼ de taza de manteca de pipas de girasol, almendras o coco
- ¼ de taza de pipas de girasol
- ¼ de taza de semillas de cáñamo peladas
- ½ taza de almendras crudas
- 2 cucharaditas de canela
- 1 cucharadita de cardamomo molido
- ¼ de cucharadita de jengibre molido
- Una pizca de nuez moscada molida
- ½ cucharadita de extracto de vainilla sin alcohol
- 4 dátiles medjool deshuesados y, a ser posible, remojados
- ¼ de cucharadita de sal marina
- 1 cucharadita de ashwagandha en polvo (opcional por sus propiedades adaptógenas)
- ½ cucharadita de shatavari en polvo (opcional por sus propiedades adaptógenas)

Sugerencias de coberturas: remolacha en polvo, semillas de cáñamo, trocitos de cacao, bayas de goji picadas, coco en escamas

1. Introduce todos los ingredientes en un robot de cocina empezando por las 2 cucharadas soperas de leche vegetal. Bate hasta formar una masa húmeda. Si ves que queda demasiado seca, añade 1-2 cucharadas soperas de leche vegetal.

2. Divide la masa en 16 bolitas de 5 centímetros (2 pulgadas) de diámetro y recúbrelas con la cobertura que elijas. Colócalas sobre una bandeja de horno recubierta con papel vegetal y congélalas durante al menos 30 minutos.

3. Antes de tomarlas, sácalas del congelador unos minutos para que se descongelen. En un recipiente hermético se conservan hasta un mes. Con el calor se funden, así que es preferible tomarlas frías.

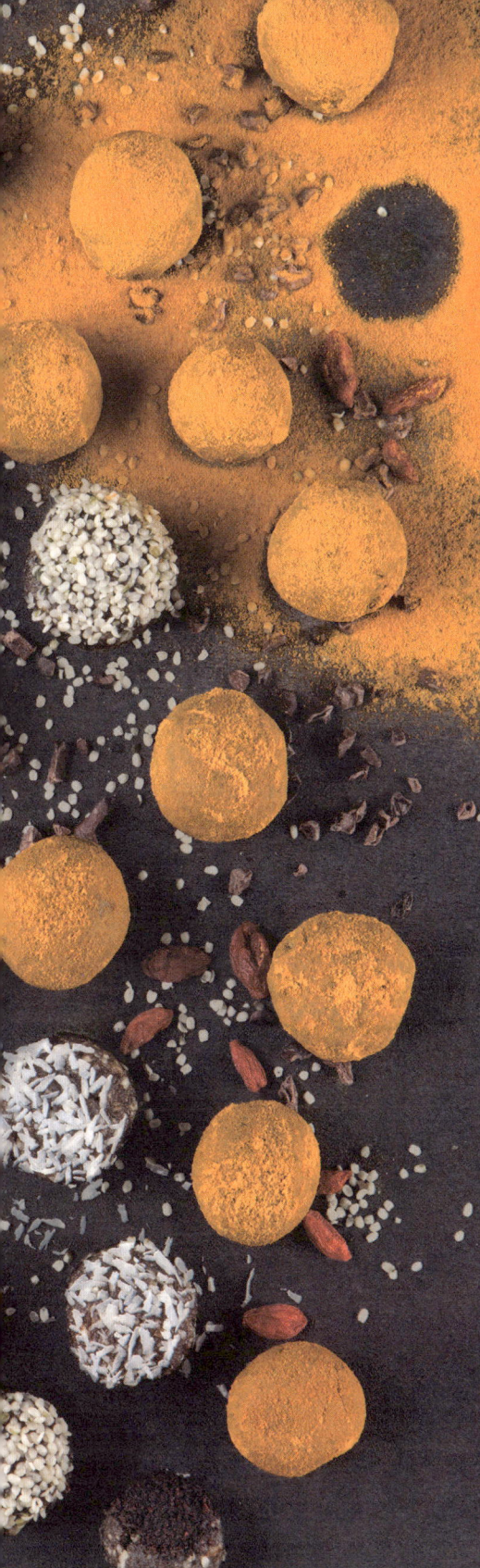

VAIDYA (MEDICINAL)
Bolitas dichosas de leche dorada

El Ayurveda nos enseña que nuestro cuerpo tiene cinco capas llamadas *koshas* (ver páginas 76-77). La más interior es el cuerpo físico y la más exterior, el cuerpo dichoso. Estas bolitas dichosas nos conectan con ambos.

SE OBTIENEN 10

½ taza de manteca de anacardos natural
12 gotas de edulcorante líquido de fruta del monje o 4 dátiles sin hueso y a ser posible remojados
1 cucharadita de cúrcuma y algo más para recubrir
Un trozo de 1,5 centímetros (½ pulgada) de jengibre fresco rallado
½ cucharadita de vainilla molida o 1 cucharadita de extracto de vainilla sin alcohol
1 cucharadita de canela y algo más para recubrir
Una pizca de pimienta negra
⅓ de taza de harina de almendras blanqueada
2 cucharadas soperas colmadas de proteína en polvo vegetal (opcional)
⅓ de taza de nueces pecanas, nueces o avellanas (opcional)

1. Introduce todos los ingredientes, a excepción de los frutos secos opcionales, en un robot de cocina y tritúralos hasta formar una masa cremosa como la manteca de cacahuete. Añade los frutos secos, si vas a utilizarlos, y tritúralos durante 10 segundos para que no se desmiguen demasiado.

2. Divide la masa en 10 bolitas de 5 centímetros (2 pulgadas) de diámetro y recúbrelas con cúrcuma y canela si lo deseas. Colócalas sobre una bandeja de horno recubierta con papel vegetal y congélalas durante al menos 30 minutos.

3. Antes de tomarlas, sácalas del congelador unos minutos para que se descongelen. En un recipiente hermético se conservan hasta 1 mes.

TAVAT (ABSOLUTAMENTE FANTÁSTICO)
Rebanadas saladas de caramelo con tahini y dátiles

Los dátiles son uno de esos alimentos que te hacen preguntarte cómo puede algo natural saber exactamente igual que un caramelo. Están llenos de magnesio y potasio y son perfectos para después de una sudorosa sesión de yoga. Además, contienen mucha fibra y facilitan la pérdida de peso al expulsar las toxinas y regular los niveles de azúcar en sangre. Sin embargo, hasta los azúcares naturales se acumulan, así que tened cuidado con estas rebanadas, sobre todo mis kaphas.

PARA 16 PERSONAS

PARA EL CARAMELO
- 1 taza de dátiles medjool deshuesados, remojados 1 hora y escurridos
- ½ taza de tahini
- 2 cucharadas soperas de aceite de coco
- ½ cucharadita de canela
- ½ cucharadita de cardamomo molido (opcional)
- ½ cucharadita de vainilla molida (opcional)
- ¼ de cucharadita de ashwagandha en polvo (opcional)
- Una pizca de sal marina o de otro tipo

PARA LA COBERTURA DE CHOCOLATE
- 3 cucharadas soperas de aceite de coco
- 3 cucharadas soperas de cacao en polvo
- 8-12 gotas de edulcorante líquido de fruta del monje

1. Para preparar el caramelo, introduce todos los ingredientes en un robot de cocina o en una batidora de gran potencia y tritúralos hasta formar una pasta suave y cremosa. Ve rebañando los lados siempre que sea necesario.

2. Recubre un recipiente de 15 x 15 cm (6 x 6 pulgadas) con papel vegetal, añade la pasta y presiónala para alisarla. Introduce en el congelador mientras preparas la cobertura de chocolate.

3. Funde el aceite de coco en un cazo pequeño a fuego lento. Incorpora el cacao en polvo y el edulcorante líquido de fruta del monje y mézclalos bien.

4. Vierte el chocolate sobre el caramelo y espolvorea con sal. Congela hasta que esté duro (aproximadamente una hora). Retira del recipiente y corta en rebanadas con un cuchillo afilado.

CHITTA (INTENCIÓN)

Láminas crujientes de chocolate con garbanzos

Probablemente hayas tomado láminas de chocolate con almendras, pero es fácil que nunca las hayas probado con garbanzos. ¿Y por qué garbanzos? Porque son más ligeros y están repletos de proteínas, fibra, hierro, calcio y minerales esenciales. Aportan una agradable textura crujiente al chocolate cremoso y aumentan sus beneficios nutricionales. Haz doble cantidad para tener siempre a mano esta combinación perfecta de texturas suave y crujiente.

PARA 16 PERSONAS

- 2 tazas de garbanzos cocidos
- 1 cda. sopera + 1 cucharadita de aceite de coco fundido (separadas).
- 1 taza de trocitos de chocolate negro sin leche

1. Precalienta el horno a 200 °C (400 °F) y recubre con papel vegetal una bandeja de horno con reborde.

2. Mezcla en un bol mediano los garbanzos con una cucharada sopera de aceite de coco hasta que estén bien rebozados. Extiéndelos formando una sola capa sobre la bandeja de horno forrada y hornéalos durante 25 minutos o hasta que estén crujientes. Deja enfriar en la bandeja.

3. Recubre otra bandeja de horno con papel vegetal. Introduce los trocitos de chocolate y la cucharadita de aceite de coco restante en un bol mediano de vidrio y colócalo encima de una cazuela de agua hirviendo. Remueve sin parar hasta que todo el chocolate se haya fundido. Retira del fuego.

4. Mezcla los garbanzos asados con el chocolate fundido removiendo con suavidad hasta que se hayan cubierto totalmente. Extiende la mezcla sobre la bandeja de horno forrada formando una capa fina. Introdúcelo en el congelador para que se endurezca durante por lo menos 30 minutos.

5. Para servir, rompe la lámina de chocolate en trozos. Guarda congelado en un recipiente hermético.

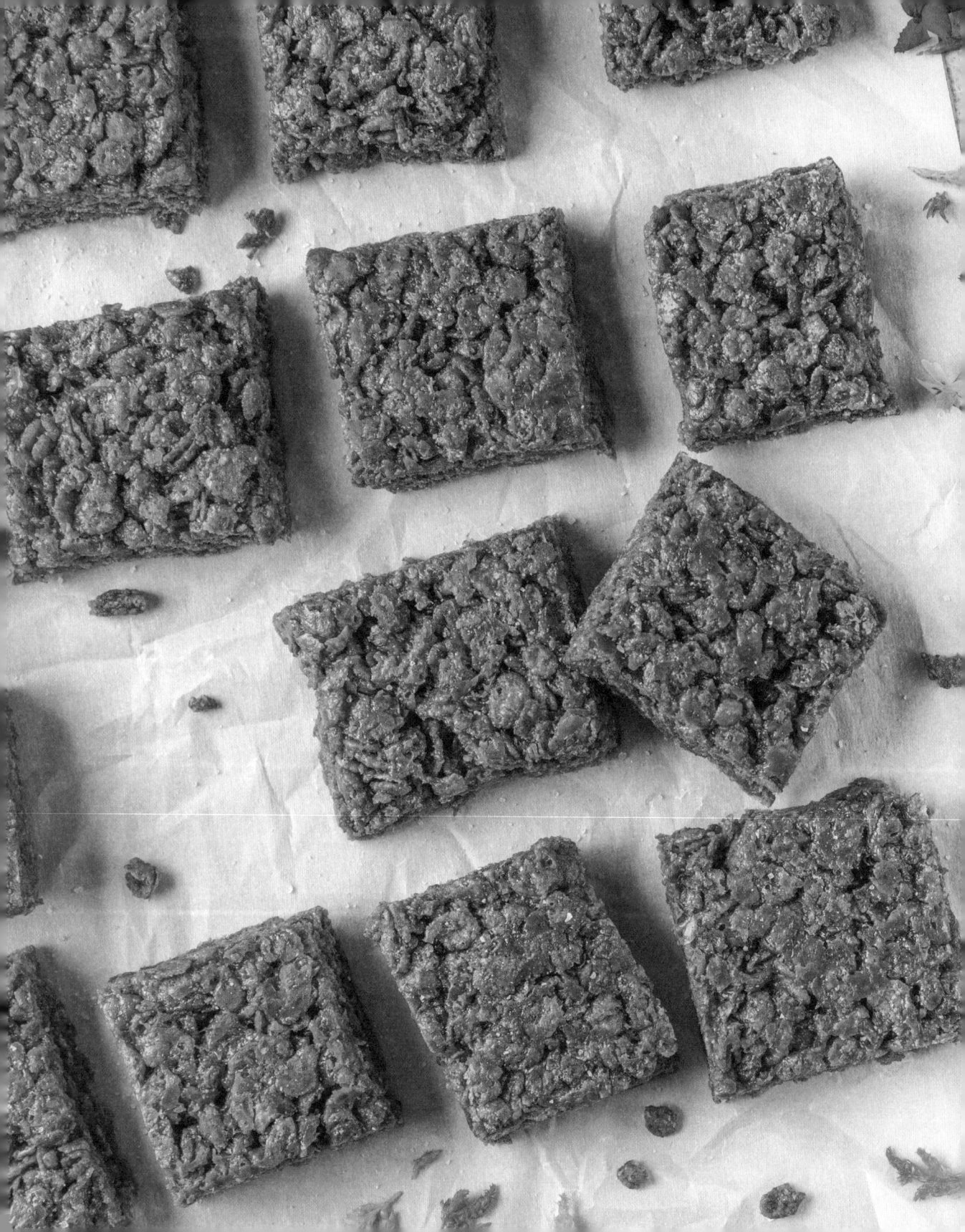

BALYA (INFANCIA)
Barritas crujientes de arroz con dátiles y canela

Los dulces de arroz crujiente eran los que más me gustaban cuando era niña, pero, cuando me enteré de la cantidad de azúcar que tenían, se convirtieron en un recuerdo lejano… Hasta que creé una versión elaborada con dátiles, arroz integral y aceite de coco. La manteca de pipas de girasol le aporta más sabor a frutos secos y también proteínas y hierro, y el toque de canela ayuda a estabilizar el nivel de azúcar en sangre.

PARA 16 PERSONAS

- 10 dátiles medjool deshuesados
- ½ taza de manteca de pipas de girasol o de almendras
- 2 cucharadas soperas de leche vegetal
- 1 cucharada sopera de aceite de coco
- 1 cucharadita de extracto de vainilla sin alcohol
- 1 cucharadita de canela
- 3 tazas de cereales crujientes de arroz integral
- Un pellizco de sal marina

1. Recubre un molde de repostería de 20 x 20 centímetros (8 x 8 pulgadas) con papel vegetal y reserva. Introduce los dátiles, la manteca de pipas de girasol, la leche vegetal, el aceite de coco, el extracto de vainilla y la canela en el robot de cocina y bátelos hasta formar una pasta densa y pegajosa. Rebaña los bordes siempre que sea necesario.

2. Transfiere la pasta a una cazuela y caliéntala a fuego medio hasta que esté suave y templada (de este modo te resultará mucho más fácil mezclarla con los cereales). Incorpora la sal.

3. Introduce los cereales de arroz y la pasta de dátiles en un bol grande y remueve para que los cereales queden recubiertos por igual.

4. Pasa la mezcla a la bandeja de horno forrada y extiéndela hasta los bordes presionando bien (puedes colocar otra lámina de papel por encima para apretarla mejor y que quede lisa por encima). Refrigera al menos 30 minutos o hasta que esté dura. Para servir, pásala a una tabla de cortar y córtala en 16 cuadrados.

SARASWATI (DIOSA DE LA CREATIVIDAD)

Brownies de batata y manteca de sol

La palabra *brownie* se ha convertido en sinónimo de poco saludable, y no es así. No todos tienen que llevar azúcar, productos lácteos, harina, huevos y aceite refinado. De hecho, las batatas clásicas forman una base excelente y aportan a los brownies una textura acaramelada y un sabor dulce, y también consiguen que sean caloríficos, enraizantes y tridóshicos.

PARA 9 PERSONAS

- 2 cucharadas soperas de semillas de lino molidas
- 6 cucharadas soperas de agua
- 1 batata grande asada y pelada
- ¼ de taza de aceite de coco fundido
- 1 taza de manteca de pipas de girasol (puedes sustituirla por manteca de almendras)
- 4-8 gotas de edulcorante líquido de fruta del monje (o al gusto)
- ½ taza de cacao crudo en polvo
- 1 cucharadita de canela
- ½ cucharadita de sal marina
- ½ cucharadita de levadura en polvo
- 1 taza de trocitos de chocolate negro sin leche

PARA LOS REMOLINOS
- ¼ de taza de manteca de pipas de girasol
- 1 cucharada sopera de aceite de coco
- 4 gotas de edulcorante líquido de fruta del monje

1. Precalienta el horno a 190 ºC (375 ºF). Engrasa una fuente de horno de 20 x 20 centímetros (8 x 8 pulgadas) con aceite de coco o recúbrela con papel vegetal.

2. Mezcla en un bol pequeño las semillas de lino molidas con el agua. Deja reposar hasta que formen una pasta densa y gelatinosa (unos 15 minutos).

3. Mezcla la pasta de lino y todos los demás ingredientes, a excepción de los trocitos de chocolate, en el robot de cocina. Tritúralos hasta formar una masa fina y añade los trocitos de chocolate. Vierte la masa en la fuente de horno preparada y extiéndela bien.

4. Para hacer los remolinos, bate todos los ingredientes en un bol pequeño hasta formar una pasta fina. Ve echándola a cucharadas sobre la masa y dibuja los remolinos por encima con un palillo.

5. Hornea entre 30 y 40 minutos hasta que esté ligeramente duro por arriba. Retira del horno y deja enfriar totalmente en la fuente antes de cortar en cuadrados.

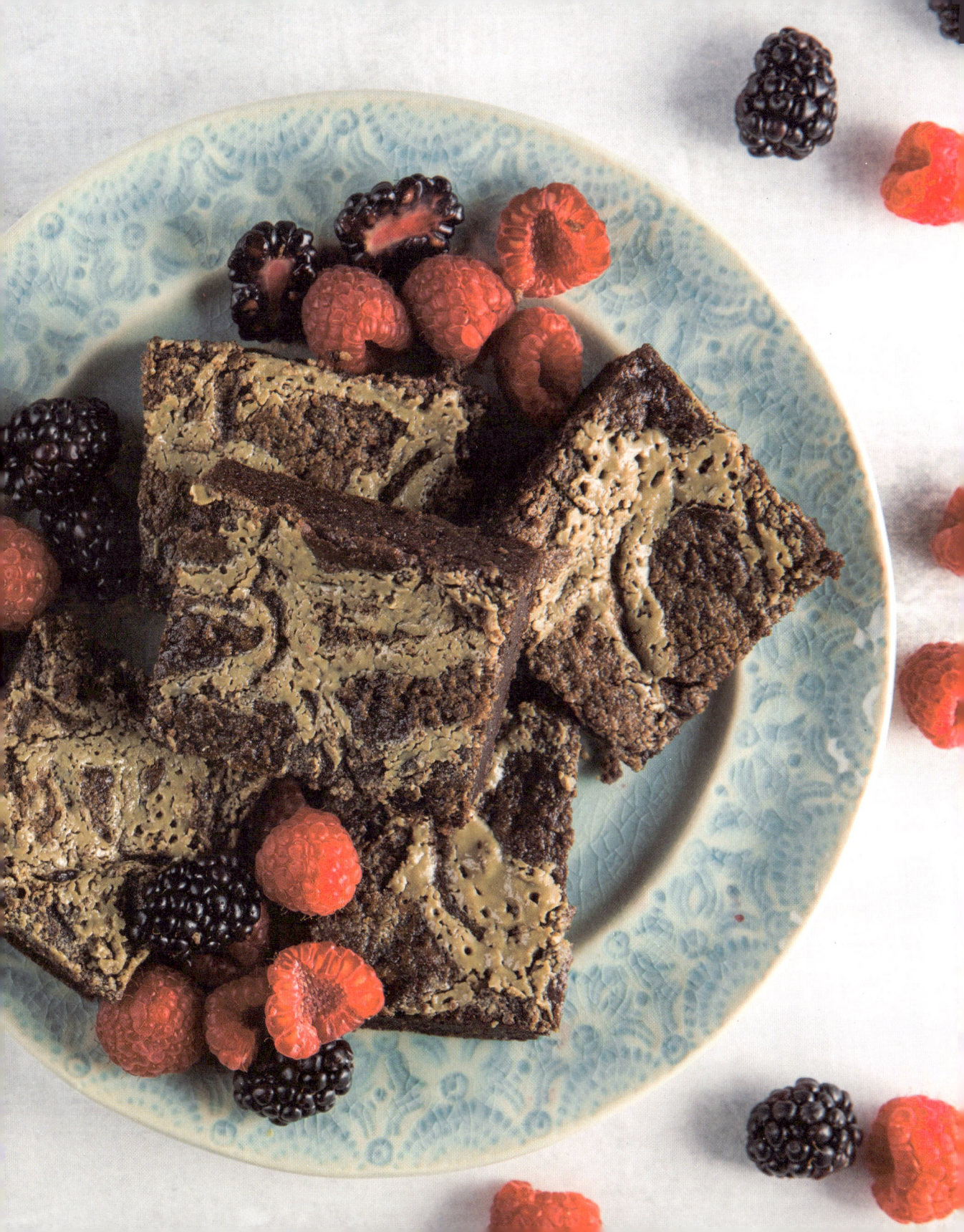

ANANDA (DICHA)
Caramelo adaptógeno

Los adaptógenos son hierbas que ayudan al cuerpo a gestionar el estrés y producen una sensación general de bienestar, lo que en Ayurveda se denomina *ojas*. La palabra *ashwagandha* significa 'la fuerza de un caballo' y efectivamente esta planta aumenta la energía y ayuda a afrontar el estrés. Shatavari es la forma femenina y significa 'mujer con cien maridos'. Es un adaptógeno menos conocido que equilibra las hormonas femeninas, calma el sistema nervioso y, por supuesto, puede manejar a cien maridos.

PARA 16 PERSONAS

- 1 cucharadita de cacao en polvo
- 1 cucharadita de ashwagandha en polvo
- 1 cucharadita de shatavari en polvo (opcional)
- ½ cucharadita de canela
- ¼ de cucharadita de sal marina
- ¼ de taza de aceite de coco
- ½ taza de manteca de pipas de girasol (puedes sustituirla por manteca de almendra o tahini)
- 8 gotas de edulcorante líquido de fruta del monje o 1 cda. sopera de jarabe de arce

1. Mezcla en un bol pequeño el cacao, la ashwagandha, el shatavari (si vas a utilizarlo), la canela y la sal.

2. Calienta en un cazo pequeño el aceite de coco a fuego bajo hasta que se haya fundido. Añade la manteca de pipas de girasol y el edulcorante líquido de fruta del monje, y remueve para mezclarlos bien.

3. Una vez mezclados los ingredientes húmedos, pon los ingredientes secos en el cazo y remueve.

4. Recubre una fuente de horno de 20 x 20 cm (8 x 8 pulgadas) con papel vegetal. Extiende por encima la mezcla e introdúcela en el congelador hasta que se haya endurecido (alrededor de 1 hora).

5. Una vez sólido, retira el caramelo levantando el papel vegetal y córtalo en 16 trozos. Congelado en un recipiente hermético se conserva hasta 1 mes. Con el calor se funde, así que es preferible tomarlo frío.

SVATTA (ESPECIADAS)
Trufas de chocolate y chai

En los supermercados podemos encontrar todo tipo de chocolates: con sal marina, con menta, con naranja, con malvavisco e incluso con beicon, pero, por alguna razón, el chai todavía no está presente. Déjame decirte que el chai y el chocolate combinan de maravilla. Las especias caloríficas facilitan la digestión del chocolate y aportan algunos más de los seis sabores del Ayurveda, así que una trufa te dejará satisfecho (bueno, quizá dos).

SE OBTIENEN 12 TRUFAS

1 taza de leche de coco entera
1 bolsita de té negro
2 vainas de cardamomo machacadas
1 cucharadita de canela y un poco más para recubrir
½ cucharadita de clavo molido
1 anís estrellado
Un trozo de 1,5 cm (½ pulgada) de jengibre fresco rallado
180 gramos (6 oz) de chocolate negro a ser posible endulzado con fruta del monje o estevia
1 cucharada sopera de cacao crudo en polvo para recubrir

1. Introduce la leche de coco, la bolsita de té, el cardamomo, la canela, el clavo, el anís estrellado y el jengibre en una cazuela pequeña y pon a calentar. Cuando rompa a hervir, reduce el fuego y deja que cueza despacio durante 5-7 minutos. Cuela el líquido en un bol o en una jarra medidora grande y desecha las especias y la bolsita de té.

2. Introduce el chocolate en un bol mediano de vidrio y ponlo sobre una cazuela de agua hirviendo. Remueve hasta que se haya fundido. Añade la leche de coco y remueve hasta que se haya mezclado bien y esté brillante y espeso.

3. Retira el cuenco de la cazuela y deja enfriar. A continuación, refrigera durante al menos 2-3 horas.

4. Cuando el chocolate esté firme y prácticamente sólido, ve sacando cucharadas y formando trufas redondas con las manos. Si consideras que está todavía demasiado blando, vuelve a introducirlo en el frigorífico para que se endurezca más.

5. Mezcla el cacao en polvo y 1 cucharada sopera de canela en un plato y reboza con ellos las trufas. ¡Que las disfrutes!

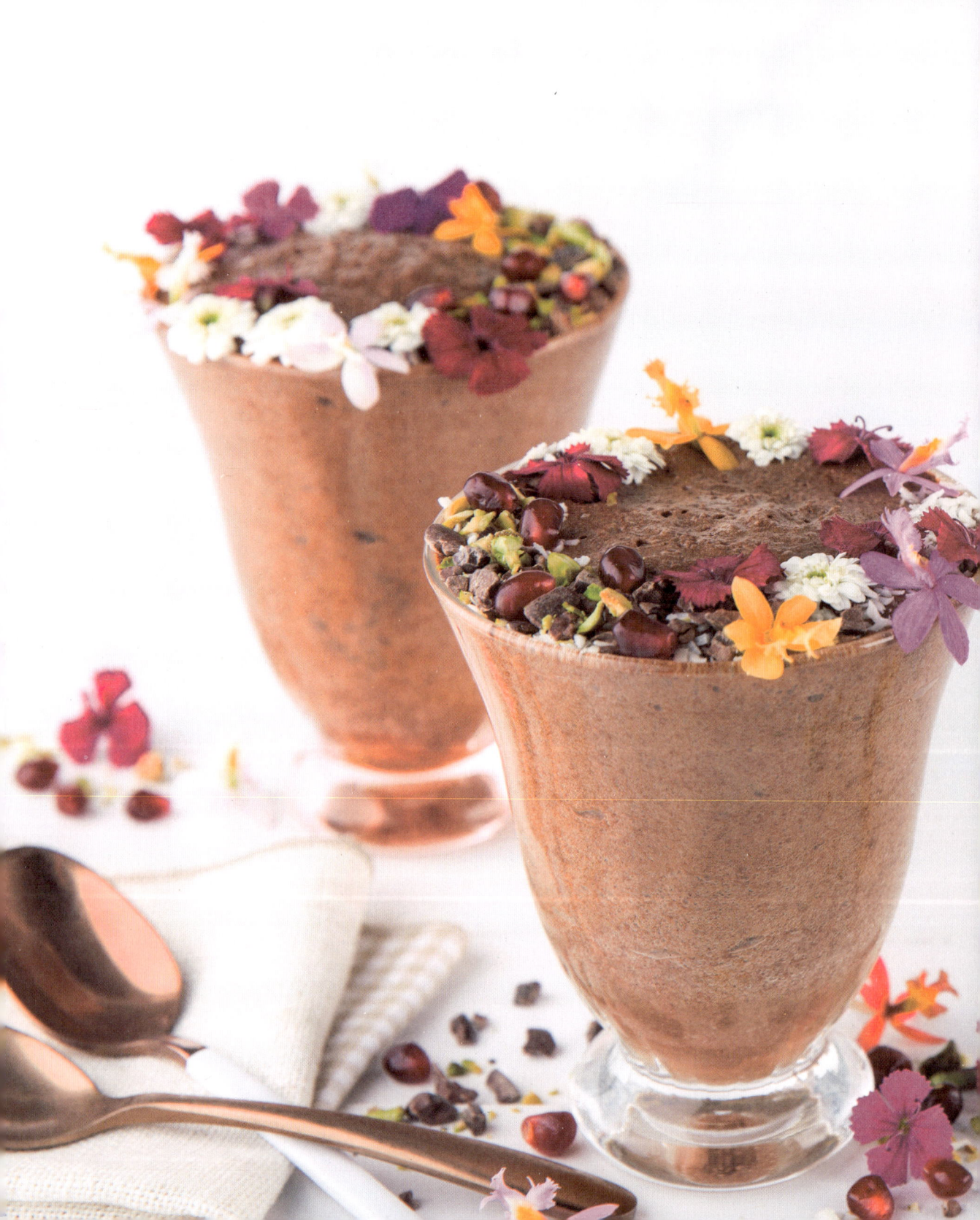

ZOBHA (LIGERO)
Mousse de chocolate y aquafaba

La mousse de aguacate es estupenda, pero si lo que buscas es la consistencia esponjosa de la auténtica, debes recurrir al aquafaba. Es el líquido de los garbanzos y constituye un sustituto excelente de la clara de huevo, porque al batirlo queda muy esponjoso y con él se puede elaborar un postre deliciosamente ligero.

PARA 4 PERSONAS

- 150 gramos (5 oz) de chocolate negro sin leche en trocitos pequeños
- 1 cucharada sopera de leche de almendra
- 1 taza de aquafaba (el líquido escurrido de un bote de 450 gramos [15 oz] de garbanzos sin sal)
- 4-8 gotas de edulcorante líquido de fruta del monje o 1 cucharada sopera de jarabe de arce (opcional para darle más dulzor)
- ½ cucharadita de canela (opcional)
- 1 cucharadita de zumo de limón o vinagre de sidra (opcional para que dé más espuma)

PARA ADORNAR: chocolate rallado, granos de granada, pistachos picados

En lugar de usar el líquido de un bote de garbanzos puedes emplear garbanzos cocidos refrigerados en el líquido de cocción durante al menos 2 días.

1. Funde el chocolate en una olla para baño María junto con la leche de almendras (también puedes introducir el chocolate y la leche en un bol de vidrio y colocarlo sobre una cazuela de agua hirviendo). No remuevas hasta que se haya fundido completamente. En ese momento, bate con suavidad para mezclarlos. Pasa la mezcla a un bol mediano para que enfríe.

2. Introduce el aquafaba, el edulcorante, la canela y el zumo de limón, si vas a utilizarlo, en un bol grande o en el vaso de la batidora. Nota: el bol y todos los utensilios que emplees deben estar completamente libres de grasa para que el aquafaba se monte correctamente.

3. Pon las varillas a la batidora y bate la mezcla a punto de nieve (que forme picos duros). Tardará unos 8 minutos. Comprueba que está dura dándole la vuelta al bol. No debe deslizarse en absoluto.

4. Si vas a añadir edulcorante, sigue batiendo después de alcanzar el punto de nieve y ve agregándolo gota a gota.

5. Comprueba que el chocolate se ha enfriado (no debe estar templado al tacto). Con una espátula de silicona, pon una tercera parte del aquafaba batido en el chocolate frío y mézclalo con suavidad. Es posible que al mezclarlo se deshinche.

6. Vierte en 4 boles o vasos pequeños. Tapa y refrigera durante 3 horas o toda la noche. Adorna con chocolate rallado, granada y pistachos.

DHANIKA (DENSO)
Brownies de caramelo de aguacate

Encontrar un aguacate en la India es como encontrar un trébol de cuatro hojas. Por muy increíbles que sean estos frutos mantecosos, en la antigüedad no existían en este país…, ¡pero eso no significa que no podamos disfrutarlos! De hecho, los utensilios más antiguos para ellos datan del año 10 000 a. C. y se encontraron en México. Los aztecas los denominaban *ahuacatl*, que significa 'testículo', no solo por su forma, sino también por sus propiedades afrodisíacas. Por tanto, si estos brownies te ponen a tono, no digas que no te lo advertí.

PARA 9 PERSONAS

- 2 cucharadas soperas de semillas de lino molidas
- 6 cucharadas soperas de agua
- 2 aguacates grandes o 3 pequeños (cuanto más aguacate pongas, más textura acaramelada tendrán los brownies)
- ½ taza de harina de coco o de almendras
- 20-30 gotas de edulcorante líquido de fruta del monje
- ½ cucharadita de vainilla molida o 1 cucharadita de extracto de vainilla sin alcohol
- ¼ de cucharadita de levadura en polvo
- ¼ cucharadita de sal marina
- 4 cucharadas soperas de cacao en polvo

PARA EL GLASEADO
- 1 aguacate grande
- 8 gotas de edulcorante líquido de fruta del monje
- ½ cucharadita de vainilla molida o 1 cucharadita de extracto de vainilla sin alcohol

1. Precalienta el horno a 175 °C (350 °F). Recubre una fuente de horno de 20 x 20 centímetros (8 x 8 pulgadas) con papel vegetal. Bate las semillas de lino y el agua en un bol pequeño. Deja reposar unos 15 minutos para que espese y se ponga gelatinoso.

2. Introduce la pasta de lino y agua, los aguacates, la harina de almendras o de coco, el edulcorante líquido de fruta del monje, la vainilla, la levadura en polvo y la sal en el robot de cocina y tritúralos para mezclarlo todo bien. Rebaña los lados cuanto sea necesario. Añade el cacao en polvo y vuelve a triturar con el robot para ligarlo.

3. Vierte la masa en la fuente de horno y hornea durante 25-30 minutos, dependiendo de lo blandos que quieras que queden los brownies. Si el interior está completamente pegajoso y consideras que no están todavía, no te preocupes; se endurecerán en el frigorífico. Si deseas una textura más parecida a la de una tarta, hornéalos 10 minutos más.

4. Deja enfriar completamente en la encimera y luego introdúcelos en el frigorífico o en el congelador durante al menos 1 hora para que se endurezcan (puedes guardarlos refrigerados hasta 3 días antes de ponerles el glaseado).

5. Cuando vayas a servirlos, prepara el glaseado. Introduce todos los ingredientes en el robot de cocina o en el vaso de la batidora y bátelos hasta obtener una crema fina. Rebaña los lados para eliminar todos los grumos. Extiende el glaseado de aguacate sobre los brownies de aguacate y… ¡A disfrutar! (Cuando ya tienen el glaseado, deben consumirse en un máximo de 24 horas).

SUPRIYA (DULCE)
Budín de batata

En la universidad tuve una compañera india llamada Supriya. A ambas nos interesaba la cocina saludable y en seguida nos hicimos muy buenas amigas. Como nuestro presupuesto era de universitarias, casi todo lo que comíamos llevaba batata: ensalada de batata, brownies de batata, cereales de batata… Sin embargo, este budín era mi preferido. No hay que batirlo y es perfecto para esos momentos en los que te apetece un postre saludable.

PARA 2 PERSONAS

- 2 batatas medianas
- 4 cucharadas soperas de manteca de pipas de girasol o de almendras
- 4 cucharadas soperas de leche de coco o de almendra
- 2 cucharaditas de canela

PARA ADORNAR: leche de coco entera, jarabe de fruta del monje o de arce, semillas de cáñamo, nueces, trocitos de cacao, arándanos

1. Precalienta el horno a 220 °C (425 °F) y recubre una bandeja de horno con papel vegetal. Lava y seca las batatas y colócalas sobre la bandeja. Hornéalas durante 1 hora hasta que la pulpa esté blanda y se pueda pinchar fácilmente con un tenedor. Cuando estén suficientemente frías como para poder manejarlas, pélalas.

2. Machaca la pulpa templada de las batatas en un bol mediano con un tenedor o un pisapatatas y mézclala con la manteca de pipas de girasol, la leche de coco y la canela hasta obtener una pasta densa y cremosa.

3. Para servir, haz unos remolinos con leche de coco y jarabe de arce y espolvorea por encima semillas de cáñamo, nueces, trocitos de cacao y arándanos.

> «No eres independiente del conjunto. Eres uno con el sol, la tierra, el aire. No tienes una vida. Eres una vida».
>
> ECKHART TOLLE

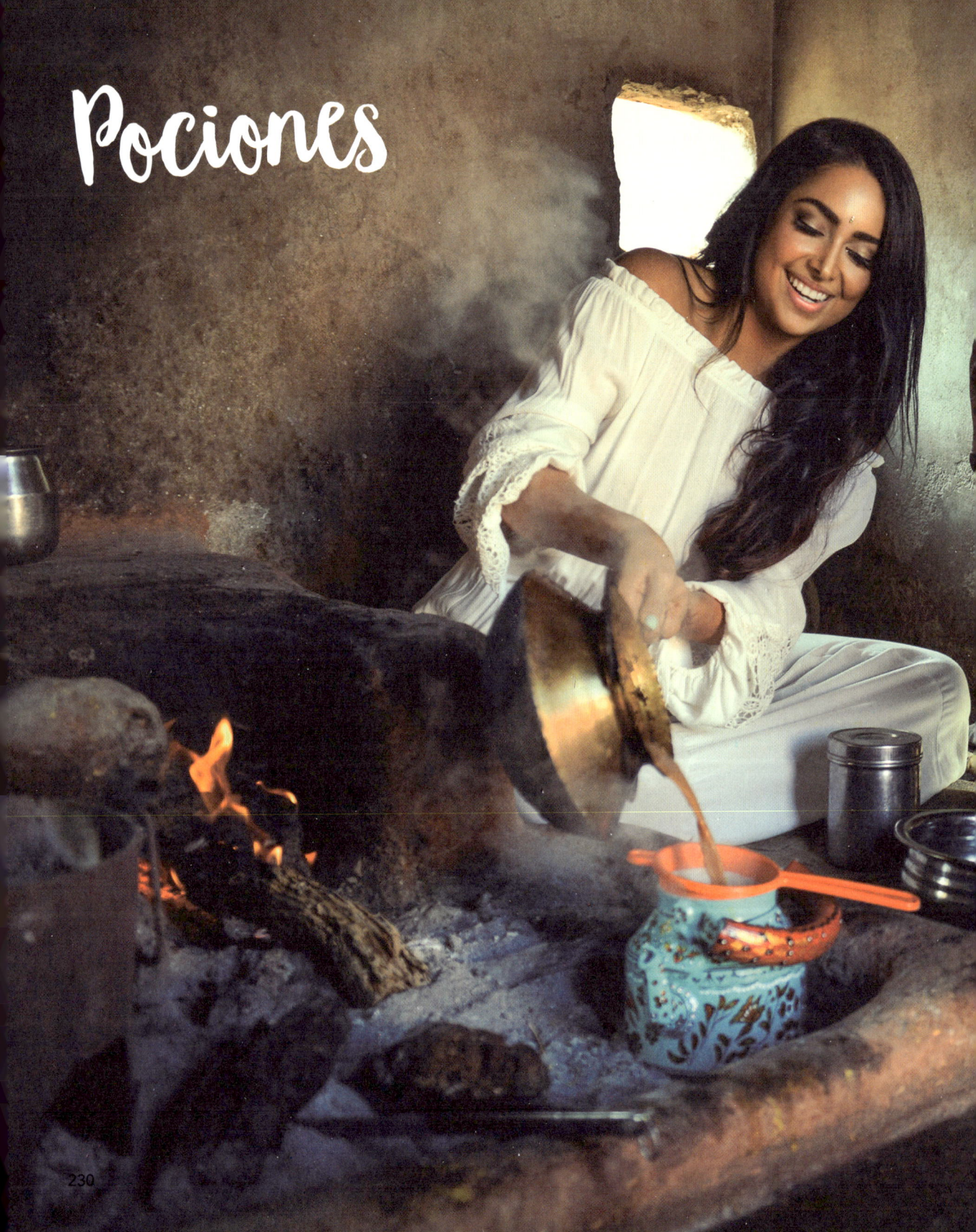

Pociones

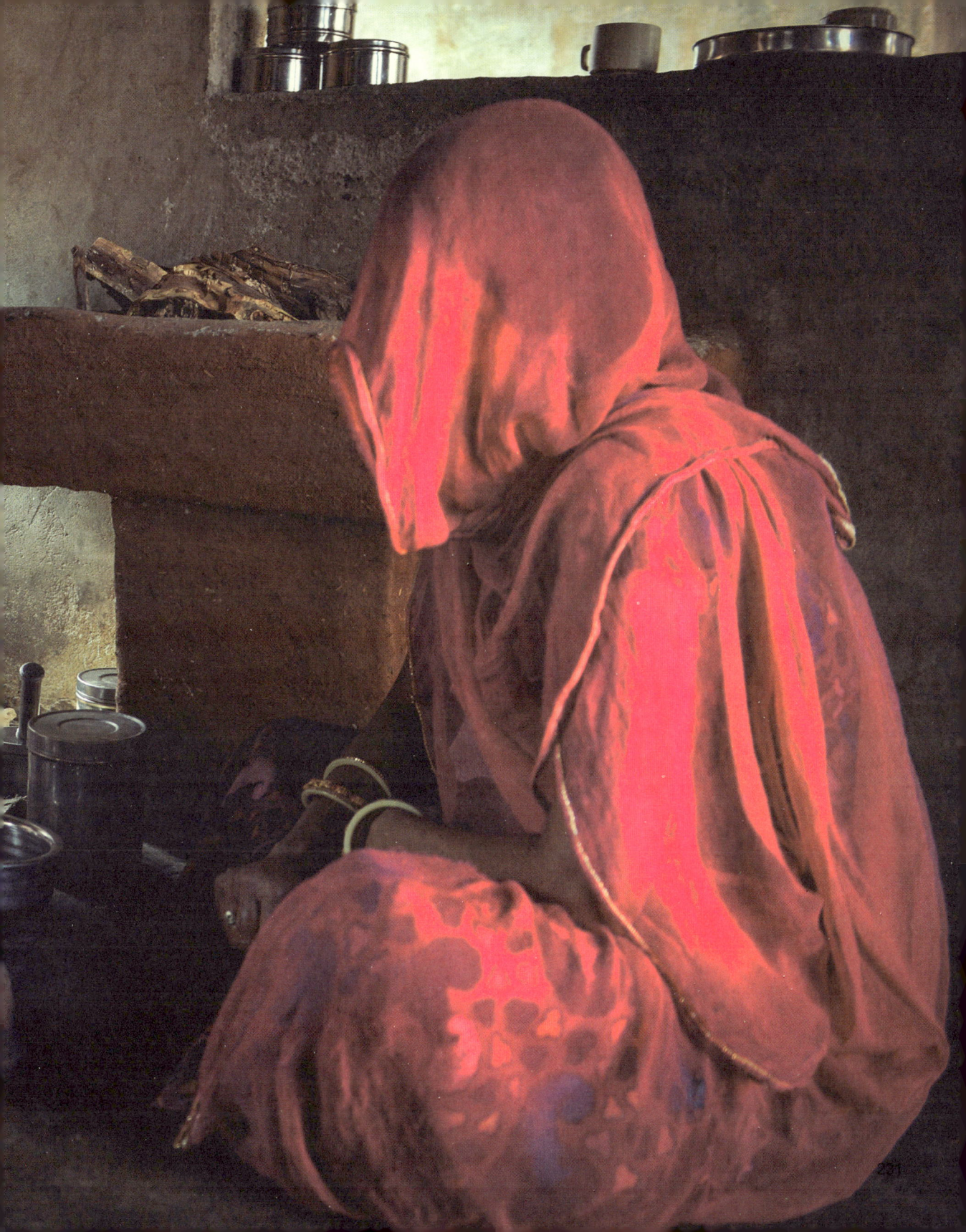

SANTOSANA (RECONFORTANTE)
Leche dorada

Podemos afirmar con seguridad que la leche dorada es el nuevo café. Aviva el *agni* (fuego digestivo), reduce la inflamación, expulsa la grasa y aumenta la felicidad. ¡De hecho, diversos estudios han demostrado que la cúrcuma es un antidepresivo tan eficaz como el Prozac! Toma esta leche todas las noches para estar siempre sano y feliz.

PARA 1 PERSONA

1 taza de leche vegetal
1-2 cucharadas soperas de **pasta de cúrcuma**
2 gotas de edulcorante líquido de fruta del monje o ½ cucharadita de azúcar de coco
¼ de cucharadita de ashwagandha en polvo (opcional)
Canela para adornar

1. Calienta la leche en un cazo pequeño a fuego lento hasta que esté templada. Bátela con la pasta de cúrcuma, el edulcorante líquido de fruta del monje y la ashwagandha (si vas a utilizarla).

2. Antes de servir, móntala con una batidora eléctrica de varillas y espolvoréala con canela. Disfrútala templada.

PASTA DE CÚRCUMA

SE OBTIENEN 12 CUCHARADAS SOPERAS

½ taza de agua
¼ de taza de cúrcuma molida
Un trozo de 1,5 centímetros (½ pulgada) de jengibre fresco rallado
½ cucharadita de canela
½ cucharadita de vainilla molida o ½ cucharadita de extracto de vainilla sin alcohol
¼ de cucharadita de cardamomo molido
¼ de cucharadita de pimienta negra recién molida
¼ de taza de aceite de coco

1. Introduce el agua y la cúrcuma en un cazo pequeño y ponlos a calentar. Cuando hiervan lentamente, añade el jengibre, la canela, la vainilla, el cardamomo y la pimienta y sigue cociendo sin dejar de batir durante 5 minutos.

2. Agrega el aceite de coco y bate hasta que se haya mezclado totalmente. Debe quedar una consistencia pastosa.

3. Retira del fuego, guárdalo en un recipiente hermético limpio y refrigera. En el frigorífico se conserva hasta 5 semanas.

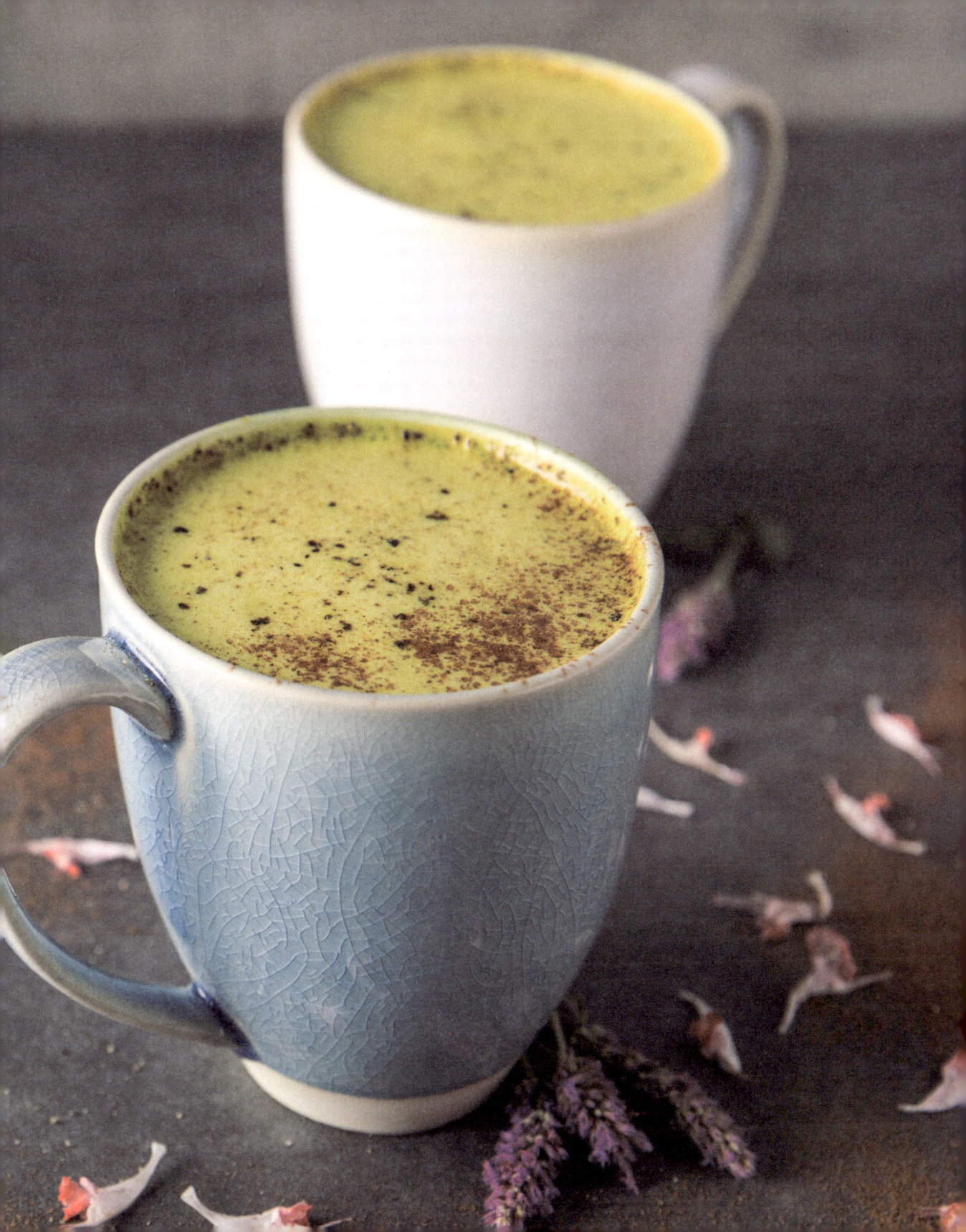

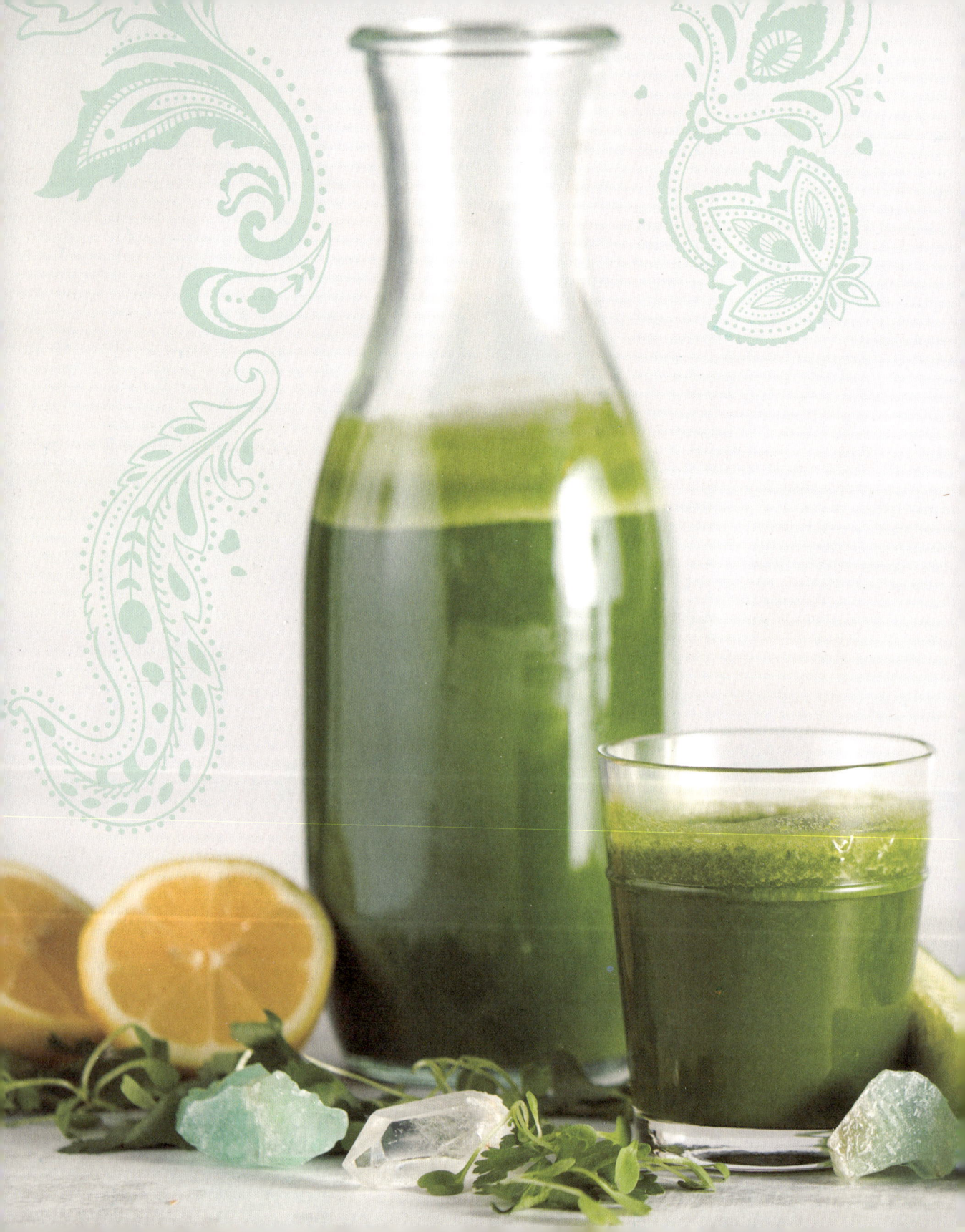

DHAVANA (DEPURATIVO)
Zumo verde alcalino

Los zumos verdes pueden aportar toneladas de nutrientes de las verduras tanto de hoja como de otros tipos, pero la mayoría son extremadamente refrescantes y eso puede desequilibrar nuestra energía vata. Si les añadimos jengibre, que potencia la digestión, y cúrcuma, que es antiinflamatoria, avivamos el fuego digestivo, lo que nos permite absorber más nutrientes. ¡A nuestra salud!

PARA 2 PERSONAS

- 4 manojos grandes de espinacas, acelgas arcoíris o col crespa (kale)
- 1 trozo de 2,5 cm (1 pulgada) de cúrcuma entera o 1 cucharadita de cúrcuma molida
- 1 trozo de 2,5 cm (1 pulgada) de jengibre
- 1 pepino
- 2 ramas de apio
- 1 limón pelado (retira las pepitas)
- Un puñado de perejil o de cilantro
- Un pellizco de pimienta negra recién molida (ayuda al cuerpo a absorber la cúrcuma)
- ¼ de taza de piña picada (opcional)
- ½ taza de agua de coco cruda (opcional)

1. Pasa todos los ingredientes, a excepción del agua de coco, por una licuadora.

2. Mezcla con el agua de coco, si lo deseas, para que esté más dulce.

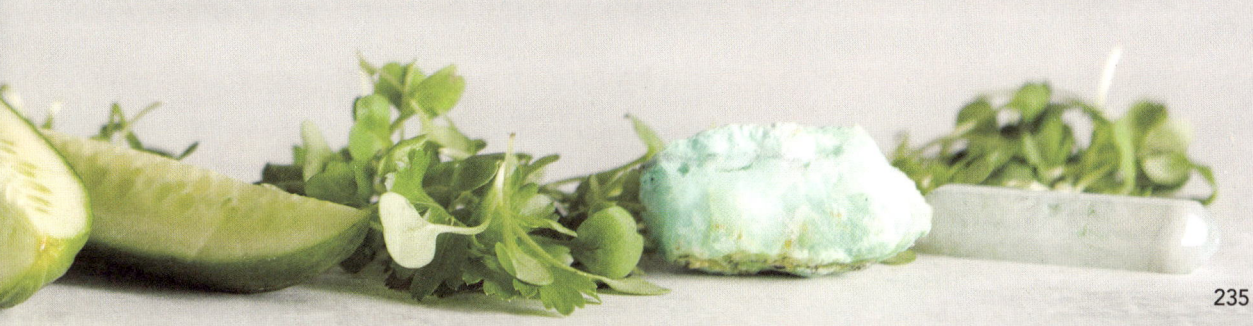

ANVAHARATI (REPONEDOR)
AGUA DE CÚRCUMA Y COCO

Esta es mi bebida favorita para después de hacer yoga. La hidratante agua de coco repone el cuerpo después de un ejercicio intenso y la cúrcuma potencia la recuperación muscular, reduce el estrés oxidativo inducido por el ejercicio e incluso quema grasa de la tripa.

PARA 1 PERSONA

- 1 taza de agua de coco cruda
- 1 trozo de 2,5 centímetros (1 pulgada) de jengibre fresco pelado
- ½ cucharadita de cúrcuma en polvo
- ¼ de taza de zumo de limón
- Un pellizco de sal marina
- Un pellizco de pimienta negra recién molida

Introduce todos los ingredientes en una batidora de gran velocidad y bátelos hasta que el jengibre esté completamente deshecho. Si lo deseas, puedes colarlo. ¡Que lo disfrutes!

TATKALA (INSTANTÁNEO)
LECHE DORADA CON CHAI

En el pódcast de Highest Self bromeé diciendo que lo que más me gusta no es una taza de té como la de todo el mundo, sino más bien una taza de leche dorada con chai. Cientos de personas me escribieron pidiéndome la receta, así que aquí la tienes. Prueba a hacer una buena cantidad de mezcla de especias para los viajes.

PARA 1 PERSONA

- 1 cucharadita de cúrcuma molida
- ½ cucharadita de canela
- ½ cucharadita de jengibre molido
- Una pizca de pimienta negra recién molida
- ¼ de cucharadita de ashwagandha en polvo (opcional)
- ¾ de taza de agua caliente
- ¼ de taza de leche vegetal
- 4 gotas de edulcorante líquido de fruta del monje o una cucharadita de azúcar de coco

1. Introduce en una taza la cúrcuma, la canela, el jengibre, la pimienta negra y la ashwagandha si vas a utilizarla.

2. Añade el agua caliente y remueve para mezclarlo todo bien. Agrega la leche vegetal, templada si lo prefieres, y remueve bien o bate con una batidora eléctrica de varillas.

3. Incorpora el edulcorante líquido de fruta del monje y disfruta de la bebida oficial del pódcast de Highest Self.

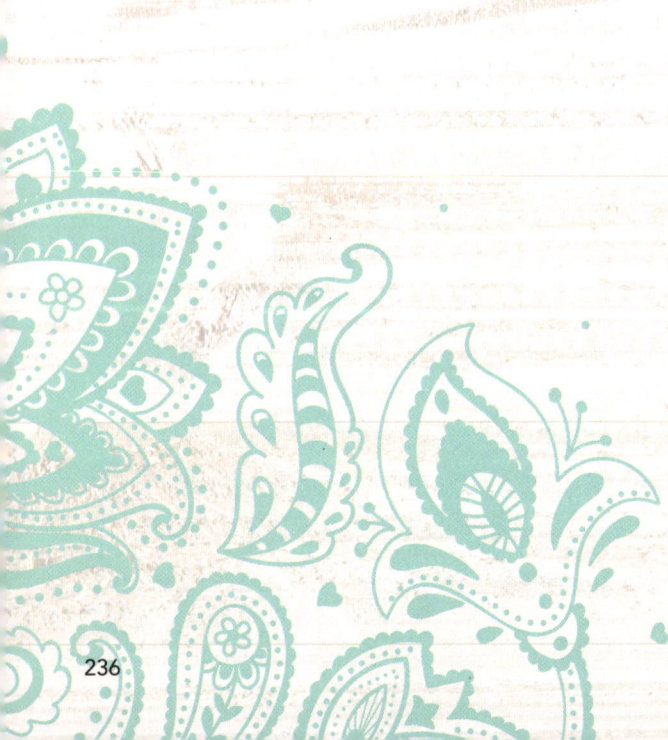

SANTULANA (EQUILIBRADOR)
INFUSIÓN PARA LAS DOSHAS

El Ayurveda es una ciencia culinaria que utiliza hierbas y especias como medicinas. Las especias caloríficas apaciguan la dosha vata, mientras que las hierbas refrescantes equilibran a pitta. Lo mejor para reducir kapha es una mezcla calorífica y estimulante.

PARA 1 PERSONA

Vata
½ cucharadita de jengibre recién rallado
½ cucharadita de semillas de cardamomo
½ cucharadita de canela molida o 1 rama de canela
½ cucharadita de semillas de ajwain
Edulcorante al gusto (opcional)

Pitta
½ cucharadita de semillas de hinojo
2 cucharadas soperas de menta fresca picada
½ cucharadita de pétalos de rosa secos
Edulcorante al gusto (opcional)

Kapha
½ cucharadita de jengibre recién rallado
½ cucharadita de semillas de hinojo
¼ de cucharadita de comino en grano
1 clavo entero
El zumo de ½ limón (añadir al final)

1. Introduce 2 tazas de agua y los ingredientes para tu dosha en un cazo pequeño. Pon a calentar y, cuando rompa a hervir, retira del fuego y deja reposar tapado durante por lo menos 15 minutos.

2. Cuela la infusión con un colador de malla fina. Ve tomándola caliente a lo largo del día, dando un sorbito cada 20 minutos para digerirla de la mejor manera posible.

> «Nuestro estado natural es la salud, no la enfermedad. Por lo general, todo es cuestión de encontrarla bajo las capas de desequilibrio que se han ido acumulando a lo largo del tiempo».
>
> DR. SUHAS KSHIRSAGAR

CHANDRIKA (LUZ DE LUNA)
Leche con chai

Para muchas personas, la leche con chai supone la entrada al mundo de las especias ayurvédicas, pero en la mayor parte de los casos está llena de azúcar y no contiene especias auténticas. A mí me encanta hacer este concentrado supersátvico para poder disolverlo instantáneamente con leche cuando estoy trabajando, y cuenta con las ventajas adaptógenas añadidas de la ashwagandha y el shatavari.

CHAI CONCENTRADO
SE OBTIENEN 3 TAZAS

- 5 tazas de agua
- 12 vainas de cardamomo machacadas
- 8 granos de pimienta negra enteros
- 8 clavos enteros
- 4 ramas de canela o 2 cucharaditas de canela en polvo
- 1 trozo de 10 centímetros (4 pulgadas) de jengibre fresco en rodajas
- 2 anises estrellados enteros
- 2 cucharaditas de vainilla molida o 4 cucharaditas de extracto de vainilla sin alcohol
- ½ cucharadita de nuez moscada molida
- 1 cucharadita de pimienta de Jamaica
- 4-12 gotas de edulcorante líquido de fruta del monje o 1-3 cucharaditas de azúcar de coco
- 5 bolsitas de té negro (si lo prefieres sin cafeína, utiliza rooibos)

PARA 1 PERSONA

- ½ taza de leche vegetal
- ½ taza de **chai concentrado**
- 1 cucharadita de aceite de coco (opcional)
- ¼ de cucharadita de ashwagandha en polvo (opcional)
- ¼ de cucharadita de shatavari en polvo (opcional)
- Canela para espolvorear por encima

1. Calienta suavemente la leche y el chai concentrado en un cazo pequeño lo justo para templarlos. Incorpora el aceite de coco, la ashwagandha y el shatavari si vas a utilizarlos.

2. Sirve en una taza y bate con una batidora eléctrica de varillas. Espolvorea la canela por encima y disfrútala templada.

---

1. Introduce todos los ingredientes en un cazo pequeño, a excepción de las bolsitas de té, y ponlos a calentar a fuego vivo. Cuando rompan a hervir, reduce el fuego a medio-bajo, añade las bolsitas de té y deja cocer lentamente durante 20 minutos.

2. Retira del fuego y cuela con un colador de malla fina para eliminar los sólidos. Este concentrado de chai puede refrigerarse en un tarro y se conserva hasta 2 semanas.

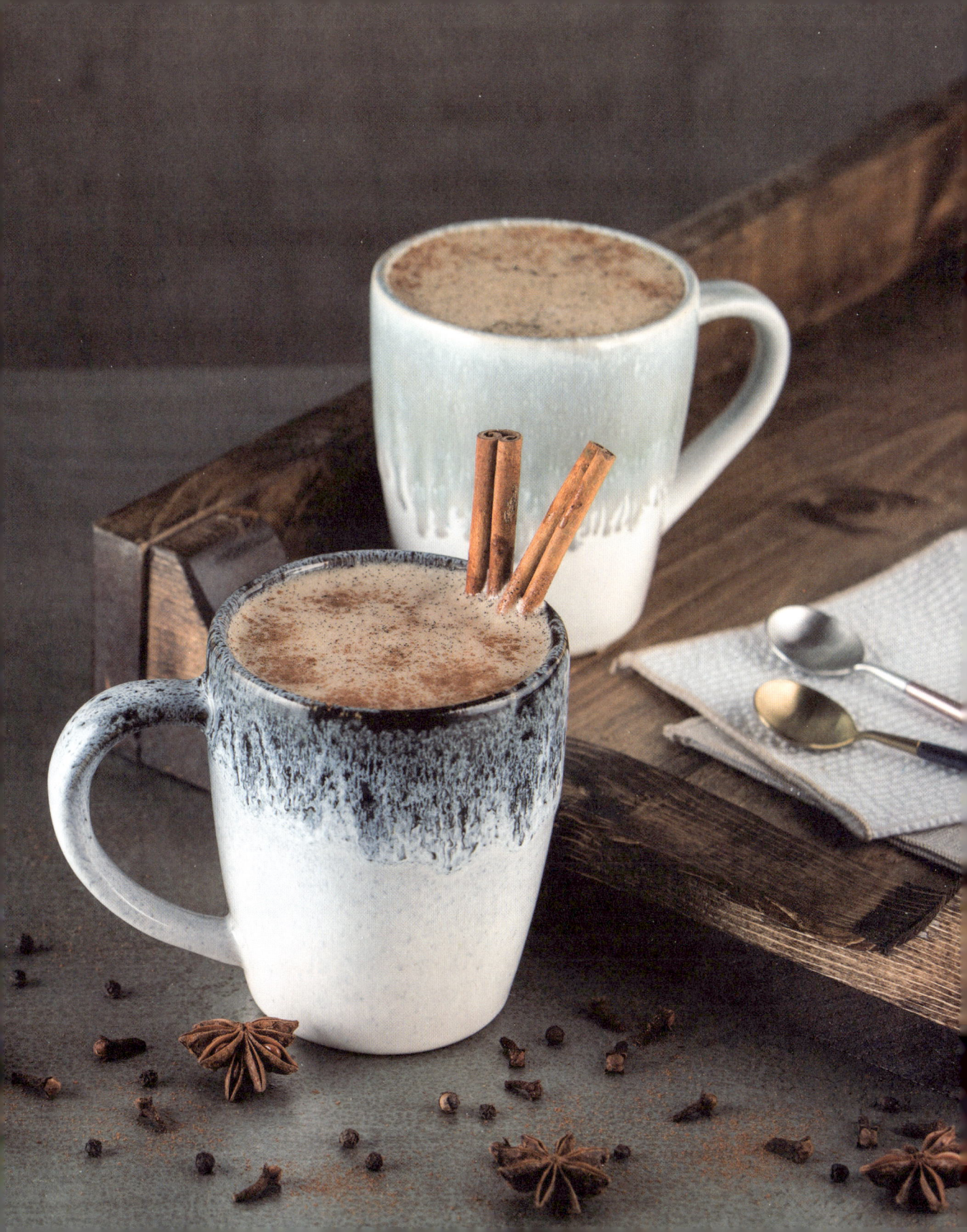

POSAKA (NUTRITIVO)
Leche de pistachos con especias

Los pistachos no reciben la atención que merecen. No solo pueden presumir de un color verde muy fresco, sino que, además, están repletos de proteínas y hierro y se han utilizado en el Ayurveda como remedio contra la anemia. Favorecen las bacterias intestinales saludables y se ha comprobado que son más eficaces que las almendras para aumentar la población de aquellas que producen butirato.

PARA 4 PERSONAS

4 tazas de agua
1 taza de pistachos crudos dejados en remojo durante 6 horas y escurridos
½ cucharadita de extracto de vainilla sin alcohol
Una pizca de sal marina
½ cucharadita de canela
¼ de cucharadita de cardamomo molido
¼ de cucharadita de clavo molido
¼ de cucharadita de semillas de hinojo
¼ de cucharadita de jengibre molido

1. Introduce todos los ingredientes en una batidora de gran potencia y bátelos hasta que estén bien mezclados.

2. Pon una bolsa para colar leche vegetal sobre un cuenco grande y vierte en ella la mezcla. Átala por arriba, levántala y exprímela para colar la leche en el cuenco.

3. Pasa la leche de pistacho filtrada a un tarro o jarra de un litro (1 qt) y refrigérala. Se conserva hasta 5 días.

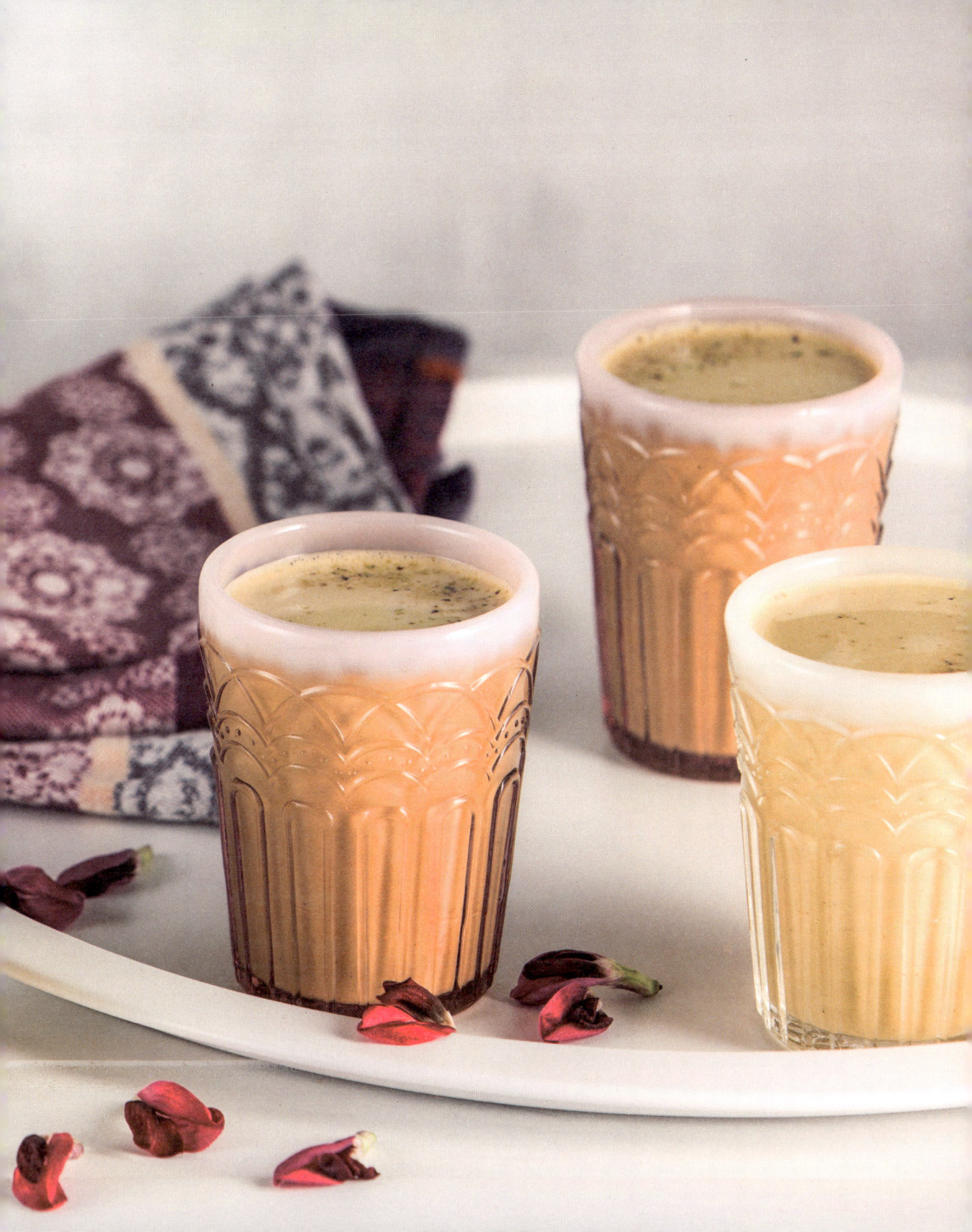

RASAYANA (ELIXIR CURATIVO)
LECHE DE ASHWAGANDHA Y COCO

La ashwagandha es un *rasayana* ayurvédico, es decir, una sustancia que ralentiza el proceso de envejecimiento y aumenta la longevidad y la fuerza tanto física como mental. La ashwagandha en concreto incrementa el deseo sexual (*vajikara*), rejuvenece el cuerpo (*rasayani*), aumenta la fuerza (*balya*) y limpia impurezas (*ama*) de los canales del cuerpo. Aunque es amarga, en esta receta está muy rica.

PARA 6 PERSONAS

- 2 tazas de coco rallado sin endulzar
- 4 tazas de agua filtrada
- ½ cucharadita de vainilla molida
- ½ cucharadita de canela
- ¼ de cucharadita de nuez moscada molida
- ½ cucharadita de ashwagandha en polvo
- 2 gotas de edulcorante líquido de fruta del monje o el edulcorante que prefieras, al gusto
- Un pellizco de sal marina

1. Introduce el coco y el agua en una batidora de gran potencia y bátelos hasta que estén bien mezclados. Pon una bolsa para colar leche vegetal sobre un cuenco grande y vierte en ella la mezcla. Átala por arriba, levántala y exprímela para colar la leche en el cuenco.

2. Vierte en un cazo, añade el resto de los ingredientes y pon a calentar. Cuando vaya a romper a hervir, aparta del fuego. Disfrútala caliente por la noche, en una taza grande cogida con las dos manos y con una mirada amorosa. La forma de consumir la comida y la bebida es tan importante como lo que contienen.

> «La digestión es un proceso sutil que transforma la comida en consciencia».
>
> DR. VASANT LAD

PACAKA
(POTENCIA LA DIGESTIÓN)
INFUSIÓN TRIDÓSHICA CCH

El comino, el cilantro y el hinojo estimulan el aparato digestivo, ayudan al cuerpo a eliminar las toxinas y aumentan la asimilación de nutrientes. Recomiendo tomar la infusión CCH a lo largo del día para mantener el *agni*, o fuego digestivo, ardiendo con fuerza.

PARA 1 PERSONA

½ cucharadita de comino en grano
½ cucharadita de semillas de cilantro
½ cucharadita de semillas de hinojo
4 tazas de agua

1. Introduce las semillas y el agua en un cazo pequeño y pon a calentar. Cuando rompa a hervir, apaga el fuego, tapa y deja reposar durante 15 minutos o toda la noche si quieres que esté más cargada.

2. Cuela en un termo y ve dando sorbitos cada 20 minutos a lo largo del día para mantener el aparato digestivo en condiciones.

ZARADA (OTOÑO)
LECHE CON JENGIBRE Y PASTEL DE CALABAZA

Las calabazas son sinónimo de otoño, pero ¿sabías que ayudan a agudizar el intelecto y que inducen la calma? Por eso el Ayurveda las utiliza para tratar distintos desequilibrios mentales, como la ansiedad y el estrés.

PARA 1 PERSONA

1 taza de leche vegetal
2 cucharadas soperas de puré de calabaza
1 cucharadita de canela
1 trozo de 1,5 centímetros (½ pulgada) de jengibre fresco rallado
1 cucharadita de especias para pastel de calabaza
½ cucharadita de extracto de vainilla sin alcohol
1 cucharada sopera de aceite de coco (opcional)

1. Introduce todos los ingredientes en un cazo pequeño y ponlos a calentar a fuego medio. Deja que hiervan lentamente durante 5 minutos batiendo de vez en cuando hasta que se hayan calentado bien.

2. Bate con una batidora eléctrica de varillas antes de servir y espolvorea con canela por encima. Disfrútala templada.

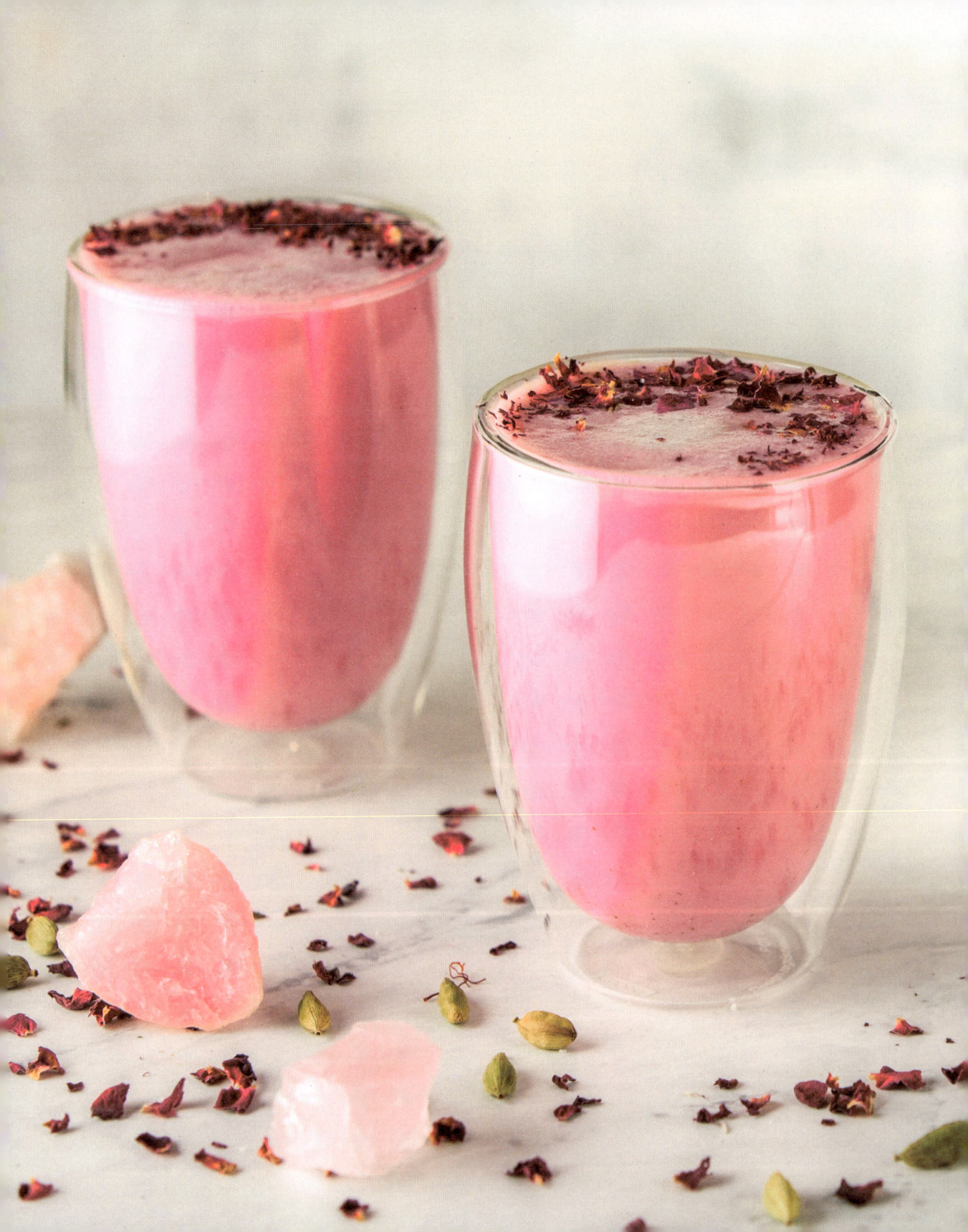

SHAKTI (FEMENINO DIVINO)
Leche con rosa y cardamomo

Shakti es la fuerza de vida femenina, la energía que se mueve a través de nosotros haciendo que nos sintamos vivos, luminosos y vibrantes. Así como Shiva (energía masculina) observa, Shakti crea. Es el proceso de intención, formulación y expresión. Sin ella, no habría vida. Esta leche de rosa y cardamomo saca a relucir todas sus cualidades divinas.

PARA 1 PERSONA

- 1 taza de leche vegetal
- 4 vainas de cardamomo ligeramente machacadas
- ½ cucharadita de agua de rosas
- ½ cucharadita de extracto de vainilla sin alcohol
- ¼ de cucharadita de colorante alimentario natural rosa procedente de la remolacha (opcional, para darle color)
- Pétalos secos de rosa para adornar

1. Introduce la leche vegetal, el cardamomo, el agua de rosas, la vainilla y el colorante alimentario, si vas a utilizarlo, en un cazo pequeño y remueve. Pon a calentar a fuego medio-bajo y deja que hierva lentamente durante 3-5 minutos.

2. Retira del fuego y cuela con un colador de malla fina. Bate con una batidora eléctrica de varillas y sirve con los pétalos de rosa por encima.

Índice temático

A

aceites 87
ácido, sabor (Amla) 66
Adhikarin Tikka de tempeh 170
Adhunika Arroz de coliflor 192
Agada Cuenco de pad thai arcoíris 147
Agni Caldo de algas para curar el intestino 180
aguacate
　Apurana Salsa para mojar de aguacate y tahini 199
　Avakaza Tacos de coliflor asada y lentejas 163
　Chinmaya Frittatas de harina de garbanzos 119
　Dhanika Brownies de caramelo de aguacate 228
　Durga Cuenco de la diosa 136
　Gachas calorícas de avena con zanahoria (Vata) 112
　Gachas de lentejas y calabaza (Pitta) 114
　Janapada Cuenco del suroeste de EE. UU. con ensalada de quinua 150
　Paurastya Cuenco de sésamo, jengibre y miso 141
　Prahara Guacamole con comino 198
　Sopa *Anahata* 157
　Svatta Cuenco de cúrcuma y tahini 149
　Visapagama Cuenco de chile chipotle 130
　Vivikta Cuenco bento de sushi 142
ajo 84–85
　alternativas 85
　cuándo debes evitarlo 84
　propiedades medicinales 84
Akarsaka Chocolatinas de chai o leche dorada 213
Alergias e intolerancias alimentarias 75
Alimentos crudos 32–33
alimentos llenos de prana 74
Aliño de almendras y jengibre 92
Aliño de comino y lima 92
Aliño de tahini de cúrcuma 93
Aliño de miso de sésamo y jengibre 93
Aliño italiano 92
Aliño mediterráneo 92
aliños 92–93
　Almendras y jengibre 92
　Comino y lima 92
　Italiano 92
　Mediterráneo 92
　Salsa sin cacahuetes 93
　Miso de sésamo y jengibre 93
　Tahini de cúrcuma 93
Alpahara Garbanzos asados 196–197
Ácido, sabor (Amla) 66
Amargo, sabor (Tikta) 66
Ananda Caramelo adaptógeno 224
Anandamaya, kosha (cuerpo espiritual/dichoso) 77
Annamaya, kosha (cuerpo físico) 77
Antojos de alimentos 54
Anvaharati Agua de cúrcuma y coco 236
Anyamanas Salsa de coco y curri buena para todo 173
Aperitivos y guarniciones 190–205
　Adhunika Arroz de coliflor 192
　Alpahara Garbanzos asados 196–197
　Apurana Salsa para mojar de aguacate y tahini 199
　Arroz de coliflor con azafrán 193
　Arroz de coliflor con cilantro y lima 192
　Arroz de coliflor con curri y jengibre 193
　Avapata Hummus de calabaza 202
　Bharatavarsiya Naan sin cereales 205
　Dhayas Ensalada tabulé de quinua 194
　Dvipa Quinua con coco y lima 195
　Hemalla Salsa tandoori de coliflor para mojar 202
　Laghupaka Salsa baja en FODMAP 198
　Mahanasa Chapati sin cereales 204
　Prahara Guacamole con comino 198
　Preraka Hummus de jengibre y edamame 201
　Prthvi Manteca de chai y pastel de calabaza 203
　Sauvarna Hummus de batata y cúrcuma 199
　Zitakriya Arroz con cilantro y lima 195
Apurana Salsa para mojar de aguacate y tahini 199
arroz
　Paurastya Cuenco de sésamo, jengibre y miso 141
　Santvana Kheer de leche de coco 214
　Sattvic Kitchari tridóshico 181
　Vivikta Cuenco bento de sushi 142
　Zitakriya Arroz con cilantro y lima 195
Arroz de coliflor con azafrán 193
Arroz de coliflor con cilantro y lima 192
Arroz de coliflor con curri y jengibre 193
asafetida (hing) 82, 85
astringente, sabor (Kasaya) 66
Asvadya Cuenco tailandés de Buda 129
Atman Tadka de daal amarillo 186
Avakaza Tacos de coliflor asada y lentejas 163
Avapata Hummus de calabaza 202
azafrán 83

B

Balakara Hamburguesa de batata y garbanzos 168
Balya Barritas crujientes de arroz con dátiles y canela 221
batatas
　Balakara Hamburguesa de batata y garbanzos 168
　Batido hoja de otoño (Vata) 100
　Chinmaya Frittatas de harina de garbanzos 119
　Gachas sin avena de batata y jengibre (Vata) 121
　horneado, preparación básica 91
　Ilava Pastel de batatas y lentejas 184
　Kaladvipiya Sopa de manteca de sol y verduras de raíz 187

Narikela Curri en una sola cazuela 165
Parihasa Pizza de batata y pesto 183
Saraswati Brownies de batata y manteca de sol 222
Sauvarna Hummus de batata y cúrcuma 199
Sopa *Ajna* 158
Sundari Tostada de batata 110
Supriya Budín de batata 229
Svatta Cuenco de cúrcuma y tahini 149
Zaizava Cereales de batata 105
Batido alegre de primavera (Kapha) 103
Batido hoja de otoño (Vata) 100
Batido sol de verano (Pitta) 102
Batidos 100
   Batido alegre de primavera (Kapha) 103
   Batido hoja de otoño (Vata) 100
   Batido sol de verano (Pitta) 102
bebidas *véase* pociones 230–245
Beicon de coco 95
Bharatavarsiya Naan sin cereales 205
Bisque *Manipura* 157
Bisque *Svadhisthana* 156
brócoli
   Adhikarin Tikka de tempeh 170
   Kutumba Gratinado de coliflor 179
   Mahavana Curri verde tailandés 174

C

canela 83
calabacines
   Agada Cuenco de pad thai arcoíris 147
   Avapata Hummus de calabaza 202
   Chinmaya Frittatas de harina de garbanzos 119
   Gachas con leche dorada (Pitta) 108
   Mahavana Curri verde tailandés 174
   Pracina Cuenco deconstruido de bruschetta 134
   Sopa *Anahata* 157
   Zuddha Cuenco de quinua con pesto de pipas de girasol 144
calabaza
   Avapata Hummus de calabaza 202
   Batido hoja de otoño (Vata) 100
   Gachas de avena y pastel de calabaza (Vata) 106
   Laghu Gachas de lentejas 104
   Prthvi Manteca de chai y pastel de calabaza 203
   Zarada Leche con jengibre y pastel de calabaza 243
Calabaza carrucha
   asado, preparación básica 91
   Batido hoja de otoño (Vata) 100
   Bisque *Svadhisthana* 156
   Dipika Cuenco libanés de lentejas 138
   Gachas de lentejas y calabaza (Pitta) 114
   Navina Cuenco de arroz de coliflor con chimichurri 133
   Sopa *Muladhara* 156
   Visapagama Cuenco de chile chipotle 130
Calabaza espagueti
   Gachas sin avena de pastel de fresa (Kapha) 123
   Gachas sin avena especiadas con melocotón y calabaza (Pitta) 122
   Ksantimat Calabaza espagueti con albóndigas vegetales de lentejas y nueces 176
Calabaza verde
   Zuddha Cuenco de quinua con pesto de pipas de girasol 144
cardamomo 83
carrucha, calabaza
   Batido hoja de otoño (Vata) 100
   Bisque *Svadhisthana* 156
   Dipika Cuenco libanés de lentejas 138
   Gachas de lentejas y calabaza (Pitta) 114
   Navina Cuenco de arroz de coliflor con chimichurri 133
   preparación básica, asado 91
   Sopa *Muladhara* 156
   Visapagama Cuenco de chile chipotle 130
cebolla y ajo 84–85
   alternativas 85
   cuándo debes evitarlos 84
   propiedades medicinales 84
cenas (tridóshicas) 152–189
   Adhikarin Tikka de tempeh 170
   Agni Caldo de algas para curar el intestino 180
   Anyamanas Salsa de coco y curri buena para todo 173
   Atman Tadka de daal amarillo 186
   Avakaza Tacos de coliflor asada y lentejas 163
   Balakara Hamburguesa de batata y garbanzos 168
   Bisque *Manipura* 157
   Bisque *Svadhisthana* 156
   Hasti Tofu palak 160
   Ilava Pastel de batatas y lentejas 184
   Kaladvipiya Sopa de manteca de sol y verduras de raíz 187
   Ksantimat Calabaza espagueti con albóndigas vegetales de lentejas y nueces 176
   Kutumba Gratinado de coliflor 179
   Mahavana Curri verde tailandés 174
   Narikela Curri en una sola cazuela 165
   Paramparika Cuenco de masala y garbanzos 188
   Paricara Pho a base de plantas 167
   Parihasa Pizza de batata y pesto 183
   Sattvic Kitchari tridóshico 181
   Sopa *Ajna* 158
   Sopa *Anahata* 157
   Sopa *Muladhara* 156
   Sopa *Sahasrara* 159
   Sopa *Vissudha* 158
   Sopas para los chakras 154–159
   Vaidzika Sopa marroquí de lentejas, garbanzos y col crespa 164
cereales y legumbres 86
cereales, preparación básica 91
chakras 34–37
   de la coronilla (sahasrara) 37
   de la garganta (vishuddha) 36
   del corazón (anahata) 36
   del plexo solar (manipura) 35
   del tercer ojo (ajna) 37
   raíz (muladhara) 34
   sacro (svadhisthana) 35
chocolate
   Akarsaka Chocolatinas de chai o leche dorada 212–213
   Ananda Caramelo adaptógeno 224
   Chitta Láminas crujientes de chocolate con garbanzos 219

Dhanika Brownies de caramelo de aguacate 228
Saraswati Brownies de batata y manteca de sol 222
Sarjanatmaka Brownies de alubias mung 210
Svatta Trufas de chocolate y chai 225
Tavat Rebanadas saladas de caramelo con tahini y dátiles 218
Zakti Masa de galletas de garbanzos 211
Zobha Mousse de chocolate y aquafaba 227
Ciclo de las semillas 35
cilantro 82
claridad de los alimentos 71
coliflor
 Arroz de coliflor con azafrán 193
 Arroz de coliflor con cilantro y lima 192
 Arroz de coliflor con curri y jengibre 193
 Avakaza Tacos de coliflor asada y lentejas 163
 Batido alegre de primavera (Kapha) 103
 Bisque *Manipura* 157
 Gachas calentitas de coco (Kapha) 109
 Gachas sin avena de pastel de fresa (Kapha) 123
 Hasti Tofu palak 160
 Hemalla Salsa tandoori de coliflor para mojar 202
 Kutumba Gratinado de coliflor 179
 Mahavana Curri verde tailandés 174
 Mizra Cuenco de fajita 148
 Narikela Curri en una sola cazuela 165
 Navina Cuenco de arroz de coliflor con chimichurri 133
 Sopa *Vissudha* 158

Visapagama Cuenco de chile chipotle 130
Vivikta Cuenco bento de sushi 142
Comidas heladas 78
comino 82
congelador 89
Corazón, chakra del (anahata) 36
coronilla, chakra de la (sahasrara) 37
Crema agria de anacardos 94
cualidades de los alimentos 68–71
Cuencos de seis sabores 124–151
 Agada Cuenco de pad thai arcoíris 147
 Asvadya Cuenco tailandés de Buda 129
 componentes 126
 Dipika Cuenco libanés de lentejas 138
 Durga Cuenco de la diosa 136
 Ensalada de algas 143
 Ensalada de zanahorias 143
 Janapada Cuenco del suroeste de EE. UU. con ensalada de quinua 150
 Mizra Cuenco de fajita 148
 Navina Cuenco de arroz de coliflor con chimichurri 133
 Paurastya Cuenco de sésamo, jengibre y miso 141
 Pracina Cuenco deconstruido de bruschetta 134
 Svatta Cuenco de cúrcuma y tahini 149
 Visapagama Cuenco de chile chipotle 130
 Vivikta Cuenco bento de sushi 142
 Zuddha Cuenco de quinua con pesto de pipas de girasol 144

Cuerpo alma/sabiduría (kosha Vijnanamaya) 77
Cuerpo energético (kosha Pranamaya) 77
Cuerpo físico (kosha Annamaya) 77
Cuerpo mental (kosha Manomaya) 77
chakra ajna 37
chakra anahata 36
Chandra Budín de chía 116
Chandrika Leche con chai 238
Chimichurri 95
Chinmaya Frittatas de harina de garbanzos 119
Chitta Láminas crujientes de chocolate con garbanzos 219
Chutney de cilantro y menta 172

D

dátiles
 Balya Barritas crujientes de arroz con dátiles y canela 221
 Lakshmi Tarta de queso cruda con rosa y pistachos 208
 Nirvrti Bolitas dichosas de chai 216
 Sarjanatmaka Brownies de alubias mung 210
 Tavat Rebanadas saladas de caramelo con tahini y dátiles 218
 Vaidya Bolitas dichosas de leche dorada 217
desayunos 96–123
 Chandra Budín de chía 116
 Chinmaya Frittatas de harina de garbanzos 119
 Gachas calentitas de coco (Kapha) 109
 Gachas con leche dorada (Pitta) 108
 Gachas caloríficas de avena con zanahoria (Vata) 112
 Gachas de avena y pastel de calabaza (Vata) 106

 Gachas de garbanzos y cúrcuma (Kapha) 115
 Gachas de lentejas y calabaza (Pitta) 114
 Gachas sin avena de batata y jengibre (Vata) 121
 Gachas sin avena de pastel de fresa (Kapha) 123
 Gachas sin avena especiadas con melocotón y calabaza (Pitta) 122
 Ganapati Gachas sin avena 120
 Laghu Gachas de lentejas 104
 Paryavasthita Tortitas de chai 98
 Shanti Gachas de quinua 118
 Sundari Tostada de batata 110
 Suraman Gachas saladas 112
 Surya Batidos 100
 Zaizava Cereales de batata 105
 Zanta Gachas om 106
Dhanika Brownies de caramelo de aguacate 228
Dhavana Zumo verde alcalino 235
Dhayas Ensalada tabulé de quinua 194
Dieta estacional 78
Dipika Cuenco libanés de lentejas 138
Doshas 33, 40–61
 desequilibrios 61
 Doshas duales 56–57
 el apetito y las 103
 el dharma y las 108
 equilibradas o desequilibradas 65
 Kapha 33, 41, 50–53
 La hora del día y las 59
 Las estaciones y las 58
 los sueños y las 114
 múltiple 56–57
 Pitta 33, 41, 46–48
 Prakriti 60

Tridoshas 56
Vata 33, 40, 42–45
Vikruti 60–61
Doshas duales 56–57
Doshas múltiples 56–57
Dulce, sabor (Madhura) 66
Durga Cuenco de la diosa 136
Dvipa Quinua con coco y lima 195

E

edamame
  Agada Cuenco de pad thai arcoíris 147
  Paurastya Cuenco de sésamo, jengibre y miso 141
  Preraka Hummus de jengibre y edamame 201
  Vivikta Cuenco bento de sushi 142
Edulcorantes naturales 86
Elasticidad de los alimentos 71
Energías de los alimentos 72–73
Ensalada de algas 143
Ensalada de zanahorias 143
especias 82–83
espinacas
  Atman Tadka de daal amarillo 186
  Chinmaya Frittatas de harina de garbanzos 119
  Dhavana Zumo verde alcalino 235
  Durga Cuenco de la diosa 136
  Gachas de garbanzos y cúrcuma (Kapha) 115
  Hasti Tofu palak 160
  Ilava Pastel de batatas y lentejas 184
  Janapada Cuenco del suroeste de EE. UU. con ensalada de quinua 150
  Mizra Cuenco de fajita 148
  Paurastya Cuenco de sésamo, jengibre y miso 141
  Pracina Cuenco deconstruido de bruschetta 134
  Sopa *Anahata* 157
Espiritual/dichoso, cuerpo (kosha Anandamaya) 77
estaciones, las doshas y las 58
Estructura de los alimentos 71

F

Feta de almendras 139
Frecuencias corporales *véase* koshas 76–77
Frutos secos y semillas 86

G

Gachas calentitas de coco (Kapha) 109
Gachas con leche dorada (Pitta) 108
Gachas sin avena especiadas con melocotón y calabaza (Pitta) 122
Ganapati Gachas sin avena 120
  Gachas sin avena de batata y jengibre (Vata) 121
  Gachas sin avena de pastel de fresa (Kapha) 123
  Gachas sin avena especiadas con melocotón y calabaza (Pitta) 122
garbanzos
  Alpahara Garbanzos asados 196–97
  Balakara Hamburguesa de batata y garbanzos 168
  Carne de garbanzos 95
  Chinmaya Frittatas de harina de garbanzos 119
  Chitta Láminas crujientes de chocolate con garbanzos 219
  Gachas de garbanzos y cúrcuma (Kapha) 115
  Kaladvipiya Sopa de manteca de sol y verduras de raíz 187
  Kutumba Gratinado de coliflor 179
  Paramparika Cuenco de masala y garbanzos 188
  Parihasa Pizza de batata y pesto 183
  Sauvarna Hummus de batata y cúrcuma 199
  Vaidzika Sopa marroquí de lentejas, garbanzos y col crespa 164
  Zakti Masa de galletas de garbanzos 211
  Zuddha Cuenco de quinua con pesto de pipas de girasol 144
garganta, chakra de la (vishuddha) 36
gluten 79, 86
gunas *véase* cualidades de los alimentos 68–71

H

Hasti Tofu palak 160
Hemalla Salsa tandoori de coliflor para mojar 202
hierbas adaptógenas 86
Hora del día, las doshas y la 59
Humedad de los alimentos 70
hummus
  Avapata Hummus de calabaza 202
  Preraka Hummus de jengibre y edamame 201
  Sauvarna Hummus de batata y cúrcuma 199

I–J

Ilava Pastel de batatas y lentejas 184
índice glucémico 79
Janapada Cuenco del suroeste de EE. UU. con ensalada de quinua 150
jengibre 82

K

Kaladvipiya Sopa de manteca de sol y verduras de raíz 187
Kapha 41
  afirmación equilibrante 123
  cuerpo 41, 50–51
  desequilibrio 33, 67
  mente 41, 52–53
  apaciguar 78
  hora del día 59
Kasaya, sabor (astringente) 66
Katu, sabor (picante) 66
koshas 76–77
Ksantimat Calabaza espagueti con albóndigas vegetales de lentejas y nueces 176
Kutumba Gratinado de coliflor 179

L

Laghupaka Salsa baja en FODMAP 198
Lakshmi Tarta de queso cruda con rosa y pistachos 208
Lavana, sabor (salado) 66
legumbres, preparación básica 90
lentejas
  Dipika Cuenco libanés de lentejas 138
  Gachas de lentejas y calabaza (Pitta) 114
  Ilava Pastel de batatas y lentejas 184
  Ksantimat Calabaza espagueti con albóndigas vegetales de lentejas y nueces 176
  Laghu Gachas de lentejas 104
  preparación básica 90
  Svatta Cuenco de cúrcuma y tahini 149
  Vaidzika Sopa marroquí de lentejas, garbanzos y col crespa 164

M

Madhura, sabor (dulce) 66
Mahanasa Chapati sin cereales 204
Mahavana Curri verde tailandés 174
Manipura, chakra 35
Manomaya, kosha (cuerpo mental) 77
Mantras curativos 49
Meditación de los chakras 159
mejora alcalina 30–31
 alcalinizar el ayurveda 30
 problemas de acidez 30
 qué comer 30
 tabla 31
Mizra Cuenco de fajita 148
Movilidad de los alimentos 70
Muladhara, chakra 34

N

Narikela Curri en una sola cazuela 165
Navina Cuenco de arroz de coliflor con chimichurri 133
Nirvrti Bolitas dichosas de chai 216

O

ojas (energía) 72–73

P

Pacaka Infusión CCH 243
Paramparika Cuenco de masala y garbanzos 188
Paricara Pho a base de plantas 167
Parihasa Pizza de batata y pesto 183
Paurastya Cuenco de sésamo, jengibre y miso 141
Peso de los alimentos 69
pesto
 Parihasa Pizza de batata y pesto 183
 Pesto a base de plantas 95
Pracina Cuenco deconstruido de bruschetta 134
Zuddha Cuenco de quinua con pesto de pipas de girasol 144
Pesto a base de plantas 95
Picante, sabor (Katu) 66
Pitta 41
 afirmación equilibrante 123
 cuerpo 41, 46–47
 desequilibrio 33, 67
 disminuir 78
 hora del día 59
 mente 41, 48
 Zarada Leche con jengibre y pastel de calabaza 243
Plexo solar, chakra del (manipura) 35
pociones 230–45
 Anvaharati Agua de cúrcuma y coco 236
 Chandrika Leche con chai 238
 Dhavana Zumo verde alcalino 235
 Pacaka Infusión CCH 243
 Posaka Leche de pistachos con especias 240
 Rasayana Leche de ashwagandha y coco 242
 Santosana Leche dorada 232
 Santulana Infusión para las doshas 237
 Shakti Leche con rosa y cardamomo 245
 Tatkala Leche dorada con chai 236
Posaka Leche de pistachos con especias 240
postres 206–29
 Akarsaka Chocolatinas de chai o leche dorada 212–213
 Ananda Caramelo adaptógeno 224
 Balya Barritas crujientes de arroz con dátiles y canela 221
 Chitta Láminas crujientes de chocolate con garbanzos 219
 Dhanika Brownies de caramelo de aguacate 228
 Lakshmi Tarta de queso cruda con rosa y pistachos 208
 Nirvrti Bolitas dichosas de chai 216
 Ropana Trufas de leche dorada 215
 Santvana Kheer de leche de coco 214
 Saraswati Brownies de batata y manteca de sol 222
 Sarjanatmaka Brownies de alubias mung 210
 Supriya Budín de batata 229
 Svatta Trufas de chocolate y chai 225
 Tavat Rebanadas saladas de caramelo con tahini y dátiles 218
 Vaidya Bolitas dichosas de leche dorada 217
 Zakti Masa de galletas de garbanzos 211
 Zobha Mousse de chocolate y aquafaba 227
Pracina Cuenco deconstruido de bruschetta 134
Prahara Guacamole con comino 198
Prakriti, evaluación 60
prana (energía) 72–73
Pranamaya, kosha (cuerpo energético) 77
Preraka Hummus de jengibre y edamame 201
Principios básicos de la salud 78–79
problemas de acidez 30
Productos básicos de la despensa 86–87

Q

queso vegetal de cabra 135
quinua
 Asvadya Cuenco tailandés de Buda 129
 Dhayas Ensalada tabulé de quinua 194
 Durga Cuenco de la diosa 136
 Dvipa Quinua con coco y lima 195
 Harina de quinua 99
 Janapada Cuenco del suroeste de EE. UU. con ensalada de quinua 150
 Paramparika Cuenco de masala y garbanzos 188
 Paryavasthita Tortitas de chai 98
 Paurastya Cuenco de sésamo, jengibre y miso 141
 preparación básica 91
 Shanti Gachas de quinua 118
 Svatta Cuenco de cúrcuma y tahini 149
 Zuddha Cuenco de quinua con pesto de pipas de girasol 144

R

Raita rosa a base de plantas 172
Raíz, chakra (muladhara) 34
Rasayana Leche de ashwagandha y coco 242
remolachas
 Agada Cuenco de pad thai arcoíris 147
 Durga Cuenco de la diosa 136
 Raita rosa a base de plantas 172
 Sopa *Muladhara* 156
 Sopa *Sahasrara* 159
restos 89
Robot de cocina 88

Ropana Trufas de leche dorada 215

S

Sacro, chakra (svadhisthana) 35
Sahasrara, chakra 37
Salado, sabor (Lavana) 66
Salsa sin cacahuetes 93
Salsas y productos básicos 94–95
    Beicon de coco 95
    Carne de garbanzos 95
    Chimichurri 95
    Crema agria de anacardos 94
    Pesto a base de plantas 95
    Tzatziki herbal de anacardos 94
Santosana Leche dorada 232
Santulana Infusión para las doshas 237
Santvana Kheer de leche de coco 214
Saraswati Brownies de batata y manteca de sol 222
Sarjanatmaka Brownies de alubias mung 210
Sattvic Kitchari tridóshico 181
Sauvarna Hummus de batata y cúrcuma 199
Semilla de hinojo 83, 85
Semilla de mostaza 83, 85
Shakti Leche con rosa y cardamomo 245
Shanti Gachas de quinua 118
Solidez de los alimentos 70
Sopa *Ajna* 158
Sopa *Anahata* 157
Sopa *Muladhara* 156
Sopa *Sahasrara* 159
Sopa *Vissudha* 158
sopas 154–159
    Bisque *Manipura* 157
    Bisque *Svadhisthana* 156
    Kaladvipiya Sopa de manteca de sol y verduras de raíz 187
    Paricara Pho a base de plantas 167
    Sopa *Ajna* 158
    Sopa *Anahata* 157
    Sopa *Muladhara* 156
    Sopa *Sahasrara* 159
    Sopa *Vissudha* 158
    Vaidzika Sopa marroquí de lentejas, garbanzos y col crespa 164
Supriya Budín de batata 229
Suraman Gachas saladas 112
Svadisthana, chakra 35
Svatta Cuenco de cúrcuma y tahini 149
Svatta Trufas de chocolate y chai 225

T

tahini
    Aliño de tahini de cúrcuma 93
    Apurana Salsa para mojar de aguacate y tahini 199
    Avakaza Tacos de coliflor asada y lentejas 163
    Avapata Hummus de calabaza 202
    Chinmaya Frittatas de harina de garbanzos 119
    Gachas de garbanzaos y cúrcuma (Kapha) 115
    Preraka Hummus de jengibre y edamame 201
    Svatta Cuenco de cúrcuma y tahini 149
    Tavat Rebanadas saladas de caramelo con tahini y dátiles 218
Tatkala Leche dorada con chai 236
Tavat Rebanadas saladas de caramelo con tahini y dátiles 218
tejas (energía) 72–73
temperatura de los alimentos 69
tercer ojo, chakra del (ajna) 37
textura de los alimentos 71
Tikta (amargo), sabor 66
Tipos mente-cuerpo *véase*
Doshas 33, 40–61
tofu
    Hasti Tofu palak 160
    Paricara Pho a base de plantas 167
tomates
    Atman Tadka de daal amarillo 186
    Dhayas Ensalada tabulé de quinua 194
    Durga Cuenco de la diosa 136
    Hasti Tofu palak 160
    Ilava Pastel de batatas y lentejas 184
    Janapada Cuenco del suroeste de EE. UU. con ensalada de quinua 150
    Laghupaka Salsa baja en FODMAP 198
    Narikela Curri en una sola cazuela 165
    Paramparika Cuenco de masala y garbanzos 188
    Pracina Cuenco deconstruido de bruschetta 134
    Prahara Guacamole con comino 198
    Salsa de tomate 177
    Sopa *Muladhara* 156
    Vaidzika Sopa marroquí de lentejas, garbanzos y col crespa 164
Tridoshas 56
Tzatziki herbal de anacardos 94

V

Vaidya Bolitas dichosas de leche dorada 217
Vaidzika Sopa marroquí de lentejas, garbanzos y col crespa 164
Vata 40
    afirmación 123
    apaciguar 78
    cuerpo 40, 42–44
    desequilibrio 33, 67
    equilibrar
    hora del día 59
    mente 40, 45
Velocidad de los alimentos 70
verduras (asadas), preparación básica 91
vibración de los alimentos 74–75
Vijnanamaya, kosha (cuerpo alma/sabiduría) 77
Vikruti, evaluación del 61
Visapagama Cuenco de chile chipotle 130
Vishuddha, chakra 36
Vivikta Cuenco bento de sushi 142

W–X–Y–Z

Zakti Masa de galletas de garbanzos 211
Zanta Gachas om 106
    Gachas calentitas de coco (Kapha) 109
    Gachas con leche dorada (Pitta) 108
    Gachas de avena y pastel de calabaza (Vata) 106
Zarada Leche con jengibre y pastel de calabaza 243
Zitakriya Arroz con cilantro y lima 195
Zobha Mousse de chocolate y aquafaba 227
Zuddha Cuenco de quinua con pesto de pipas de girasol 144

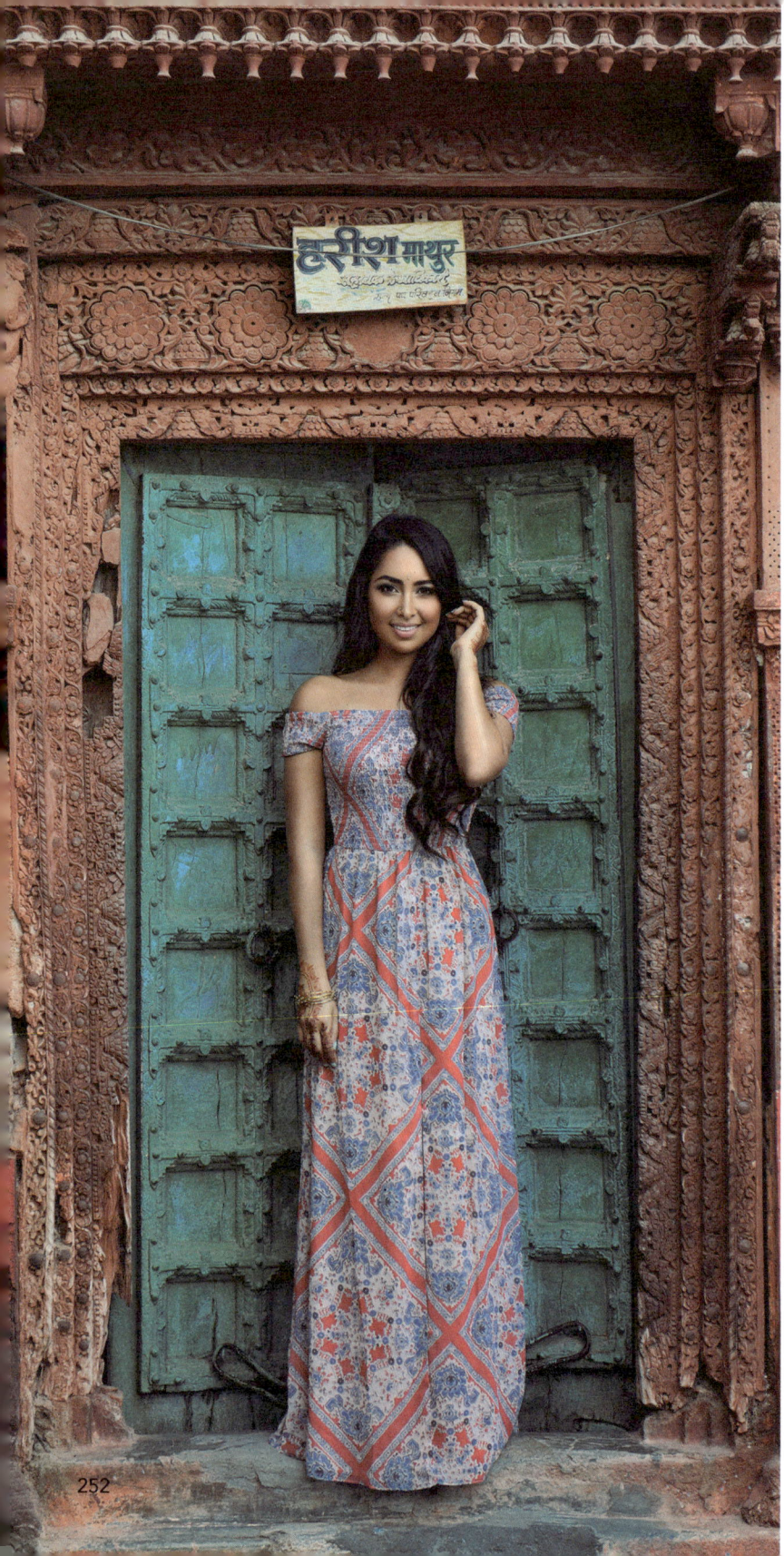

ACERCA DE LA AUTORA

Sahara Rose es un alma antigua en un cuerpo moderno. Deepak Chopra la ha definido como «una voz dirigente para la generación milenial en el nuevo cambio de paradigma». Es autora de *Idiot's Guides: Ayurveda* y anfitriona del pódcast Highest Self, uno de los siete pódcast más importantes para los yoguis según la revista *Yoga Journal*. Es nutricionista ayurvédica, holística y deportiva titulada, y ha creado un programa por internet llamado Eat Right for Your Mind-Body Type. Conéctate con ella en Instagram @IAmSaharaRose y descárgate sus recursos ayurvédicos gratuitos en la página web IAmSaharaRose.com.

AGRADECIMIENTOS

Mi gratitud inmensa hacia mi novio, que me acompañó en este viaje a la India, hacia las familias que me invitaron a sus casas, hacia los fotógrafos que capturaron esos momentos, hacia los editores que los pusieron sobre el papel, hacia la tierra por proporcionarnos papel, hacia mis padres por haberme dado la vida, hacia el universo por proporcionarme la idea de este libro y hacia ti por leerlo. Todo está conectado y me siento muy honrada por formar parte de la expansión del Ayurveda y de la consciencia. *Atma Namaste*.

En esta misma editorial

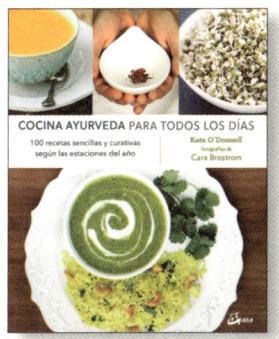

COCINA AYURVEDA PARA TODOS LOS DÍAS

100 recetas sencillas y curativas según las estaciones del año

Kate O'Donnell

En este libro descubrirás: La conexión que existe entre las estaciones —con sus ciclos climáticos y ambientales— y el cuerpo humano y el apetito, recetas básicas para todos los días que pueden adaptarse a cualquier época del año y a cualquier dosha para conseguir comidas nutritivas y sabrosas y hábitos recomendables y sugerencias para la planifcación de comidas, y regímenes y pautas para mantener la salud en los cambios de estación.

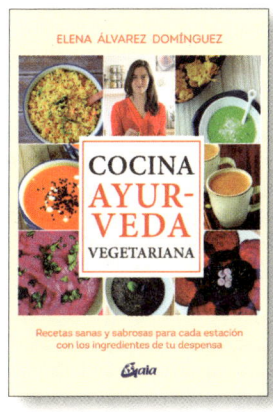

COCINA AYURVEDA VEGETARIANA

Recetas sanas y sabrosas para cada estación con los ingredientes de tu despensa

Elena Álvarez Domínguez

En esta obra aprenderás a elaborar una gran variedad de platos vegetarianos, desde entrantes hasta postres, pasando por salsas, cremas, arroces, platos principales, bebidas y panes, todo ello utilizando los ingredientes que tienes en la despensa. Descubre 80 recetas de la tradición india que se adaptan perfectamente a la cocina occidental y resultan muy sabrosas y fáciles de preparar.

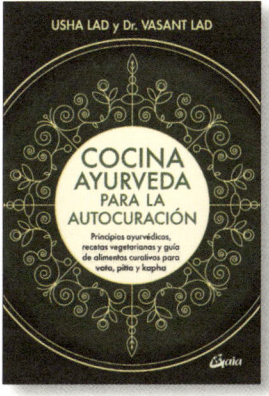

COCINA AYURVEDA PARA LA AUTOCURACIÓN

Principios ayurvédicos, recetas vegetarianas y guía de alimentos curativos para vata, pitta y kapha

Usha Lad y Dr. Vasant Lad

En esta obra del Dr. Vasant Lad, uno de los médicos ayurvédicos más reconocidos del mundo, conocerás los principios de la cocina ayurvédica vegetariana, reflejados en más de un centenar de recetas que emplean hierbas y especias para equilibrar la constitución de cada persona. Asimismo accederás a información sobre las propiedades medicinales de la mayoría de los alimentos.

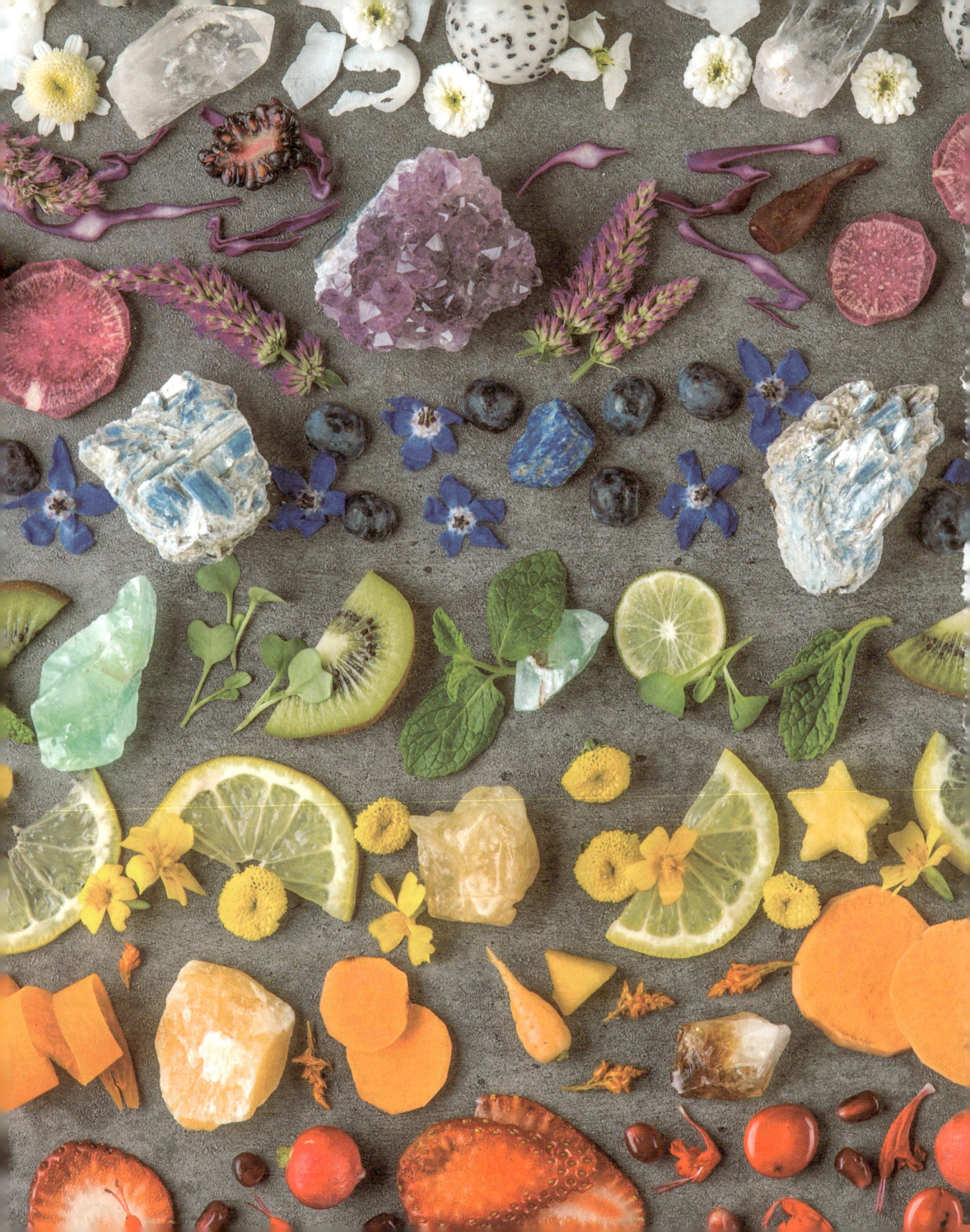